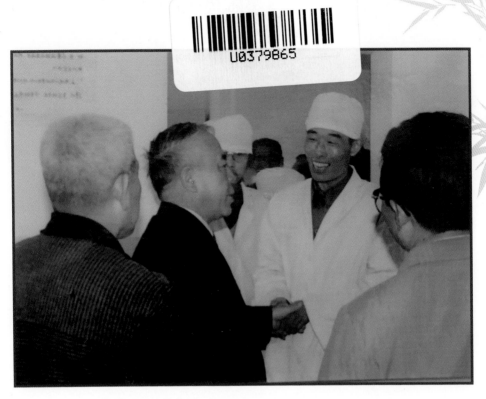

原国家中医药管理局局长胡熙明和许勇亲切交谈

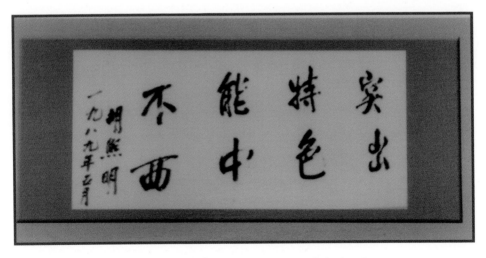

原国家中医药管理局局长胡熙明的亲笔题词

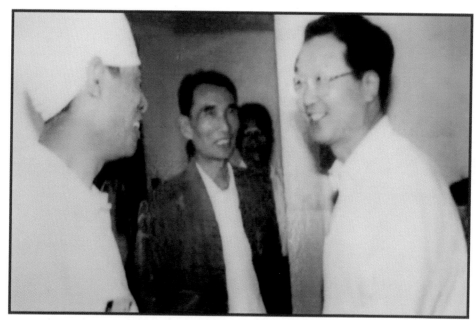

原卫生部部长张文康（左）、原姜堰中医院院长徐舜年（中）、
许勇（右）

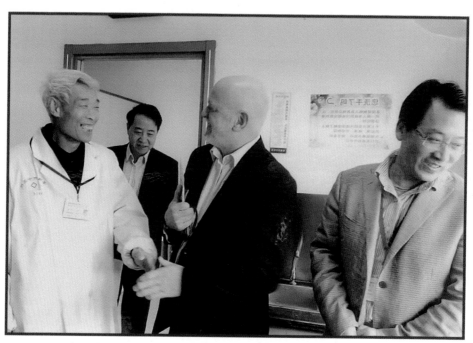

世界卫生组织系统和服务运行司司长威姆·范勒博格（中）视察
姜堰中医院许氏骨伤

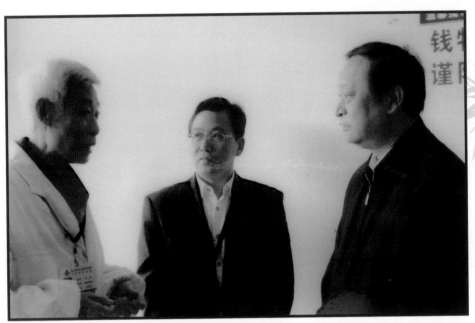

原中医药管理局局长王国强（右）、原姜堰中医院院长沈宇清（中）、
许勇（左）

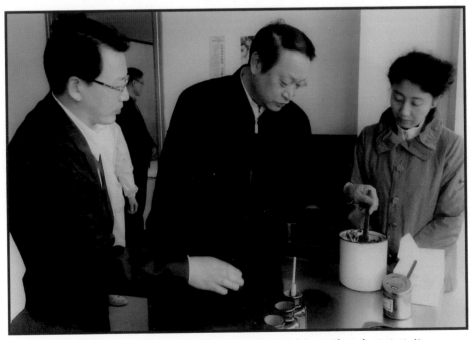

王国强局长亲自为病员贴敷许氏黑膏药（中）、原姜堰中医院院长
沈宇清（右）

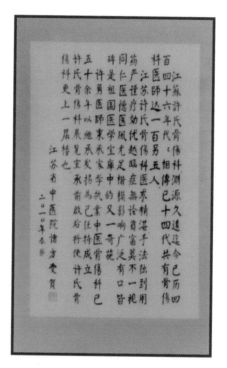

江苏省中医院诸方受为许氏骨科贺文匾

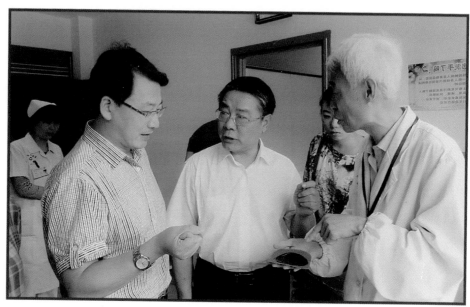

原国家中医药管理局副局长马建中(中)、原姜堰中医院院长
沈宇清(右)、许勇(左)

许氏骨伤传承录

主编 ◎ 许勇　陈粉扣　王赟

东南大学出版社
SOUTHEAST UNIVERSITY PRESS
·南京·

图书在版编目（CIP）数据

许氏骨伤传承录 / 许勇,陈粉扣,王赟主编. — 南京：东南大学出版社,2024.6

ISBN 978 - 7 - 5766 - 1194 - 6

Ⅰ. ①许… Ⅱ. ①许… ②陈… ③王… Ⅲ. ①正骨疗法 Ⅳ. ①R274.2

中国国家版本馆 CIP 数据核字（2024）第 026484 号

责任编辑：陈潇潇(380542208@qq.com)
责任校对：子雪莲　封面设计：毕真　责任印制：周荣虎

许氏骨伤传承录
Xushi Gushang Chuanchenglu

主　　编	许　勇　陈粉扣　王　赟
出版发行	东南大学出版社
出版人	白云飞
社　　址	南京四牌楼 2 号　邮编：210096
网　　址	http://www.seupress.com
电子邮件	press@seupress.com
经　　销	全国各地新华书店
印　　刷	广东虎彩云印刷有限公司
开　　本	700 mm×1 000 mm　1/16
印　　张	17.5(彩插 4)
字　　数	290 千字
版　　次	2024 年 6 月第 1 版
印　　次	2024 年 6 月第 1 次印刷
书　　号	ISBN 978 - 7 - 5766 - 1194 - 6
定　　价	58.00 元

＊ 本社图书若有印装质量问题，请直接与营销部调换。电话(传真)：025 - 83791830。

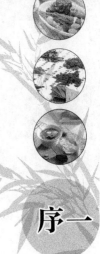

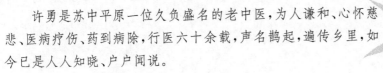

序一

许勇是苏中平原一位久负盛名的老中医,为人谦和、心怀慈悲、医病疗伤、药到病除,行医六十余载,声名鹊起,遍传乡里,如今已是人人知晓、户户闻说。

光阴荏苒,岁月蹉跎,许氏骨伤,源远流长。起于嘉靖二十一年(1542年),从第一代许仓起,迄今480余年,历15代人,一代代许氏族人对许氏骨伤疗法不断进行探索、创新、发展,形成了一整套独特的理论体系和诊疗的方法。

许勇为许氏骨伤第14代传人,1958年进入中医院工作,早年拜读于已故全国名老中医王玉玲门下,勤学中医理论,精研先贤典籍,后师从国医大师、全国著名骨科专家诸方受教授,融通家学,博采众长,手法巧妙,理论精当,方药切证,深谙其道。闻名遐迩,辄起沉疴于无恙,阻疾病于鬼门,同行认可,患者认同。

许勇先生医德高尚,行医者"皆如至尊""华夷愚智"同为一等。他承前启后,遵古从今;他博学多才,衷中参西;他辨证施法,彰显特色;他精研医道,推陈出新;他力励传承,打造团队;他治病救人,毫不马虎。

随着许勇和祖传正骨疗法的声名鹊起,卫生部原任部长张文康,国家中医药局原任局长胡熙明、王国强等领导和国内外友人纷纷前来考察学习,对许氏正骨寄予厚望。张文康部长、胡熙明局长分别给予题词"杏林春色浓,姜堰一枝秀""突出特色,能中不西"。

许勇先生年逾耄耋,虚怀若谷,诚以待人,虽行医多年,仍躬耕杏林,一直关心中医骨伤事业的发展。可圈可点,可钦可佩。让我们祝福他永葆青春,为中医骨伤事业的发展做出更大的贡献。

泰州市姜堰中医院党委书记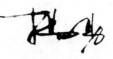

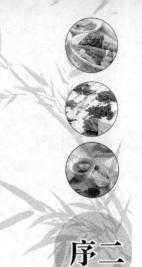

许勇为许氏骨伤第 14 代传人,从事医疗、教学、科研工作六十多年,真可谓学验俱丰。在教学上,他多次被南京中医药学大学评为优秀带教老师,在临床上潜心钻研,被指定为江苏省老中医药专家学术继承人的指导老师。

许氏正骨疗法起源于明代嘉靖二十一年,从许仓起至今 480 余年,历 15 代人,据许氏族谱记载,许氏家族行医者达 105 人,从事骨伤专业的人员达 89 人,这在全国也是罕见的。

1958 年,20 岁的许勇进入姜堰中医院工作,跟随他的父亲、省名老中医许钜璠学习正骨疗法,他天资聪颖,在父亲的指导下,经大量的临床实践,逐渐掌握了正骨疗法,小有所成。

为了发扬光大许氏骨伤,许勇随全国名老中医王玉玲学习五年,谙熟《内经》《伤寒》《温病》《金匮》等经典著作。1965 年到江苏省中医院进修,师从国医大师、教授、博士生导师诸方受,得其亲传,为许氏骨伤的传承发展打下了深厚的理论基础。

许勇临床之余,善于总结,勤于笔耕。其技艺特色有:一是手法整复,二是力线对位,三是内外相固因,四是动静结合。创新发展有八。

创新之一:桡骨远端骨折。对手法研究出牵引、旋转、折顶、整复只需 2～3 分钟,大大减轻了病人痛苦,对位对线优良率达 96％以上。他还将夹板改良为"蘑菇头",使固定更加牢靠,不易产生再移位。

创新之二:肩锁关节脱位。总结为"整复容易固定难",研制的马蹄型夹板固定,经实践效果良好。

创新之三:下尺桡关节半脱位。因整复容易固定难,他以多年的实践推出:整复后前臂旋前压垫加夹板外固定法,即在固定时间始终保持掌心向上姿势,疗效满意。

创新之四:胫骨平台骨折。下肢皮肤牵引加膝关节纸夹板固定治疗,两个月膝关节功能恢复,正常行走,疗效满意。

创新之五：儿童前臂尺桡骨双骨折错位。牵引折顶分骨手法整复后，加分骨垫夹板外固定法，疗效满意。

创新之六：小儿肱骨髁上骨折手法整复。三点挤压加塑形夹板外固定疗效满意。

创新之七：对下颌关节脱位、肩关节脱位、髋关节脱位、小儿肘关节半脱位的手法整复，成功率达100%。

创新之八：中药剂型改革。在长期临床实践中，许勇为了方便病人，解决中药口感差、一次性口服量大及病程长的问题，将中药汤剂创新为合剂、颗粒、浸膏，方便了患者，提高了疗效。

2016年，许氏正骨疗法被评为江苏省非物质文化遗产，许勇被列为江苏省非物质文化遗产的传承人，其"颈痹颗粒治疗颈椎病的临床与实验研究报告"获泰州市科技进步奖。许氏正骨疗法作为全国非物质文化遗产传承示范收录。许勇在省级以上核心期刊发表论文20余篇。

今《许氏骨伤传承录》即将付梓印行，邀余作序。鄙人自知才疏学浅，且不谙骨伤，实在诚惶诚恐，惴惴不安，然许君殷殷之情，实难推却，故不揣谫陋。故作如是说，是为序。

泰州市姜堰中医院院长　李仲华

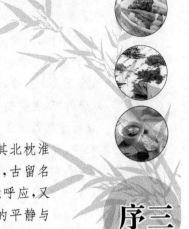

江苏苏中地区，有一块临江襟海、水光潋滟的领地，其北枕淮水，南襟长江，东临大海，海水、江水、淮水流经交汇之处，古留名"三水"，今称为姜堰。因乎于水，领地的先民既与水交融呼应，又与水争夺对抗；既敬畏水的神秘与野蛮，又同时感受水的平静与坦荡，领悟着居善地、心善渊、与善仁、言善信、正善治、事善能、动善时"上善若水"的真谛。"三水"孕育了姜堰的传统文化，这里既有高二适、黄龙士、凌文渊等人文荟萃，也有黄瑶芝、吴尚先、李祉余等薪火传承的中医医学，"许氏骨伤"名列其中，独树一帜。

"许氏骨伤"历史悠久，源远流长，从嘉靖二十一年（1542 年）第七世祖许仓起，历 15 代，至今 480 余年，族谱内有 89 人从事骨伤专业，跨越年代之长，专业人员之众，令人叹为观止。至于许氏骨伤之医格、医风、医心、医行、医志、医识、医术、医业，窥传人代表言行之一斑，而可见全豹。许氏祖传的行医为人的哲学思想理念为："与物无争，与世无忤。"何京华，字生庭，某日做客许家，见许公（开云翁）为人谨慎如诸葛亮之风范，大事不糊涂，像古人吕端一样精明，教育后代有方法，一生勤俭持家。何询许公："以你的家业和为人，何不以部分家财捐一个功名而跻身于官宦之列呢？"再三追问之下，许公坦然曰："我与世间万物无争，顺应自然法则，我不去欺侮别人，别人也不会欺我，我何用仗着一身官服去唬人呢？"

许氏骨伤第十二代传人许恒杰，"仁心仁术，唯医是务"。有一年，一个"强头"（实则是劫富济贫为盗），枪伤后，生命垂危，多处求医均被以种种理由拒绝了。来许恒杰诊室时，"强头"已是不省人事，伤口溃烂化脓，许恒杰二话不说，即行救治，经过三天四夜的精心治疗，"强头"终于转危为安。在许恒杰心里，没有好人坏人、贵人贱人之分，没有对权贵势力的畏惧，唯有病人，唯有对生命的敬重！

1940 年 7 月，国立东南大学农学士、美国康奈尔大学硕士、泰兴蒋涤旧先生撰文称颂："公世业医，以伤科名扬大江南北，幼又从泰域名医,研究内科。公以天资过人,家学渊源,数年而大成,内外兼精,远近之无其匹。自公闻世后,门庭若市,病者以后至为苦,得公一脉,病势若失,治者万人。出诊时不待驾先行,寒暑为斯,无论远近,不分早晚。清晨必归,以应门市,医德高尚,家训严谨……"

许氏骨伤第十四代传人许勇,弱冠之年随父亲许钜璠专习骨伤,父辈的倾囊秘授,自身的聪颖好学、耳濡目染,学有小成。许父心中甚慰,感其为可雕之木,平素则多多诫勉。癸亥元月许父病重,临终前对许勇语重心长地嘱咐他:"你是我们许家骨伤的继承人,学习上也很吃苦,工作上也很勤奋,事业心比较强,也做出了一些成绩。今后要继续努力,要不断创新,要善于总结,用自己的本领服务好广大患者,争取在社会上有一定的影响,成为有名气的医生,让许氏骨伤发扬光大。"不负众望,2010年,许氏骨伤科陈列室在姜堰中医院成立。国医大师,南京中医药大学教授、博士生导师,江苏省中医院骨伤科主任诸方受贺云:"江苏许氏骨伤科,医术精湛,手法独到,用药严谨,疗效优越。临证无论贫富,莫不一视同仁,医德医风尤足楷模,影响广泛,有口皆碑,是祖国医学宝库中的又一奇葩。""许勇医师秉承家学,执业中医骨伤科已五十余年,以继承发扬为己任,特成立许氏骨伤科展览室,承前启后,将使许氏骨伤科更上一层楼"。2016年,许氏"正骨疗法"被评为江苏省非物质文化遗产项目。2020年11月,许勇被列为江苏省非物质文化遗产项目代表性传承人。

我和许勇相识多年,忆及我在南京中医药大学执教、在江苏省中医院工作时,他曾在江苏省中医院进修学习,寒暑之间,痴心研修,成绩斐然。我们之间虽师生相称,然工作之暇,家长里短无话不谈,实则亦师亦友。此后他学归故里,医名大振。光阴荏苒,弹指五十余年,彼此常有往来,每逢重要学术活动,他必驱车来宁共聚,师生之情历久弥深。如今,许勇虽年已耄耋,但仍坚持门诊,诊余孜孜不倦,勤于著述,笔耕两年,终成正果,案头一部《许氏骨伤传承录》书稿,读后感慨良多,是以欣然命笔为之序。

周福贻

序于南京中医药大学

2023年5月

(序者系南京中医药大学教授、博士生导师,江苏省中医院主任中医师,国家级名中医,享受国务院政府特殊津贴)

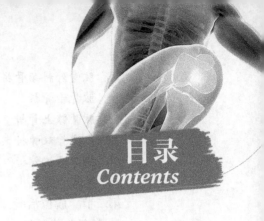

目录
Contents

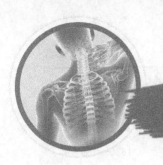

第一章
许氏骨伤历史渊源

第一节　历史源流

　　姜堰自古临江襟海，地属吴头楚尾，历史上曾是海水、江水、淮水交汇之处，为典型的水旱农耕地区。繁重的体力劳动、特定的水乡黏土、跌打损伤等，导致骨科病时常发生，乡里百姓求医问药不便，苦不堪言。社会的需求、高明的医术、低廉的费用、便捷的交通，使许氏骨伤医术得以代代传承、发扬光大。

　　许氏骨伤疗法起源于明代嘉靖二十一年（1542年），从第一代先祖许仓起，至今460余年，历15代。一代代许氏族人对许氏骨伤疗法进行探索、创新、发展，形成了一整套的独特理论和完整的治疗方法。通过手法整复、夹板固定、膏药外敷等手段，主要治疗骨伤、伤筋等伤科常见病、多发病，既符合"简、廉、便、验"的治疗原则，又以不开刀、花钱少、恢复快、治病好为特色，深受广大患者欢迎。

　　许氏骨伤疗法，传承者枝繁叶茂，记入族谱的从事医疗专业人员有105人，从事骨伤专业的有89人。（族谱以外的不在统计之列）

表1-1　许氏骨伤传承代表

代别	世别	传承代表	性别	传承方式	时间
第1代	七世	许仓	男	家传	1542—1612年
第2代	八世	许东河	男	家传	1567—1637年
第3代	九世	许应时	男	家传	1590—1662年
第4代	十世	许昭光、许振宇	男	家传	1662—1698年
第5代	十一世	许公亮、许辅国	男	家传	1665—1738年
第6代	十二世	许文彬、许文选	男	家传	1694—1762年
第7代	十三世	许世有	男	家传	1738—1824年

代别	世别	传承代表	性别	传承方式	时间
第 8 代	十四世	许进时、许盛时	男	家传	1772—1817 年
第 9 代	十五世	许鹏海、许鹏山	男	家传	1802—1841 年
第 10 代	十六世	许金凤、许金芳、许金章	男	家传	1820—1891 年
第 11 代	十七世	许宝典、许宝贤	男	家传	1855—1891 年
第 12 代	十八世	许恒杰、许恒让	男	家传	1875—1912 年
第 13 代	十九世	许钜璠、许钜才	男	家传	1915—1983 年
第 14 代	二十世	许勇	男	家传	1939 年—至今
第 14 代	二十世	许靖	女	家传	1937 年—至今
第 15 代	二十一世	钱文亮、谢希惠	男	师带徒	2009 年—至今

第二节　主要人物

1. 许仓

许仓生于明代嘉靖二十一年（1542 年）八月十日，殁于万历四年（1612 年）八月初六，享年 70 岁。是上世祖凤公的次子，哥哥许钿为长房，许仓为次房。明朝年间，因世俗原因长房和次房在家产分割上有巨大差别。许仓天性刚强，离家出走，来到泰州东南乡任家庄悬壶。许仓天资聪颖，不久便小有名气，求医者众多。扎根任家庄后，许仓生一子为八世祖东河，东河生于隆庆元年（1567 年）二月十八日，殁于崇祯十年（1637 年）三月二十七日，享年 70 岁。随后从九世的应时一直到十七世的许宝典、许宝贤等 16 人均从事骨伤专业，济世救人，使得许氏骨伤名扬四海。

2. 许恒杰

许恒杰为许氏骨伤第 12 代传人，生于 1875 年，天资聪颖，自幼随父许宝典学习骨伤，精通四大经典，熟谙《金匮心典》《医宗金鉴》《本草纲目》等著

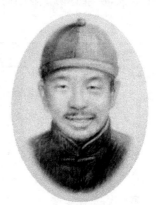

图 1-1　许恒杰
许氏骨伤第 12 代传人

作,医学底蕴深厚,手法运用自如,方药得心应手。

从许恒杰开始,建立了"说文堂"。在家中挂一盏灯笼,用竹细丝做成,外面糊上白纸,上贴"说文堂",然后用桐油刷三遍,这样可以长期保存,一是用来祝福全家平安,二是用作夜间出诊照明。

许恒杰行医时,不分贫富,一视同仁,常免费诊疗施药。有一则佳话流传至今,说他"仁心仁术,唯医是务"。有一年,一个"强头"(实则是劫富济贫为盗),枪伤后,生命垂危。众多医生胆小怕事,不敢医治,以种种理由拒之门外,到许恒杰诊室时,"强头"已是伤口溃烂化脓,不省人事。许恒杰二话不说,一面投以安宫牛黄丸醒脑开窍,一面用冷毛巾敷其额部,用淡盐开水反复冲洗创口,再用止血丹、青黛散轮番换药,又亲自煎药,投清热解毒、凉血止血之剂,让病人内服。经过三天四夜的诊治,"强头"终于转危为安。这种生命至上、医者仁心的事例,数不胜数,许氏骨伤也随之声名鹊起。

1940年7月,国立东南大学农学士、美国康奈尔大学硕士、泰兴的蒋涤旧先生撰文称颂:"公世业医,以伤科名扬大江南北,幼又从泰域名医,研究内科。公以天资过人,家学渊源,数年而大成,内外兼精,远近之无其匹。自公问世后,门庭若市,病者以后至为苦,得公一脉,病势若失,治者万人。出诊时不待驾去先行,寒暑为斯,无论远近,不分早晚。清晨必归,以应门市,医德高尚,家训严谨……"

许恒杰因医事繁忙,体力不支,于诊疗时身染霍乱之毒,殁于1932年,终年仅58岁。

3. 许钜璠

许氏骨伤,"钜"字辈可谓人才辈出,理论颇丰,流派最多,从事骨伤者有19人,以许钜璠最为突出。

许钜璠,字子玉,生于1915年,殁于1983年,享年68岁,为许氏骨伤第13代传人,1975年被江苏省卫生厅列为省名老中医。

许钜璠自幼体魄健壮,小学毕业后随父亲许恒杰学习,后因父亲去世过早,又跟随长兄许钜珩继续学习,1942年离开任家庄,悬壶古镇罗塘。

不久,许钜璠在罗塘古镇就小有医名。他不分昼夜,辛苦劳作,亲自熬黑膏药、制作夹板、设计膏药壳、碾药。闲暇还将白布剪成4 cm、6 cm、8 cm见方

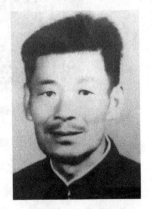

图1-2 许钜璠
许氏骨伤第13代传人

规格,卷成绷带以为包扎所用。他在继承父辈手法的基础上,结合中医整复八法,手摸心会,灵活运用,增加了旋转、折顶、分骨等手法,做到了快、准、稳。

每遇到肩关节脱位、髋关节脱位、股骨干骨折、胫腓骨骨折等疾病时,一人不能处理,就叫上几名搬运站的工人,帮助牵引复位固定。整复时,患者较为痛苦,他嘱咐患者不要忍痛,大声叫喊,深呼吸,分散注意力。妙就妙在此时病人全身的肌肉放松,便于手法复位。对位准确,缩短了治疗时间,便于患者康复,更避免了血肿、疼痛性休克等多种并发症。

对于开放性骨折,许钜璠先生在冲洗后,用高温煮沸消毒后的白布盖在创口上,施展手法后再固定,让其在自家休息,观察血运,直到病情稳定后方可离开。

有一次,一位男性患者跌倒,致股骨干粉碎性骨折,肿胀非常严重,随时都有截肢的可能。他立即召集几名工人,施展手法,行小夹板固定,下肢皮肤牵引,留在家中观察,并投以清热解毒、凉血消肿、活血止痛之中药(如三七、大黄、麝香、鲜生地、丹皮、乳香、没药等)内服。

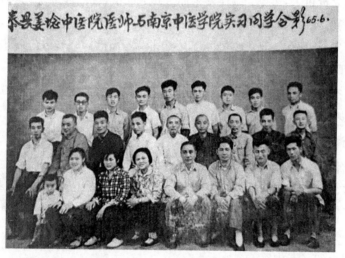

图 1-3　许钜璠(中排左三)与南京中医学院实习生合影

1958 年,姜堰中医院成立。许钜璠成为姜堰中医院骨伤科第一人,也是医院业务委员会委员之一。高尚的医疗道德,精湛的医疗技术,独特的诊疗技艺,各地患者慕名而来。从 1959 年起,每天门诊 180~200 人。繁忙的业务工作,让他几乎没有休息时间,但他从无怨言,时刻牢记“与物无争,与世无忤”的家训。

许钜璠艺术高明，治疗严谨，勤于笔耕，总结了一套骨折手法整复的规律，参与了《中医骨伤学》教材的编写。他弟子众多，对来院学习的学生要求极为严格。学生进院的第一天，他先上一堂医德课，教大家如何做人、如何处事，怎样成为一名合格的医务工作者。嘱咐学生要努力学习，奋发上进，热爱自己的专业，学好为人民服务的本领。

　　临终前，许钜璠对长子许勇说："你是我们许家骨伤的继承人，学习上也很吃苦，工作上也很勤奋，事业心比较强，也做出了一些成绩。今后要继续努力，要不断创新，要善于总结，用自己的本领服务好广大病员，争取在社会上有一定的影响，成为有名气的医生，让许氏骨伤发扬光大。"

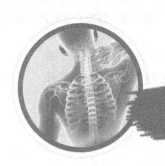

许勇,字万官,生于 1939 年 8 月,许钜璠长子,系许氏骨伤第 14 代传人,副主任中医师,南京中医药大学教授。

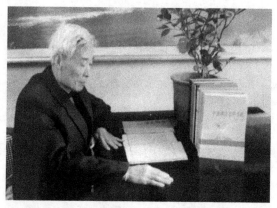

图 2-1　许勇　许氏骨伤第 14 代传人

一、寒窗苦读　孜孜求学

许勇 20 岁中学毕业后,便随父亲——许氏正骨疗法第 13 代传人、省名老中医许钜璠学习正骨手法。父亲的经验秘传,幼时的耳濡目染,加之天资聪颖又勤奋好学,许勇逐渐继承和掌握了祖传的正骨手法。

1958 年,许勇进入姜堰中医院工作。为了传承弘扬许氏正骨疗法并将其实践经验理论化,许勇深深感到学习中医经典理论知识的重要性,为此再次走上了求学之路。他积极报名参加县卫协会在中医院举办的中医基础理论培训班,边工作边师从全国名老中医王玉玲学习,历时 5 年。

当时,培训班由王玉玲、李祉余等全国名老中医为学员们主讲《内经》《伤寒》《温病》《金匮》等。老师们授课之严谨,讲解之认真,教学之严格,令学员们肃然起敬,不敢有丝毫懈怠与马虎。

世界上恐怕没有这样出奇的学习法：每天凌晨 3 点至早晨 9 点，连续上课 6 小时，然后赶上白天正常上班实习，夜间还要完成课堂作业。无论是炎夏酷暑，还是寒冬腊月，一年 365 天，天天如此。弱冠之年正是长身体、爱玩耍、好幻想的时期，每天接受如此高强度、快节奏的培训与学习，这样的生活放在一般人身上还真吃不消，不少学员退出了，许勇却挺了过来。每天晦涩难懂的古文要看、要领会，枯燥乏味的中医口诀要读、要背诵，还得忍受三年困难时期的饥饿，那段日子过得很不容易。

许勇清楚地记得，王玉玲先生上课时喜欢捧着一把茶壶，身着单衣，似乎天生就不怕冷，他的教学十分严格。个别学生因为半夜看小说入迷，等到凌晨上课时打瞌睡，被王老犀利的目光扫射到，当场被点名回答问题，却一句也答不上来。"朽木不可雕也"，吓得那个学生面红耳赤，连忙认错，打起精神听讲。而此时的许勇听得格外认真，努力将王老授课的内容一字一句写在笔记本上。王老摇头晃脑，常常讲到天亮。面对侧耳聆听的学生，他会露出满意的神情："不错，不错，将来一定会有大出息！"

凌晨学习，白天实习，夜间作业，就是这种严得出奇的教学法，不仅让许勇打下了厚实的中医理论基础，也磨炼出他工作中坚韧不拔的意志。有道是："吃得苦中苦，方知甜中甜。"结业时许勇以 96 分，第一名的高分，获得当时的泰县卫生局、卫协会颁发的结业证书。

许勇孜孜求学不断，又于 1965 年去江苏省中医院骨伤科进修，得到了博士生导师诸方受、周福贻两位教授的亲自指导，他的中医骨伤科理论和临床水平等都得到极大提高。由于长期以来扎实的理论和临床基础，在 1978 年参加的江苏省医院人才选拔考试中，许勇以优异成绩被破格录取。

二、下放基层　成就非凡

1970 年，响应毛主席"把医疗卫生工作的重点放到农村去"的指示精神，许勇下放到地处里下河的溱潼镇湖西卫生院，一蹲就是 5 年。在一无资金、二无人员的情况下，许勇白手起家，想方设法购置医疗设备，开设骨伤科门诊，并建起了简易的骨伤科病房。许勇倾其骨伤科所学，兢兢业业为广大患者服务，一时间声名大噪、成就非凡，周边如兴化、东台等地的骨伤病患前往湖西卫生院就诊的，络绎不绝。如今，合并了湖西卫生院的溱潼人民医院骨伤科，仍是里下河地区的"骨伤科明珠"。这与许勇那时打下的基础以及其形成的广泛影响是分不开的，这也是许勇一直引以为傲和觉得自豪的。

湖西庄虽小,但工业发达,属于溱潼镇,每天门诊总有六七十号人,诊室内外常常板凳不够坐。许勇每天超时工作,一人当几人用,除了门诊,还要管理20张病床的住院病人。许勇觉得,每天这种高强度、快节奏的生活,虽苦犹甜,既锻炼体格,也提高了技术水平,为以后更加繁复的工作打下坚实基础。他乐于吃苦,甘愿奉献,在当地留下了各种救死扶伤的动人佳话。

1971年秋,湖西庄造纸厂兴建一座高38米的水塔,工人李某爬上水塔进行粉刷,不慎从高空摔下,当即昏迷、呕吐,被人七手八脚送到卫生院。经查,伤者系粉碎性颅底骨折,生命垂危。许勇一摸鼻息,只剩下一丝呼吸,如果再转送,肯定来不及。他和院长果断进行抢救:输液、插胃管,用安宫牛黄丸、至宝丹、三七粉稀释后按时间分别灌入胃内,两人轮流守护,整整七天七夜,终于将伤者从死神手中抢了回来。伤者苏醒后,许勇进一步辨证施治,以天麻钩藤饮为基本方灵活加减,两个月后伤者竟奇迹般地痊愈出院,没有留下一点后遗症,数月后恢复了正常工作。这件案例轰动了全庄及周边地区,至今仍被人们津津乐道。

5年后,许勇被调到苏陈中心医院。离开湖西庄的那一天,上百名工人和乡亲闻讯赶来,站在河边与许勇依依惜别,送他上船。"许主任真舍不得你走呀!""你是我们的大恩人呢!""常回湖西庄来看看啦!"场景十分感人。

"感谢兄弟们、感谢乡亲们,这里就是我的第二故乡!"许勇立于船头,挥手道别,难舍难分的情愫突然袭上心头,他不禁潸然泪下,一直难以忘怀。

三、创新发展 硕果累累

许勇时刻牢记发扬光大许氏骨伤的使命,他在继承父辈正骨疗法临床经验的基础上,不断创新,时有发明,硕果累累:

创新之一:桡骨远端骨折整复固定法。对手法研究出"牵引、推、两个旋转加折顶"整复,而且整个过程只需2~3分钟,大大减轻了病人痛苦,对位对线良好率达96%以上。他还将夹板改良为"蘑菇头",使固定更加牢靠,不易产生再移位。

创新之二:肩锁关节脱位固定法。本病整复容易,固定难,故而研制出了"马蹄型"夹板固定法。

创新之三:下尺桡关节半脱位整复固定法。在多年的实践中摸索出整复后前臂旋前压垫加夹板外固定法,使患肢在固定时间始终保持掌心向上的姿势。

创新之四：胫骨平台骨折牵引固定法。经下肢皮肤牵引加膝关节纸夹板固定治疗，使患者两个月膝关节功能恢复，正常行走。

创新之五：儿童前臂尺桡骨双骨折错位整复固定法。牵引折顶分骨手法整复后，加分骨垫夹板外固定法。

创新之六：小儿肱骨髁上骨折整复固定法。采用三点挤压加塑形夹板外固定。

创新之七：对下颌关节脱位、肩关节脱位、髋关节脱位、小儿肘关节桡骨小头半脱位等均运用100%的手法整复，且达到100%的成功。

创新之八：中药剂型改革。在长期临床实践中，为解决中药口感差、一次性口服量大及长疗程坚持服药难的问题，将中药剂型创新为合剂、颗粒、浸膏等，极大地提高了患者的依从性。

数十年来，许勇先后研制成功了专治颈椎病的"颈痹颗粒"，专治腰椎间盘突出症的"壮腰止痛二号合剂"。自创的专科验方有："瓜蒌薤白解郁汤"专治肋骨软骨炎（包括肋间神经痛），"息风渗湿利节汤"专治类风湿关节炎，"清热解毒利水渗湿汤"专治痛风，疗效确切。对骨折、挤压伤、过度疲劳而伴发神经不完全损伤，出现上下肢麻木、疼痛，皮肤感觉部分或完全消失、肌肉萎缩、功能部分或完全丧失等症状，采用"补阳还五汤"加减，辅以正确的功能锻炼，总治愈率达98%以上。例如，患者郑某左侧前臂挤压伤，出现肘关节周围肿胀、皮下瘀紫，左前臂麻木，手背下垂，夹纸、对指不能完成。肌电图显示：左侧正中神经、尺神经、桡神经部分损伤，经服用"补阳还五汤"，结合功能锻炼，三个月后症状完全消失，功能恢复正常。

1990年，全国骨伤科学术会在南宁召开，许勇撰写的《100例桡骨下端骨折小结》在大会主题发言，博得500多名与会者和全国知名专家、教授的一致好评，并获得全国优秀论文奖。据统计，许勇利用工作之余，勤于笔耕，已在各种骨伤杂志上发表论文24余篇。

2008年，许勇"颈痹颗粒治疗颈椎病的临床与实验研究"，获泰州市、姜堰区科技进步奖。

2013年，许勇总结的《许氏黑膏药治疗跌打损伤》经验论文，获泰州市卫生局二等奖。

2015年，经多方努力，"许氏黑膏药制作工艺流程"被拍摄成医学科技专题片，2016年国家中医药管理局委托江苏省卫生厅专家组来姜堰中医院进行现场观摩并召开了评估会，该科技专题片被国家中医药管理局传统知识保护研究中心收录为全国示范项目。先后被拍摄成医学科技专题片的还有"颈痹颗粒治疗颈椎病的临床试验研究""四肢骨干骨折手法整复"等,为姜堰中医院骨伤科创建省级重点专科做出了极大贡献。

四、"正骨"非遗 总结提高

许氏正骨疗法因其历史悠久,疗效卓著,2016 年被评为江苏省非物质文化遗产项目。2020 年 11 月,许勇被列为江苏省非物质文化遗产"许氏正骨疗法"项目代表性传承人。

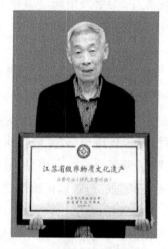

图 2-2 许氏正骨疗法被评为
江苏省非物质文化遗产

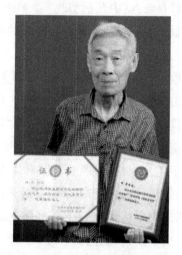

图 2-3 许勇被列为省非物质文化
遗产代表性项目代表性传承人

兴奋之余,许勇并未因循守旧,停滞不前,他进一步将许氏正骨疗法加以总结、完善和提高。现在的许氏正骨疗法概括起来,有如下四个方面技艺特点。

一是手法整复:根据骨折的部位、时间、严重的程度,施以巧妙的手法后,再用自制杉木夹板进行外固定。

二是力线对位:手法整复后,通过外形观察,手摸心会,要求力线对位。

三是内外相因:对骨折患者分早、中、晚三期运用中医理论辨证施治,在整复的基础上配合中药内服。

四是动静结合:根据不同的骨折情况,按不同的时段,进行功能锻炼,利用动静结合,促进骨折愈合,从而有效避免了许多骨折的迟缓愈合和不愈合的产生,加快了关节功能的恢复。

许氏正骨疗法以专治"跌打损伤"病症而闻名远近,作为中医正骨分支之一,它有独特的整复手法,在腰椎间盘突出、股骨头坏死的治疗上尤有独到之处。然而,近年来由于经济利益的驱使,不少中医院骨伤科放弃了传统的正骨疗法。为了将中医骨伤科许氏特色疗法继承发扬下去,许勇坚持工作在临床一线,为发扬光大许氏正骨疗法做出了不懈的努力。

随着医学科学的发展,运用中西医结合的方法使骨伤技术得到进一步的提高,也成为许勇经常思考的问题。

1992 年,许勇主持姜堰中医院骨伤科病房工作,上任后大胆改革创新,敢于承担,始终把提高医疗技术和医疗质量放在首要位置。他一方面派医生外出进修,一方面请上海第一人民医院主任医师定期至本院坐诊,大大提高了医护人员的学习积极性和医疗技术水平。许勇担任科主任期间,开展科研项目 10 余项,引进新技术 50 余项,并创造了诸多第一,如姜堰卫生界髋关节置换第一例、髋关节离断术第一例、骨肿瘤根治术第一例等,社会影响越来越大,被卫生界称之为"这是姜堰中医院骨伤科的第二次飞跃"。

五、言传身教　薪火相传

许勇一直把培养中医骨伤事业的接班人作为己任,他常说:"只有做好传承工作,骨伤科事业才能兴旺发达、后继有人"。

许勇临床上言传身教,带出了包括南京中医药大学、苏州医学院、南通医学院等近 10 所院校在内的数以千计的实习生;他接受经卫生局批准的进修生 21 人,皆成为各医院骨伤科的临床骨干力量,有 7 人回院后不久便走上领导岗位。1992 年江苏省卫生厅举行"骨伤科培训班",许勇被指定为淮阴市清浦区医院郭裕和医师的带教老师。2009 年"江苏省农村优秀中医人才培训工程",许勇被指定为授课老师和临床带教老师。

许勇因其中医理论功底深厚,业务技术精湛,带教工作成绩显著,受到多方好评。2010 年南京中医药大学将许勇从副教授破格提升为教授。

2009 年秋月,经姜堰中医院研究,钱文亮、谢希惠两位骨伤科医疗骨干被指定为许氏骨伤第 15 代传人,并举行了隆重的拜师仪式,学时 2 年。拜师仪式上,面对学生献上的香茗和鲜花,许勇慨叹:许氏骨伤,后继有人矣!

六、德术双馨　有口皆碑

许勇在长期的行医生涯中,经常遇到各种疑难杂症,他始终坚持审症求因、辨证施治,屡起沉疴,医名远播。许勇谨守"与物无争,与世无忤"的祖训,临诊不分贫富贵贱、老幼妇孺,皆一视同仁,时时事事为患者着想,医德高尚,有口皆碑。兹介绍许勇医案医话数则,以窥其一斑。

案例一

原太宇中学老师史××,颈椎病突发,虽经热敷、自我按摩等方法自行处理,仍不见效,且日渐严重,脖颈又硬又疼,虽疲惫万分,但夜间却无法入睡,咋睡咋疼,苦不堪言。万般无奈,听人说起中医院许勇的正骨疗法能手到病除,便特地上门求治。诊为颈椎病急性发作,当即开药两帖:桂枝10克、葛根10克、防风10克、白芷10克、细辛1.5克、秦艽10克、白芍12克、全蝎4克、生姜3片。药价28.8元,嘱其回去立即煎服。史老半信半疑,心里不禁犯起嘀咕:"对我这个老病号,就开这点药能治好病么?"遵照医嘱,回家即服,一服果然见效,下午疼痛大减,二服后奇迹出现,当晚就睡了个安稳觉,次日服完两剂药后疼痛立止,真的太神奇了!史老心悦诚服,激动之余,写下了几句顺口溜:

> 仅花二十八元钱,
>
> 两剂中药显神灵;
>
> 立马祛除颈椎痛,
>
> 简单让人难置信!
>
> 许氏医术真高明,
>
> 医德尤佳令人敬;
>
> 呕心为民齐称颂,
>
> 愿君再活一百年。

附言:此为七十患者仰慕许勇教授之真言也。

案例二

2018年秋,家住姜堰某小区年过八旬的患者黄××老人,长期病痛缠身,右腿以下至足趾肿胀,疼痛难忍,无法行走,全靠老伴照料。每次发作后住进人民医院,医生总是劝其截肢,黄老非常纠结,犹豫不决。听人说起姜堰中医院伤骨科主任许勇可以看好此病,抱着一线希望,老伴用轮椅推着疼痛难忍的黄老来到诊室。经全身检查,发现黄老右腿从腹股沟至足趾肿胀如冬瓜,一按一个凹陷,皮肤局部出现淡紫色,不能动弹。当即诊断为:股静脉血栓。

病情之重,临床少见。经详细诊案后,即予以清热解毒、破瘀利湿之方:银花45克、丹皮12克、生地20克、路路通12克、炮山甲6克、猪苓12克、泽泻 12 克、车前子 15 克。药后腿肿略消，疼痛减轻，连服 6 天，病情日见好转。复诊时对药物稍事调整，14 天后，黄老腿肿全消，疼痛消失，竟能独自站立行走。以后黄老又发作两次，许勇依原法治疗，时间不长，均药到病除。

　　黄老的腿保住了，全家人喜出望外。他的老伴多方打听，摸到了许勇家中，出于感激，拿出 1 000 元现金酬谢。许勇坚决不收。对方突然跪下说道："这是我们全家人的一点心意！""我从不收病人的钱。你的心意我领了！"许勇好不容易将她扶起坐下，再三解释："医生给病人看病是天职，看好了大家都高兴，这钱你拿回去给老人家补补身子吧！"经反复劝说后，老太太才千恩万谢地离开了许勇家。

案例三

　　2020 年 12 月中旬，许勇和姜堰中医院院办分别收到来自镇江的感谢信。信中写道："我叫秦××，男，78 岁，退休多年，现住镇江丹徒新区龙山路圣地雅格小区。我从去年上半年起发现自己患有腰椎间盘突出和骨质增生，比较严重，疼痛难忍，四处求治，效果甚微。经人介绍，得知姜堰中医院有一位名闻遐迩的世代祖传骨伤科专家许勇，妙手回春，治好了好多病人的疑难杂症，为此慕名而来。果不其然，许勇主任以高超的医疗技术治好了我的病。另外，许勇主任一切为病人着想的高尚医德，也是我要夸奖的。"

　　这封信打开了许勇记忆的闸门。原来两个月前，这对老夫妻特意从外地赶来，到达姜堰中医院时已是中午下班时分，许勇正准备回家，一见有人就医，他立即返回科室，望、闻、问、切后，开了药方，又亲自到药房打招呼，嘱咐药房迟一点下班，配好药后已是中午 12 点多。许勇想到，患者远道而来，目前已过饭期，便喊来三轮车，邀请老夫妻俩一起到他家吃了午饭，然后，又叫三轮车把他们送到公交站，方便他们转车当天返回。临别时，许勇再三嘱咐秦老平时要多保暖、多活动。回到家后，秦老接连服了许勇开的数十剂中药，病情大有好转，疼痛基本消失，秦老一家人感激不已。

　　许勇的同院好友储忠明先生，目睹来自四面八方、络绎不绝的患者拥挤在许勇诊室内外，感叹许氏骨伤传承和许勇精湛的医疗技术，一时诗兴大发，赋七绝一首：

> 许氏伤科术业精，
> 杏林一帜大旗擎。
> 折肱代代传薪火，
> 海北天南桑梓情。

全国书法名家、姜堰中学历史特级教师朱富美赠给许勇的一幅书法作品中这样写道：

> 云里种芍药，
>
> 炉中炼丹砂，
>
> 悬壶数十载，
>
> 济世千万家。

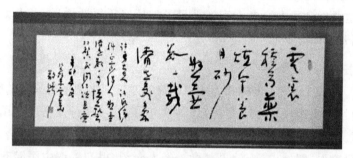

图 2-4　著名书法家朱富美馈赠给许勇的书法作品

许勇和许氏正骨疗法不断声名鹊起，得到中央、地方各级领导的关注与厚望，同时也受到世界卫生组织有关官员的高度评价，十分难得。

1989 年，时任国家中医药管理局局长胡熙明在江苏省卫生厅厅长张华强的陪同下视察医院，他握住许勇的手热情地说："许氏骨伤科很有特色，在周边地区影响也很大，希望你在继承的基础上，努力挖掘，对手法整复，夹板固定，再总结提高，并要做好传承工作"，并当场题词"突出特色，能中不西"。

1994 年 6 月，时任卫生部部长张文康视察医院时，与许勇亲切交谈，勉励许勇传承家学，发扬光大，为弘扬中医事业多做贡献。

2008 年 11 月，时任江苏省副省长何权、卫生厅副厅长吴坤平、泰州市市长姚建华视察医院骨伤科。何权副省长对许勇说："你们许氏骨伤科很有特色，在群众中影响广泛，这是品牌，要继续打好，要有把中医药事业推向世界的雄心，要做好传承工作"。

2012 年，时任世界卫生组织卫生系统和服务运行司司长威姆·范勒博格（Wim Van Lerberghe）视察姜堰中医院骨伤科时，对许氏骨伤传统医学给予了高度评价。

2012 年 4 月，卫生部副部长兼国家中医药管理局局长王国强视察姜堰中医院，一进骨伤科便与许勇握手，说道："刚才听院长介绍了你们骨伤科很有特色。"他一面询问，一面视察，许勇一一作答。看了护士摊黑膏药的操作后，王局长不无感慨地说："我跑了全国很多医院，像你们这样还保留运用中医传统特色对骨折手法整复、小夹板固定、内外兼治的做法已经很少了，希望你们保持和传承下去，打出品牌。"

面对各级领导的关心关怀，许勇感到既欣慰，又倍觉任重道远，传承工作虽然取得了一定成绩，创新工作还有很多，但他信心满满。"弘扬中医文化，为广大骨伤患者奋斗终生"，是许勇的理念，更是他的心愿。

2010年，许氏骨伤科陈列室在姜堰中医院成立，国医大师、南京中医药大学教授、江苏省中医院骨伤科主任、博士生导师诸方受专门发来贺文。贺文对许氏骨伤及许勇其人的评价颇为中肯，文曰："江苏许氏骨伤科，渊源久远，迄今已历四百四十六年，代代相传，已十四代，共有骨伤科医师一百另五人。""江苏许氏骨伤科，医术精湛，手法独到，用药严谨，疗效优越。临证无论贫富，莫不一视同仁，医德医风尤足楷模，影响广泛，有口皆碑，是祖国医学宝库中的又一朵奇葩。""许勇医师秉承家学，执业中医骨伤科已五十余年，以继承发扬为己任，特成立许氏骨伤科展览室，承前启后，将使许氏骨伤科更上一层楼也"。

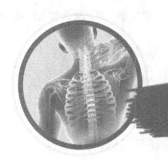

第三章
许氏骨伤临证集锦

第一节　骨折治验

1. 颅骨骨折（fracture of skull）

颅骨骨折指颅骨受暴力作用所致颅骨结构的改变。

○ **骨折机理**

颅骨骨折的伤者不一定都合并严重的脑损伤；没有颅骨骨折的伤者，也可能存在严重的脑损伤。按骨折的部位可分为颅骨与颅底骨折，按骨折的形态可分为线型性与凹陷性骨折，按骨折是否与外界相通可分为开放性和闭合性骨折；结合 CT、MR 检查可确定是否有脑损伤和损伤的程度。

○ **案例选介**

案❶ 李某，男，41 岁。

1971 年 10 月 4 日初诊。

2 小时前从 38 米高的水塔上跌下，不省人事，急送来医院救治而复醒，诊断为颅底粉碎性骨折，脑挫伤。

症见神志昏糊不清，恍惚不安，夜寐不宁，呕吐不止，杳不思食，脉来沉细而数，苔白。邪势鸱张，病情危笃，姑拟镇神平脑，开窍止呕之剂，冀望应手为幸。

西琥珀、辰砂各 3 g，龙齿、甘菊花、冬桑叶、淡豆豉、藿香梗各 10 g，石菖蒲、荆芥穗各 6 g，1 帖。安宫牛黄丸、至宝丹交替鼻饲。

10 月 5 日二诊：进药后呕恶已止，但神志仍似清非清，烦躁不宁，脉弦数，苔白，此险岭未过，再守原意。

前方去辰砂、淡豆豉、石菖蒲，加枣仁、远志各 10 g，荆芥穗改为 5 g，再服2 帖。

10月7日三诊：诸恙迭减，神识转清，头痛、头晕颇剧，脉浮数，苔白。

西琥珀 3 g、龙齿 15 g，天竺黄、石菖蒲各 6 g，川贝母、甘菊花、冬桑叶、藿香梗各 10 g。2 帖。

10月17日四诊：主症日减，精神始振，唯头痛头晕耳鸣时作，夜寐不宁，再拟养心安神为治。

西琥珀 3 g、龙齿 15 g，枣仁、远志、甘草、甘菊花、冬桑叶、蔓荆子各 10 g，硃茯神、灵磁石各 12 g。3 帖。药后渐得康复。

许勇按语

本案西医诊断为脑挫伤，颅底骨折。《医宗金鉴・正骨心法要旨》说："若伤重内连脑髓，及伤灵明，必昏沉不省人事，不进饮食。若再平素气血皆虚，必为不治之证。"脑为奇恒之腑，主藏而不泻。

今坠跌重伤脑髓，扰乱心神，灵明失守，以致昏迷不省人事，精神恍惚，恶心呕吐，头痛头晕，夜寐不宁等一系列症状接踵而至。

此属伤脑重症，治拟镇心为先，用西琥珀、龙齿、辰砂重镇心神；石菖蒲、藿香梗芳香开窍；甘菊花、冬桑叶、荆芥穗以利头目而升清阳；淡豆豉、藿香梗以止呕恶而除心烦，安宫牛黄丸醒脑开窍，一开一阖，双管齐下，上方增删连服三剂，病情转危为安。

三诊时，脉象滑数，预防痰迷心窍，故投以川贝母、天竺黄以治未病，主症迭减，再以养心安神之剂而获全功。

2. 颈椎骨折(fracture dislocation of cervical spine)

颈椎骨折是脊柱损伤中较为严重的一种，占脊柱损伤的 3.8%，多属不稳定性骨折，易并发脊髓神经的损伤，好发于颈 5—颈 6 椎体。由于颈椎的活动度大，稳定性差，所以各种暴力均可引起颈椎骨折。

◎ 骨折机理

(1) 上颈椎(寰枢椎)骨折：临床较少见，主要原因是寰枢椎骨折或脱位易引起高位截瘫，伤者常因窒息而于入院前死亡。常见的有寰椎骨折、齿状突骨折，或伴寰椎脱位。

(2) 下颈椎(第 3—7 颈椎)骨折：临床常见，各种形式的暴力均可造成，骨折脱位同时存在时，多为严重暴力所致，常伴有不同程度的脊髓和神经根损伤，有单纯的骨折，也有单纯的脱位，亦可骨折与脱位同时存在。

○ **案例选介**

案❶ 王某,男,49 岁。

1971 年 5 月 5 日初诊。

患者夜间加班,回家路上不慎跌入土坑中。症见颈部广泛压痛,屈伸旋转活动明显受限,左右不能顾盼。双上肢不麻,肌力正常。

X 线摄片显示,第五颈椎骨折。以颈托固定颈部,投以许氏颈椎骨折Ⅰ号方。方用:葛根 10 g、生地 15 g、西红花 1 g、赤芍 10 g、丹皮 10 g、制乳香 10 g、制没药 10 g、银花 15 g、地鳖虫 6 g、猪苓 10 g、泽泻 10 g、车前子 10 g(包煎)、甘草 6 g。7 帖,意在活血祛瘀,消肿止痛。

二诊:1971 年 5 月 12 日

投颈椎骨折Ⅰ号方后,诸症均减,疼痛明显减轻,效不更方,击鼓再进。

三诊:1971 年 5 月 19 日

肿痛明显好转,按骨折二期诊疗,再投许氏颈椎骨折Ⅱ号方以治之。方用:葛根 15 g、狗脊 10 g、当归 15、西红花 1 g、赤芍 15 g,制乳香 10 g、制没药 10 g、骨碎补 10 g、自然铜 10 g(先煎)、地鳖虫 10 g、猪苓 10 g、泽泻 10 g、甘草 6 g。

上药服 14 帖后,诸症悉除,嘱休息调养。

许勇按语

颈椎骨折,类型众多,症状轻重不一,预后悬殊甚大。单纯性骨折,预后良好,个别患者可继发枕大神经痛;齿状突骨折伴寰椎脱位者,除伴有颈髓损伤和齿状突不愈合者,一般愈后尚好;颈椎暴力性骨折预后一般较差,伴有颈髓损伤的,可遗有高位截瘫或者死亡可能。

长期卧床的患者易引起压疮、下肢静脉栓塞、坠积性肺炎和尿路感染等并发症,故治疗过程中应鼓励患者做以四肢为主的功能锻炼,配合理疗、按摩、针灸等治疗,促进颈背部肌肉功能的恢复。

我们认为,颈椎骨折的现场急救与搬运方法的正确与否,决定着病情的发展和预后。要有专人托住头部,并沿纵轴略加牵引,使之与躯干保持一致做平行移动,严禁将患者的头颈部扭曲或旋转,转运过程中要密切观察呼吸、心率和血压的变化,以便及时处理。

3. **锁骨骨折(frature of clavicle)**

锁骨骨折是常见的骨折之一,多见于青壮年和儿童。

◯ 骨折机理

间接暴力造成骨折多见,最常见的受伤姿势是侧方摔倒,肩部着地,暴力传导至锁骨造成骨折。间接暴力造成的骨折多为斜形或横形,其部位多见于中外 1/3 处;直接暴力造成的骨折多为粉碎性或横形;幼儿多为青枝型骨折。

◯ 案例选介

案❶ 陆某,女,4 岁。

初诊:1976 年 6 月 8 日。

2 天前,玩耍时不慎跌倒,右肩着地,致右肩部疼痛,肩关节功能受限,摄片确诊为右锁骨青枝型骨折。

许勇手法

患儿取坐位,双手叉腰,抬头挺胸;术者立于患儿前面,双手将锁骨骨折处向下压按,造成完全性骨折,助手一足踏于凳上,双手分别抓住患者的两上臂上段,用力将两肩胛带向后外方牵拉以矫正成角移位,然后敷以许氏金黄散,用纸夹板和锁骨顺势木夹板以横"8"字绷带固定法固定,三角巾悬吊。

复查:患儿右锁骨骨折对位良好。

四周后,患儿恢复如初,肩关节活动自如。

许勇按语

锁骨骨折一般预后良好,一定程度的畸形愈合对功能无明显影响,故复位固定时不宜盲目追求对位而反复整复,外固定不宜过紧,以免加重损伤血管、神经,固定后应保持挺胸肩部后伸位。

整复过程中,采用了"矫枉过正"手法,但"矫枉"的角度很难把握,只要听到清脆的响声即可,不必拘泥。

成人锁骨骨折,经手法整复后,必须有坚强的外固定,把成角畸形控制在 15°以内,一般都不会造成畸形愈合和功能障碍。

4. 肋骨骨折(fracture of rib)

肋骨骨折多见于中老年人,儿童的肋骨弹性大,不易骨折。成年后,肋骨的弹性逐渐降低,骨折的可能性增加,老年人骨质疏松,轻微暴力就可导致肋骨骨折。

◯ 骨折机理

直接暴力和间接暴力以及肌肉的牵拉均可导致肋骨骨折。

① 直接暴力：如棍棒打击或挤压、车辆等撞击等，使肋骨于受力处向内弯曲折断，尖锐端断刺破胸膜和肺极易导致气胸和血胸；重者可伤及内脏，造成内脏破裂等严重后果。

② 间接暴力：如塌方、重物挤压及车轮碾压等形成前后挤压的暴力，使肋骨过度向外弯曲，凸起而折断，可刺破皮肤，形成开放性骨折。

高龄老人、转移性骨肿瘤、甲状旁腺功能亢进、多发性骨髓瘤、骨结核等也会使肋骨遭受破坏，轻微的暴力，甚至咳嗽、喷嚏等轻微的肌肉牵拉都可造成骨折，称之为病理性骨折。

◯ **案例选介**

案❶ 翁某，男，64 岁。

初诊：1964 年 9 月 15 日。

因船碰船而跌仆，右胸胁撞于船边上。伤有三天，胸胁疼痛颇剧，胸闷咳嗽痰多，呼吸不畅，经摄片确诊为右第五、六、七、八肋骨骨折。

治拟活血止痛。参三七 3 g，研吞。1 帖。

二诊：9 月 16 日。

胸痛有增无减，咳嗽频数，痰多气逆，呼吸不畅，转侧时可闻及骨擦音。

损伤后气血阻滞，肺失清肃下降之令，治拟肃肺化痰。

大力子、杏仁、浙贝、苏子、白芥子、旋覆花（包煎）、郁金、元胡各 9 g，橘红、络各 4.5 g，通草、枳壳各 3 g。5 帖。

三诊：9 月 21 日。

进剂后咳嗽渐减，呼吸亦畅，胸痛仍存，转侧不利，胃纳不馨，脉细滑，苔白，原方继服 3 帖。

四诊：9 月 24 日。

咳痰显减，胸痛未除，气滞血瘀未化，治拟理气行血。

归尾、赤芍、木香、香附、元胡、苏梗、郁金、杏仁各 9 g，枳壳、砂仁各 3 g，青皮 6 g，陈皮 6 g。3 帖。

五诊：9 月 27 日。

胸痛显减，骨擦音已消失，原方增删共进 17 帖，于 10 月 14 日来诊，诸恙已痊而结束治疗。

许勇按语

胸胁内伤，凡累及肺脏，症见咳嗽痰多，胸闷气促者，不论伤气、伤血，治疗都应以化痰止咳为先。因咳嗽不止,伤处反复震动则旧瘀虽化,新瘀又生,损伤不易愈合,疼痛更难消除,甚者咳伤肺络,血溢于外,则为咳血咯血等。

本例患者,肋骨骨折,气血凝滞,又兼肺脏受累,先投参三七祛瘀止痛,服后疼痛有增无减,后改用疏气化痰汤加味。以苏子、白芥子、旋覆花、大力子肃肺化痰,杏仁、浙贝、橘红化痰止咳,枳壳、通草、橘络疏气通络,另加元胡、郁金行血活血止痛。进服五剂,咳嗽渐平。再投以理气活血之剂而收功。可见胸胁内伤,如有咳嗽气逆者,止咳化痰,为治疗之关键。

案 2 陈某,女,56 岁。

初诊:1979 年 2 月 28 日。

主诉及病史:受伤 5 天,右后肋部疼痛颇剧,妨于呼吸转侧,经内服七厘散及外贴伤膏,其痛日增,兼有咳呛气促,腑行不畅。

诊查:右胸第 7、8、9 肋处按之有骨擦声,苔薄腻,脉弦略紧。

治法:先拟化瘀顺气,和络息痛。

处方:当归尾 12 g、地鳖虫 9 g、丹参 10 g、制乳香 6 g、制没药 6 g、制香附 10 g、橘红络各 6 g、桃杏仁各 10 g、旋覆花 10 g(包煎)、白芥子 6 g、参三七粉 3 g(待煎好的药液冲服)。3 帖。

外敷许氏黑膏药,纸板衬垫用多头带扎缚。

二诊:3 月 3 日。

右后肋骨折断,经敷、服药后,瘀阻日化,呼吸略畅,伤处略呈高突,断骨作声尚存,咳呛掣痛,夜寐少安。再宗前意,少佐宁神之品。

处方:当归尾 12 g、地鳖虫 9 g、丹参 10 g、制乳香 6 g、桃杏仁各 12 g、橘叶络各 6 g、旋覆花 10 g(包煎)、柴胡 6 g、黄芩 10 g、延胡索 10 g、炙远志 10 g、茯神 12 g。3 帖。

三诊:3 月 6 日。

右后肋折断,作声已减,呼吸咳呛疼痛亦缓,夜寐仍然不宁。再予化瘀理气,和络宁神治之。

处方:当归尾 12 g、地鳖虫 9 g、丹参 12 g、乳香 6 g、桃杏仁各 12 g、旋覆花 12 g(包煎)、泽兰叶 10 g、柴胡 6 g、黄芩 10 g、天花粉 10 g、延胡索 10 g、酸枣仁 10 g、丝瓜络 10 g、枳壳 10 g。5 帖。

四诊:3 月 11 日。

右后肋骨折断,治来气瘀渐得顺化,骨骼初步连结,咳嗽已平,疼痛亦减,夜寐略安,转侧未利。再以活血理气,续骨宁神。

处方：当归 10 g、杜仲 10 g、续断 12 g、地鳖虫 9 g、延胡索 10 g、血竭 3 g、青陈皮各 6 g、远志 10 g、合欢皮 10 g、朱灯心 2 g、桑寄生 12 g。5 帖。

五诊：右后肋折断经治 4 次，骨骼基本接续，咳嗽转侧虽已不作声，仍有掣痛，夜寐未宁，纳谷不馨。再拟和血调气，宁神悦胃。

处方：当归 10 g、赤白芍各 10 g、丹参 10 g、续断 10 g、玄胡索 10 g、香附 10 g、半夏 6 g、佛手片 6 g、谷麦芽各 15 g、北秫米 12 g、茯神 12 g、朱灯心 3 g。5 帖。

六诊：肋骨折断接续未固，转侧俯仰已能，尚有掣痛，心悸少寐。再予和血生新，理气宁神调治。

处方：当归 10 g、赤白芍各 10 g、丹参 10 g、杜仲 12 g、桑寄生 12 g、延胡索 12 g、生熟枣仁各 10 g、淮小麦 12 g、炙甘草 3 g、大红枣 5 枚、玫瑰花 3 g、朱灯心 3 g。5 帖。

七诊：肋骨折断接续渐坚，疼痛已止，转侧较利，夜寐亦安，起坐微觉头晕。伤后体弱，再调气血以培其元。

处方：当归 10 g、白芍术各 10 g、党参 10 g、杜仲 12 g、续断 10 g、生地 12 g、茯苓 12 g、炙甘草 3 g、酸枣仁 10 g、淮小麦 12 g、砂仁 5 g（后下），8 帖后而告痊愈。

许勇按语

本例肋骨骨折系外来暴力而致气血俱伤，除出现疼痛气促之气滞血瘀症外，尚有脏腑的功能失调，兼见咳嗽、纳呆、心悸、夜寐不安等。其治虽以化痰理气、续骨息痛为主，但对调整脏腑功能以治其兼症，亦未可忽视。清代沈金鳌谓："明乎伤在外而病必及内，其治之之法，亦必于经络脏腑间求之。"外伤而见内证者，如能重视整体治疗，并以和养善其后，可达到迅速痊愈的目的。合并气胸、血胸或肺部感染者应中西医结合治疗，以防他变。

5. 胸腰椎骨折（thoracolumbar fracture）

胸腰椎骨折（T_{11}—L_2）处于后凸胸椎和前凸腰椎之间，也是运动范围较少的胸椎和运动范围较大腰椎的移行部，是应力较为集中的部位，胸腰椎骨折多发生于此。

◎ **骨折机理**

造成胸腰椎骨折的常见暴力有屈曲、压缩、屈曲旋转、屈曲分离、平移以及伸展分离等 6 种。根据损伤的机制，可分为 6 型：

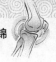

① 屈曲压缩型骨折；

② 爆裂性骨折；

③ 屈曲牵强型损伤；

④ 屈曲旋转型损伤；

⑤ 平移型损伤；

⑥ 分离过伸型损伤。

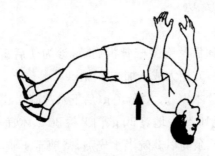

图 3-1　分离过伸型损伤机理示意图

◎ **案例选介**

案❶ 陈某，男，48 岁，教师。

1982 年 7 月 20 日上午 11 时来诊。

主诉上腰部疼痛 2 天。患者于 7 月 18 日乘车途经一路坑时，因速度较快，车厢猛然抖动，使臀部离座后再次坠落，上身前屈致腰部受伤。回家经卧床休息、腰背部外敷止痛膏药，症状未见缓解，翻身困难，大便 3 天未解，小便短少，车送本院就诊。

体格检查：患者表情焦虑，眼结膜充满血丝，舌红少津、苔黄，脉弦略数；胸腔检查未见异常，腹部略胀、质软、无压痛及反跳痛，肠鸣音存在；脊柱活动受限，翻身困难，坐位时上腰段疼痛难忍，腰背肌紧张，胸、腰段棘上韧带压痛，第十二胸椎、第一腰椎棘突叩击痛，双下肢感觉及肌力正常，直腿抬高试验（一），屈髋、屈膝"4"字试验（一），生理神经反射存在，病理神经反射未引出。

X 线检查：第十二胸椎椎体、第一腰椎椎体呈楔形压缩改变，两椎体均压缩为 1/3，胸、腰椎间隙无变窄，各棘突间隙无增宽。

诊断：胸、腰椎体屈曲型压缩性骨折（T_{12}、L_1，稳定型）。

治疗：

（1）许勇手法

伤者俯卧，胸前垫软枕，两手攀住床头。助手两人，分坐于床头及床尾，四足相抵,用腿将病人四肢撑起。并以手分别拉握着病人腋下及骨盆,对抗牵引。术者站床边,以手法松解腰背部紧张的肌肉,按脊柱生理弯曲揉捏脊椎,有利于解除腰背肌痉挛及腰椎骨折后脊柱小关节挫伤。

手法整复后,患者平卧木板床,予以胸腰部伤椎垫枕。根据患者高矮和压缩椎体的程度,用被单叠成高度8~12 cm的三角形枕(枕长40 cm,宽15~20 cm),外裹一层毛巾用针线大距离缝合而成;指导患者配合挺胸、5点支撑法及3点支撑法背伸练功。

(2)药物治疗

首诊,据伤者舌脉症及胸腰椎骨折病情,诊为伤后蓄瘀,腑气不通,热结于内。治以通下逐瘀,方用大成汤加减,1帖。

处方:红花6 g、苏木10 g、大黄10 g(后下)、芒硝6 g(冲服)、枳壳10 g、厚朴6 g、香附6 g、乌药10 g、生地黄30 g、白茅根30 g、木通6 g、甘草6 g。1剂。

除大黄与芒硝外,余药以2碗半水先煎,待煎至1碗半药液时,加入大黄同煎至1碗,去滓,纳入芒硝以微火溶化,温服。

患者经服上药后,当晚大便得下,即助以进食粥糜,生津养胃。腑气一经得通,腹胀随之大减,夜寐能安。翌日,开始以理伤定痛汤加减治疗。服药1周,腰痛减轻,翻身较灵活,大、小便正常。后期以接骨Ⅱ号方加减。腰背肌按摩及行正脊手法及床上练功、药物治疗6周,自觉腰背有力。指导伤者配穿腰围下地,严禁负重及弯腰。前后治疗8周,经临床检查及X线摄片,第十二胸椎、第一腰椎体骨折符合临床愈合。随访半年,腰部功能恢复正常。

许勇按语

对胸椎、腰椎屈曲型压缩骨折的治疗,必须要达到使压缩骨折的椎体接近正常的复位,以恢复脊柱的正常生理弯曲和使撕裂的韧带、肌肉得到修复这两个目的。我们认为:胸腰椎屈曲型压缩骨折因上、下身的应力集中在胸椎、腰椎,使脊柱呈纵向过屈受伤,由于椎管有脊神经通过,接诊时对此处的损伤要有全面的认识。对于稳定性的椎体骨折治疗上,早期用手法使脊柱伸展复位,以利经脉畅通。古人以攀索伸脊法治疗胸椎、腰椎受伤,因伤者受伤之力不同,难以维持一定的治疗时间,而采用俯卧体位牵伸整复法,则可避免椎体受压,有利于疗效提高。

伤者腰椎经用背伸理伤正脊法治疗,于伤椎后部垫枕练功,即是一种复位手段的延续。治疗期间能使脊柱保持过伸位,可通过增加前纵韧带及椎间盘前部纤维环的张力,在最大生理范围内使压缩的椎体逐渐张开复位。并使腰背肌收缩锻炼而促进血肿吸收,减少组织纤维化或粘连,改善局部血运,加速组织修复,从而防止骨质疏松、腰背肌废用性萎缩,以及后遗慢性腰背疼痛。

关于垫枕的高度,临床观察采用 15～20 cm 的垫枕,患者甚感不适,饮食困难,往往难以接受,而过低又不能达到脊柱过伸目的。我们认为 8～12 cm 的高度最合适。对于不稳定型骨折者垫枕要逐渐增高,并密切观察神经症状的变化。临床上常有病人因疼痛和体位不适而拒绝垫枕和练功,这时应向病人耐心地解释,并督促患者配合,以取得患者的合作。一般单纯压缩性骨折患者,伤后第 2 天即可进行腰背肌锻炼。

此外,在患者卧床期间正确的翻身方法:在家人帮助下,保持受伤的局部固定,不屈曲、不扭转,要用手扶着患者的肩部和髋部同步翻动,避免脊柱扭转。

临床观察大部分患者经过上述系统治疗 2～3 周后,疼痛基本消失。但疼痛消失并不是下地的指征,过早地起坐、下地势必导致椎体重新受压变形。一般来说,稳定性骨折的下地时间为 6～8 周,不稳定性骨折为 12 周,同时需佩戴腰围,以增强腰椎的稳定性。

关于中药和针灸的应用:胸椎、腰椎骨折损伤后,局部出血瘀积的形成,刺激腹壁交感神经,引起肠蠕动减弱,导致腹部胀、满、痛,大便秘结不通,不思饮食或尿潴留。中医辨证属血瘀气滞,经脉受阻,阳明失降,腑气不通者,用大成汤或复元活血汤加减,能收到行气活血、攻下逐瘀、和胃通便之功。当伤者二便通利,腹胀消减,则疼痛得到明显缓解,更有利于垫枕与练功的进行,促进损伤的修复。对于部分合并神经损伤的患者,临床可采取针刺梁丘、环跳、血海、足三里、解溪等穴的方法。分两组针刺,以患者能忍受为度,每天 2 次,10 天为 1 个疗程,可促进神经功能恢复。

观察结果表明:对于单纯胸椎、腰椎体压缩性骨折的患者,伤后早期的俯卧牵伸正脊、垫枕背伸练功以及平卧位时下肢的功能锻炼,同时配合中药、针刺治疗,对于缩短疗程,减少各类卧床并发症,加速肢体功能恢复有重要而积极的作用。

案2 刘某,男,38 岁,工人。

初诊:1969 年 1 月 4 日。

患者 1958 年不慎跌伤脊背,因疼痛不能行走,在南京某医院诊治,X 线摄片显示为"胸腰椎骨折"。以后能工作,仅阴雨天感酸痛,屈伸活动不利。伴低热,1962 年 3 月起,发热有时到 38 ℃左右,神疲乏力,胃纳减少。4 月份发现脊背高突,并日渐明显,即在某医院拍片确诊为"胸腰椎结核",而连续注射链霉素、口服异烟肼后发热即退。1964年8月,又感腰背酸痛不能伸直,低热,同时发现右腰背起一肿块,不热不红,逐渐增大,请某医院骨科会诊,确诊为"胸腰椎结核并发冷脓肿"。回乡后来我院治疗。有肺结核病史,1951年已钙化。1957年,因急性自发性气胸,行左肺切除术。

查体:体温37.3 ℃,脉率80次/分,血压114/80 mmHg。人体消瘦,面色萎黄,心肺无新病发现。局部:脊背明显后凸。第11、第12胸椎及第1、第2、第3腰椎均有明显压痛,运动受限。右腰背侧有一肿块,范围15 cm×15 cm×3 cm左右,皮色未变,已有明显波动。

实验室检查:血红蛋白10 g/L,红细胞$3.58×10^{12}$/L,白细胞$6.1×10^9$/L,中性粒细胞73%,淋巴细胞25%,嗜酸性粒细胞2%,红细胞沉降率24 mm/h。

摄片:第10胸椎椎体完全破坏,第9、第11胸椎椎体近第10胸椎边缘不整齐,第11至第12胸椎前缘见有骨桥相连。第12胸椎、第1腰椎椎体边缘不整,间隙变窄。

诊断:① 第9至第11胸椎及第12胸椎、第1腰椎椎体结核。② 腰椎肥大性变化。

右肾俞流痰大如覆碗,漫肿,色白边界不清,按之中软应指,但无触痛。神疲腰酸。既往有肺结核病史及腰部外伤史。苔薄腻,脉濡数。气血两亏,骨骼不充,虚痰凝结,蕴久化热为脓,阻于肾府。治拟益气养营、补肾壮骨,佐以托毒。

处方:生黄芪30 g、党参12 g、焦白术10 g、全当归15 g、赤芍10 g、熟地15 g、川断10 g、狗脊10 g、桑寄生10 g、皂角刺6 g。

二诊:1965年1月7日。

肾俞流痰在局麻下切开,流出脓液250 ml左右,质地稀薄夹有败絮状物质。苔薄,脉濡。再拟前法出入。

外用:红油膏加去腐生肌药线。

前方去皂角刺,加鹿角片12 g(先煎)、白芍10 g,以后一直服上方,至3月10日疮面收敛。后发现两腹股沟也起肿块,外敷流痰膏两个月而消散,体重增加30多斤,化验皆正常,出院后即上班。

许勇按语

本例脊柱结核有三处冷脓肿,腰背部一处,中医认为属"肾俞虚痰",要和流注(多发性肌肉深部脓肿)相鉴别:后者是阳证,初起至化脓只1个月左右,预后好。肾俞虚痰是气营两亏之体,肝肾精血衰微,属虚劳,预后较差,故《疡科心得集》中说"本症溃脓,不能收功"。现在看来,并没有那么危险。我们临床中治疗本症多例,切开引流,效果皆良好。不少未成熟冷脓肿外敷流痰膏可以消散吸收,而不必切开排脓,说明外科病内外同治都很重要。中医的外用药能使脓肿消散,值得进一步研究。

6. 股骨颈骨折(femoral neck fracture)

股骨颈骨折是股骨头下至股骨颈基底部的骨折,为临床常见损伤,多发生于老年人,患者平均年龄在 60 岁以上。

◎ **骨折机理**

股骨颈为松质骨与密质骨的交界处,颈细小而负重大,故应力易在此集中而发生骨折。老年人骨折多因肝肾不足,筋骨不坚,骨质疏松。青壮年骨折较为少见,多由强大暴力所致,如高处坠落、重物打击、车祸等。此外,青壮年偶可因长跑或长途跋涉而发生股骨颈骨折。

◎ **骨折分型**

股骨颈骨折的分类方法有三种,各有其临床意义,但较为常见的是按骨折部位进行分类。

① 按骨折部位分类:分为头下型、头颈型、经颈型和基底型。

② 按 X 线骨折线分类:分为外展型、内收型、不稳定型。

③ 按骨折移位程度分类:根据骨折的移位程度可分为Ⅰ、Ⅱ、Ⅲ、Ⅳ型。

◎ **案例选介**

案① 王某,男,46 岁。

初诊:1963 年 12 月 31 日。

主诉及病史:右股骨颈陈旧性骨折已 11 载,右髋关节疼痛经久不愈,步履艰难,膝关节僵硬。

诊查:右下肢明显缩短、外旋,腹股沟压痛、髋关节活动受限,股四头肌明显萎缩,需携拐步行,呈跛行并作痛,右膝关节伸屈不利。苔薄,脉虚软。

右髋关节摄片示:右股骨颈陈旧性骨折,右股骨头无菌性坏死。

辨证:肝肾不足,气血两亏,筋骨失养,风湿阻滞。

治法:温补肝肾、益气养血,佐拟疏风通络。

处方:鹿角胶 10 g(烊化)、肉苁蓉 10 g、川续断 10 g、补骨脂 10 g、丹参 10 g、生黄芪 20 g、白芍 10 g、熟地黄 15 g、茯苓 10 g、鸡血藤 12 g、陈皮 6 g、威灵仙 10 g、牛膝 10 g。外敷许氏黑膏药。

二诊：1964 年 2 月 6 日。

右髋关节疼痛已减轻,阴雨天酸痛增剧;右膝关节活动亦有好转。苔薄,脉细濡。正气渐复,风湿渐化,再拟前法加减。

处方：鹿角胶 10 g(烊化)、肉苁蓉 10 g、续断 10 g、补骨脂 10 g、丹参 15 g、生黄芪 30 g、党参 12 g、枸杞子 10 g、全当归 9 g、杭白芍 9 g、熟地黄 15 g、鸡血藤 12 g、五加皮 10 g、陈皮 6 g、独活 10 g。外治同前。

三诊：1964 年 3 月 20 日。

连投温补肝肾、益气养血、疏风通络之剂,已能下地行走,但尚感乏力。右髋疼痛明显缓解,髋、膝关节活动度有所增大,苔薄,脉细。风湿之邪去而未净,肝肾精血渐复。再拟温补肝肾、益气养血、疏风通络。原方继续服用。

四诊：1964 年 7 月 2 日。

服药半载,肝肾精血已复,筋骨得以滋养,风湿之邪已去,右髋疼痛基本消失,已能携杖行走,无疼痛之感。髋关节活动尚可,股四头肌略有萎缩,膝关节活动尚欠利。苔薄,脉细。续拟前意,以固疗效。原方去独活,汤药与健步壮骨膏交替服用。外治同前。

许勇按语

股骨头无菌性坏死主要与肝肾精气亏损有密切相关。中医学认为,肝主筋,肾主骨,《素问·刺要论》说："伤骨内动于肾,伤筋内动于肝",故肝肾不足,气血亏虚,不能濡养筋骨,关节而发生股骨头无菌性坏死。治疗本病,《疡医大全》认为"患在脾枢及气血窜到之处最难调治",血和则经脉流行,营复则筋骨劲强,关节清利。

整个方药起到温补而不滋腻、守中有行、长期服用而不伤脾胃之功效。同时服用健步壮骨膏,以取药力和缓而效永之功,配合外敷许氏黑膏药以促进局部血液循环。内外兼治,使患者气血调和、肝肾得以滋养、筋骨劲强、关节滑利,而疼痛消失。正如《仙授理伤续断秘方》所载："伤痛久不愈者风损也"故在温补肝肾、益气养血的同时加入威灵仙、独活、五加皮等疏风通络止痛药,以扶正祛邪,邪去而痛势即减。

7. 股骨干骨折(fracture of femoral shaft)

股骨干骨折是指股骨粗隆下 2～3 cm 至股骨髁上 2～3 cm 处的骨折。此骨折多见于青壮年及 10 岁以下的儿童。

◎ 骨折机理

骨折多因较大的直接暴力造成,如重物挤压、打击、车辆碰撞等,多造成横断型和粉碎性的骨折;亦可由间接暴力造成,如从高处坠落、机器绞伤等,多造成斜形、螺旋形或蝶形骨折儿童可发生青枝型骨折。

分类及移位特点:股骨干骨折多发生在中 1/3,但亦可发生在上 1/3 和下 1/3,除不完全或青枝型骨折外,其他均为不稳定型骨折。骨折移位因受肌群牵拉及伤肢自身重量等因素的影响而出现不同的移位。

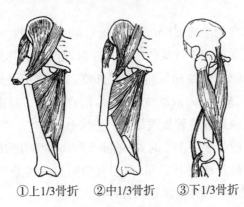

①上1/3骨折　　②中1/3骨折　　③下1/3骨折

图 3-2　股骨干骨折的类型

◎ 案例选介

案①　钱某,男,28 岁。

1984 年 6 月 13 日上午就诊。

主诉:左大腿撞伤,肿胀疼痛,活动受限 3 小时。

患者早晨骑自行车下坡时,因刹车不灵与护栏相撞受伤,左大腿剧痛,不能站立,伤后由交通警察送本院门诊,收住入院。

体格检查:神清,生命体征正常。头颅、胸腹未见异常,左下肢呈缩短、外旋畸形,大腿中段异常活动明显,压痛明显,足背动脉搏动正常,舌质淡红,舌苔薄白,脉弦。

摄片检查:左股骨干中段骨折线呈长斜型,折端缩短移位,向外成角。

诊断:左股骨干中段骨折。

治疗:患者入院后,患肢屈髋、屈膝 45°,小腿下垫以软枕,行左股骨髁上滑动牵引(第 1 周牵引重量 6～10 kg),配合夹板、压垫夹缚外固定,经复位后的骨折,折端即可恢复一定的骨传导音。根据骨传导音的大小,有助于对骨折的复位及愈合情况的了解。治疗后期牵引重量维持在 6 kg 左右。在牵引治疗期间,宜抬高床尾以利对抗牵引,注意牵引轴线、重量,并随时调整夹板和压垫的位置和松紧,指导患者行股四头肌及踝关节功能锻炼。药物治疗按骨伤三期辨证用药。该患者经住院治疗 10 周,X 线摄片所见"骨折端对位2/3,对线好,局部可见明显骨痂生长"。局部检查已无压痛及纵轴叩击痛,双下肢等长。开始指导患者扶拐下地行走,同时避免新伤。12 周后骨折临床愈合,行走正常。随访半年,患者恢复正常工作。

许勇按语

由于股骨受丰富的肌肉支配,骨折后远近断端可因肌肉收缩和外力的作用而发生移位。通常股骨干骨折位于上 1/3 时,近折端多受髂腰肌、臀中肌、臀小肌及外旋肌的收缩牵拉而发生外展、外旋;远折端因股后屈肌及内收肌的收缩作用而向后、向上、向内移位。这时,治疗上为了对应近折端的移位,应屈髋、外展,并在屈膝的位置做股骨髁上持续牵引。

当骨折发生在股骨干中 1/3 时,折端除有肌肉收缩导致的重叠移位外,多因内收肌的牵拉而使折端向外成角,牵引复位时也应置患肢于屈髋、屈膝的外展位牵引,并配合压垫、夹板矫正侧方移位。

股骨干中下 1/3 骨折时,骨折远折端因受膝后腓肠肌的牵拉,通常向后旋转移位。这时应在膝关节屈曲位牵引,以利放松膝后方的关节囊和腓肠肌。当牵引的部位、方向和重量正确,骨折即能自行对位,可不必进行手法复位。

持续滑动牵引是治疗下肢骨折的重要治疗方法。20 世纪 60 年代初期,全国开展中西医结合治疗骨折,较好地解决了下肢骨折复位、维持复位以及功能锻炼等问题。我国古代对骨折的整复和夹缚虽然积累了较丰富的经验,但对下肢骨折整复后的固定,因为未能完全克服下肢肌肉的强大收缩作用,故下肢骨折的缩短畸形愈合发生较多。应用持续的滑动牵引配合夹缚固定治疗下肢骨折,较好地解决了缩短移位和侧方移位难题。为了更有效地恢复下肢功能,避免卧床时间过长的不足,其治疗方法还应不断完善和提高。

案❷ 陈某,女,42 岁。

初诊:1989 年 11 月 9 日。

主诉及病史:1989 年 10 月 9 日因车祸而致右股骨干骨折,伴左足内外踝骨折,在当地医院做踝关节手术内固定加石膏托固定,右下肢做胫骨结节牵引,住院一个月,疼痛难忍,在下肢石膏临时固定下,来我院求治。

诊查:左踝关节石膏托固定,足趾轻度肿胀,右股骨石膏拆除后,右大腿中上三分之一处肿胀触痛明显,局部呈隆突畸形,并可触及骨擦音,骨传导音消失,功能活动丧失。

辨证:外伤导致多发性骨折,瘀血未化,气滞血阻。

治法:活血化瘀,接骨续筋。

处方:当归 12 g、赤芍 10 g、川芎 10 g、自然铜 20 g(先煎)、地鳖虫 10 g、骨碎补 12 g、续断 12 g、陈皮 6 g、五加皮 10 g、怀牛膝 10 g、秦艽 10 g、络石藤 12 g、鸡血藤 12 g,手法复位,塑形夹板加压力垫包扎固定,下肢改用皮肤牵引。

二诊:12 月 19 日。

上法内服外治一个月后,肿胀已消,疼痛明显减轻。

摄片复查:骨痂开始生长。

瘀血已化,气血未和。拟和营续骨,舒筋通络。

处方:全当归 12 g、赤芍 10 g、川芎 10 g、续断 10 g、骨碎补 10 g、自然铜 20 g(先煎)、五加皮 10 g、鸡血藤 10 g、陈皮 6 g、佛手片 10 g、怀牛膝 10 g,固定同前。

三诊:1990 年 1 月 26 日。

摄片复查:断端已初步连接。

解除固定物,检查见断端已平,患肢肌肉萎缩,膝关节伸展欠利。脉虚软,舌淡白。骨折后期,肝肾不足,气血两亏。再拟培补肝肾、益气养血以壮筋骨。

处方:潞党参 12 g、生黄芪 30 g、当归 12 g、白术芍各 10 g、川芎 10 g、生熟地黄各 12 g、杜仲 12 g、枸杞子 10 g、油松节 10 g、怀牛膝 10 g、秦艽 12 g、陈皮 6 g、木香 12 g。解除皮肤牵引,夹板固定同前。

以上方药随证加减服用两个月后,能下地行走,膝关节屈曲达 90°,摄片检查示断端已骨性愈合,遂解除固定,停药。

许勇按语

许氏骨伤对骨折的治疗有很高的造诣,除了正确复位、合理固定外,在 20 世纪 50 年代就提出了骨折三期分治的内治方法。早期以活血化瘀、消肿止痛为主;中期以和营通络、接骨续筋为主;后期则以培补肝肾、益气养血为主。其处方严谨,用药合理,且很有规律,有很强的重复性,成为临床治疗各类骨折的准绳。患者来我院治疗时受伤已一月,虽属骨折中期,但入院时患肢仍肿胀畸形,疼痛难忍,X 线摄片显示断端分离且成角畸形。根据陈士铎

《百病辨证录》中"血不活则瘀不去,瘀不去则骨不接"的理论,运用活血化瘀、接骨续筋的方法,一个月后,患肢肿胀已退,X线摄片检查示断端有骨痂生长,改用和营续骨、舒筋通络之法。治疗又月余,X线摄片显示断端已初步连接,但膝关节强直,患肢肌肉萎缩。故投以温补肝肾、益气养血之剂。

8. 髌骨骨折(patellar fracture)

髌骨骨折多见于30～50岁成年人,儿童较少见,髌骨骨折占全部骨折损伤的10%,大部分髌骨骨折由直接暴力和间接暴力联合所致。髌骨骨折造成的重要影响为伸膝装置连续性丧失及潜在的髌股关节失配。

◎ **骨折机理**

① 间接暴力:较为多见,如跳跃、踢球不慎滑倒,当膝关节处于半屈曲位时,髌骨下段被髌韧带固定,而上端受股四头肌强烈牵拉,髌骨与股骨滑车顶点密切接触成为支点,髌骨受类似杠杆支撬曲折力作用而骨折,此类骨折大多为横形。

② 直接暴力:直接暴力打击、碰撞等,亦可引起髌骨骨折,此类骨折多呈粉碎性或呈星形,因股四头肌扩张部保持完整,故骨折移位较少,对伸膝功能影响较小。

③ 混合暴力:当膝关节处于轻屈外翻位,髌骨被拉向外侧,故髌骨与外髁形成杠杆支点,此时髌骨两侧被拉紧固定,如遭受直接暴力撞击可导致髌骨纵型骨折或边缘性骨折。临床上,无移位的髌骨骨折约占20%,移位骨折约占80%。

◎ **案例选介**

案❶ 施某,男,39岁。

初诊:1989年7月19日。

患者清晨骑自行车外出有事,下坡时因车速太快而跌倒,左膝着地,当即肿胀、青紫、疼痛,膝关节功能受限,而由他人扶来就诊。

X线摄片:左髌骨骨折,分离移位。

治疗:以许勇祖传"箍圈"法"井"字绷带给予固定治疗,按骨折三期内服中药。首投许氏接骨Ⅰ号方,处方:生地15 g、赤芍10 g、丹皮10 g、西红花1 g、地鳖虫10 g、制乳香10 g、制没药10 g、猪苓10 g、泽泻10 g、车前子10 g(包煎)、甘草6 g。7帖,煎服。

二诊：1989 年 7 月 26 日。

肿减痛缓，诸症均减，效不更方，上药继服，7 帖，煎服。

三诊：1989 年 8 月 3 日。

肿痛大减，遵许家治伤之二期为治，投以许氏接骨Ⅱ号方 14 帖，和营生新，接骨续筋。处方：熟地 15 g、赤芍 10 g、丹皮 10 g、地鳖虫 6 g、制乳香 10 g、制没药 10 g、骨碎补 10 g、自然铜 30 g、猪苓 10 g、泽泻 10 g、车前子 10 g（包煎）、甘草 6 g。

四诊：1989 年 8 月 10 日。

X 线摄片复查：左髌骨对位良好，有连续性骨痂通过骨折线，继投理血气、补肝肾、强筋骨之接骨Ⅲ号方，数剂病瘥。

许勇按语

"箍圈"疗法治疗髌骨骨折是许氏骨伤祖传，其制作方法是以杨树枝根据病人髌骨的大小、形状，圈成圆圈状，以复位的双手将髌骨挤压靠拢，用杨树枝制作的圈套住髌骨，树枝的外缘以布条外裹，将树枝圈成形，将圆圈一分为四，用布条分别系于圈上，作为固定之用，然后将四条布带拉紧、固定，松紧得当，注意观察血运情况，复诊时，根据患者反映的情况，调整其松紧度，用此法治疗髌骨骨折 1 000 余例，均取得了良好的疗效。

9. 胫腓骨骨折（fracture of tibiofibular）

胫腓骨是常管状骨中最常发生骨折的部位，约占全身骨折的 13.7%，尤以 10 岁以下儿童多见，其中以胫腓骨双骨折为最多，胫骨骨折次之，单纯性腓骨骨折较少见。

◎ 骨折机理

① 直接暴力骨折：多为重力打击、挤压、撞击、砸伤、车轮碾轧引起，骨折线多呈横、短斜、蝶形或粉碎性，两骨折线都在同一水平。骨折局部软组织损伤较严重，如发生开放性骨折，为暴力直接由外向内穿破所致，其创口较大，多为挫裂伤，故污染较严重，易并发感染。

② 间接暴力骨折：多因从高处跌下，强力扭转或滑倒致伤，骨折线多呈斜形或螺旋形，且多为腓高胫低，胫骨骨折线多在中下 1/3 处，腓骨骨折线多在上，局部软组织损伤相对较轻，如发生开放性骨折，多为骨折断端移位由内向外，穿破皮肤所致，伤口较小而隐蔽，污染较轻，感染机会少。

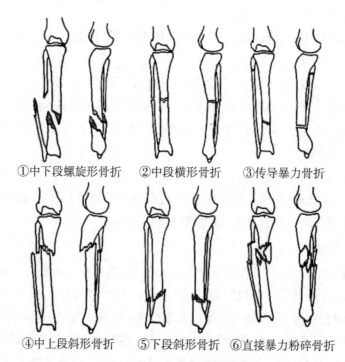

①中下段螺旋形骨折　②中段横形骨折　③传导暴力骨折

④中上段斜形骨折　⑤下段斜形骨折　⑥直接暴力粉碎骨折

图 3 - 3　胫腓骨骨折的类型

③ 移位特点及影响因素：暴力的方向，小腿肌肉收缩，小腿和足的重力是导致骨折移位并影响骨折类型的主要因素，多引起侧方重叠、成角、旋转移位。由于暴力因素及股四头肌、腘绳肌、小腿肌肉的牵拉，骨折远端多向后外侧移位，近端向前内侧移位，两骨折断端多向前内侧成角。

○ **案例选介**

案❶ 蔡某，女，13 岁。

初诊：1986 年 5 月 10 日。

主诉及病史：右胫骨下段成形术后不愈合三月余。患儿幼年患小儿麻痹，后遗留右足内翻、下垂畸形，于 1985 年 12 月 20 日入院行右胫骨下段截骨延长手术，术后采用骨固定架固定，四个月后 X 线摄片证明右胫骨下段截骨处有空隙，无连续性骨痂生长，两断骨骨质有硬化，诊断为右胫骨下段成形术后不愈合。

改用石膏固定加电刺激，治疗两月余，X 线摄片检查折骨仍未愈合，请中医治疗。

诊查：诊见右胫骨下段手术部位轻度肿胀，局部且有压痛。舌质淡红，苔薄白,脉沉细。

辨证:患儿先天不足,后天失养,加之手术损筋伤骨,伤及气血,导致肾虚血瘀之症。

治法:补肾活血,强筋续骨。

处方:黄芪15 g、当归10 g、丹参15 g、丹皮9 g、穿山甲15 g、骨碎补10 g、狗脊10 g、川续断9 g、枸杞子12 g、鹿角胶9 g(烊化,冲服)、自然铜30 g(先煎)、桑寄生15 g、甘草5 g。

二诊:药后精神、食纳均好转,局部肿胀及疼痛减轻。舌苔薄白,脉细。根据慢性病缓之调之和宗法宗方的治疗原则,故原方药连服四周,诸症已消,纳可,便调,X线摄片复查报告折骨断面愈合,自己拄拐杖走出医院。

许勇按语

补肾活血法治疗骨折,是习古参今、结合中医理论和多年的临床经验创立的一种行之有效的治则。经过多年临床实践,屡治屡效。中医学认为:人为有机整体,内外相关。肾主骨,肝主筋,肝肾精气能充养筋骨。肝肾精气的盛衰,关系到筋骨的生长和衰退。故损骨必伤筋,筋伤能损骨;伤筋动骨,必损及肝肾之精气。结合本案患者年仅十三岁,素体肾气未足,加之两岁患小儿麻痹,使肾气不能得后天之养,致肾气更虚,精气不足,而致术后断骨不愈合。治疗当从肝肾气血入手,故施用补肾活血、强筋续骨之大法,选用骨碎补、川续断、狗脊、枸杞子、鹿角胶补肾益精;当归、丹参、穿山甲、丹皮活血化瘀;自然铜散瘀止痛、接骨续筋;黄芪补气,配当归可大补气血。诸药合而用之,补肾养肝,益气活血,活血通脉,以达续筋接骨之目的,而收到满意疗效。

案 2 严某,女,15岁。

初诊:1992年4月21日。

主诉及病史:摔伤后左小腿肿痛,功能障碍3天来诊。

诊查:解除石膏托,见左小腿中下段显著肿胀,足旋后20°,有异常活动。

X线摄片显示:左胫骨中段,腓骨下段螺旋形骨折,远折端旋后。

诊断:左侧胫腓骨螺旋形骨折。

治疗:患者仰卧,膝关节屈曲130°~150°,两助手对抗牵引3~5分钟;术者立于伤侧,右手握持胫骨近端,左手握其远端,令近位助手固定膝关节,远位助手徐徐旋前至足中立位。取杉木板两块,0.5寸宽杉木片两块,1寸宽杉木片一块,以棉花、纱布按小腿形状塑形。先置内、外侧夹板,绷带缠绕超踝固定,置前、后夹板超踝包绕整个小腿,用一条胶布通过跟骨加固内外侧夹板,再用4条寸带固定。

术后 X 线摄片:旋转畸形转正,对位对线佳。治疗 30 天复查:骨折线模糊,临床治愈,解除固定物,外用熏洗药,进行功能锻炼。

第51天复查:断端骨痂丰富,症状消退,踝关节正常。

许勇按语

① 胫腓骨螺旋形骨折整复要点:术者双手分别握持胫骨上、下折端的同时,助手反移位方向旋转,手法必须稳、准、轻、柔。持续对抗牵引则为整复良好的前提条件。

② 螺旋形骨折极不稳定,按小腿外形生理曲线临时塑制的小腿夹板,加之绷带平均加压,着力稳妥,超踝关节固定,保持伤足中立位置等均能增加骨折稳定性,几年来收诊此型骨折者百余例,均获较好疗效。

③ 对于小腿横断、重叠、粉碎等型骨折,应酌情选用适当手法,只要术前设计合理,人力组织得当,均可免于手术。

④ 小腿骨折整复固定后,护理极为重要,保持屈膝、小腿外展中立位、小腿后方垫以软枕,都是必要的方法。按骨折移位方向,悬空或垫高足跟(警惕压创)。

⑤ 骨折局部软组织过度损伤,局部压力增高,易致胫前肌综合征等严重并发症,因而我们主张手法轻柔,骨折早期避免频繁整复,固定松紧适当,即时调整固定物,非但能减少并发症发生,也利于断端稳定。

10. 踝部骨折(fracture and dislocation of ankle)

踝关节负重量大,损伤机会多,踝部骨折脱位是常见的关节内骨折,多发生于青壮年,多为间接暴力所致,如高处坠跌、下楼梯、下斜坡及走崎岖不平的道路等,引起踝关节的损伤。

○ **骨折机理**

根据损伤的外力作用方向及受伤的体位不同,可分为以下几种类型:

① 内翻型损伤:患者从高处坠跌,足外侧着地,或行走时足底内侧踏于地面凸出部,引起足踝部猛烈的内翻,外侧副韧带撕裂,外踝骨折,暴力继续作用,距骨撞击内踝,导致内踝斜形骨折,距骨体内移。

② 外翻型损伤:患者从高处坠跌,足内侧着地,迫使足内侧强力外翻,促使内侧副韧带撕裂,产生内踝撕脱性骨折。

③ 外旋型损伤:患者从高处跳下或在平地急转躯干,致机体出现不协调

运动,造成足部强力外旋或小腿强力内旋,致腓骨下段斜形或螺旋形骨折,内踝撕脱性骨折,距骨向后,向外脱位。

④ 垂直压缩型损伤:患者从高处坠跌,足底着地,暴力向上传导,可形成胫骨下段"Y"形或"T"形骨折,粉碎性骨折,或合并外踝,内踝,后踝骨折。

○ 案例选介

案① 许某,女,38 岁。

初诊:1993 年 11 月 8 日。

主诉:右踝肿痛,不能站立 1 天。患者于昨天上午不慎从数级楼梯上踏空滑落,右足内翻受伤。经当地医院检查及 X 线摄片检查,诊断为"右踝部骨折",行石膏托外固定治疗。因夜间肿痛明显转本院治疗。

检查:查体合作,重要器官检查未见异常,舌淡红、苔薄,脉弦细。右手掌及右膝部可见表浅皮损,关节活动正常。右踝部解除石膏托后见局部肿胀明显,并见广泛瘀斑,内、外踝及关节间隙压痛,踝关节不能跖屈、背伸活动,各足趾血运、感觉正常。

X 线检查:右内、外踝部骨折并踝关节半脱位,其中内踝骨折线经胫骨下关节面斜向内上方,折端分离约 0.3 cm,外踝中部呈横断形骨折;远折端分离,向内移位,距骨头向内侧移位约 0.5 cm,提示踝关节半脱位。

诊断:右内、外踝骨折并踝关节半脱位(内翻型)。

治疗:

① 手法复位:伤者仰卧位,右髋、膝关节屈曲。一助手把持膝部做对抗牵引。术者双手端抱右跟跖部,在踝关节跖屈下,先以柔韧之力顺势牵引片刻(通常 3~5 分钟),这时可配合拇指沿骨折线的上、下方推拨软组织,使嵌插在骨折端或夹在断端的软组织分离,然后行骨折移位的反方向摆动复位。

② 固定方法:原有的内、外踝骨折及踝关节半脱位经整复后,于患处外敷许氏金黄散,放置固定垫,用绷带轻轻缠绕固定。最后以夹板超关节外固定,患肢用软枕垫高,避免足部下垂,行髋、膝屈伸功能锻炼。

③ 药物治疗:伤后第 1 周用许氏接骨Ⅰ号方加减以通络止痛,活血消肿。

处方:银花 10 g、生地 15 g、泽兰 10 g、川牛膝 10 g、赤芍 10 g、三七 3 g、当归 6 g、桃仁 6 g、牡丹皮 6 g、红花 6 g、甘草 6 g。7 剂。

服药后右踝肿痛渐消,胃纳、二便正常。按骨折中期辨证用药,以接骨Ⅱ号方加减治疗 2 周,局部疼痛大减,肿胀消退,X 线摄片显示右足踝部骨折端呈解剖复位,未见骨痂生长。随之按骨折后期用药,以接骨Ⅲ号方增减调治以调和血脉,强壮筋骨。前后治疗 12 周,骨折呈临床愈合,解除固定,以下肢熏洗方局部熏洗及功能锻炼。随访半年行走及上下楼梯步态正常。

许勇按语

足踝部不同的受伤姿势,可以发生不同类型的骨折。接诊时除了仔细阅读照片,还须结合临床体征和病史,才能作出准确的诊断,避免盲目的整复和错误的固定。

踝关节属屈戌关节,关节面比髋、膝关节面小,但负重要求高。踝部发生骨折,即使是单踝骨折,其距骨的稳定性也必然受到不同程度的影响而发生错位。因此,在整复骨折时,不但要求胫骨下关节面与距骨滑车的鞍形关节面一致,而且要求内、外踝恢复其生理斜度,以适合距骨后上窄、前下宽的形状。部分伤者骨折整复位置虽然满意,但不一定就恢复了踝关节的正常解剖生理关系,若使内、外踝斜度适合距骨的体形,常需通过距骨自身的滑动结构来完成。因此,治疗踝部骨折,既要正确地整复对位,又要稳妥地固定,还必须保持关节在一定范围内的活动,循"动静结合""筋骨并重"的原则,才能收到良好的效果。

此外,对于部分外踝骨折经治疗仍未能达到复位要求时,踝穴会变宽,距骨不稳定,可能会发生创伤性关节炎;而内踝骨折看似移位不大,当骨折线较宽常提示骨膜等软组织夹在其中,极易导致不愈合。还需注意,某些后踝骨折,骨块超过关节面 1/3,难以手法复位者,宜选择内固定术为优。

11. 跟骨骨折(fracture of calcaneus)

跟骨骨折是最常见的跗骨骨折,多见于青壮年,暴力主要有垂直压缩力、翻转剪切力和跟腱牵拉等形式,所形成的跟骨骨折类型复杂,后期往往影响跟距关节功能。

◎ **骨折机理**

① 垂直压缩力:患者自高处坠落或跌下,跟骨垂直位着地时,使跟骨承受垂直压缩力作用,而发生压缩或纵行劈裂骨折。

② 翻转剪切力:患者从高处坠落时,足跟部呈外翻力着地,由于上下方向力的偏向作用,产生一种过跟骨体的剪切力,使跟骨高度丧失,宽度增加,结节上移,后关节面紊乱。如跟骨内翻位着地,可造成载距突骨折,严重可导致跟骨上部和后关节面骨折。

③ 跟腱牵拉力:足踝部在跖屈位时,腓肠肌处于紧张状态,此时受到暴力

的突然打击,使足踝背伸,导致腓肠肌强烈收缩,跟骨结节受跟腱牵拉,而产生横行撕脱骨折,又称"鸟嘴"骨折。

◎ **案例选介**

案❶ 刘某,男,48岁,建筑工人。

初诊:1984年6月9日。

患者两天前从工地高处坠跌,右足不能行走,足后跟肿胀压痛。

检查:足跟部肿胀畸形,横径增宽,有瘀斑出现,压痛明显。踝关节亦有肿胀,活动受限。

X线摄片显示:右跟骨体部骨折。

治疗:

① 手法:患者仰卧,医者一手握住足部,手心对准患者足底用力上屈。一手拇、食二指捏住患者跟骨底部用力拔伸,持续5分钟左右。然后用两手掌小鱼际部位按压跟骨两侧,如手力不足,再用自制的跟骨夹加压,将凹凸不平的畸形向当中按平。外敷许氏金黄散,前侧辅以石膏托,使踝关节略微跖屈,超踝夹板三块分别置于胫腓骨的两侧和小腿后侧,足跟两侧衬以棉垫或纸垫,以防压伤内外踝。

② 药物:内服药分三期疗法,初期活血化瘀,通络止痛,方用许氏接骨Ⅰ号方。

处方:生地15 g、赤芍10 g、丹皮10 g、当归15 g、藏红花1 g、桃仁10 g、忍冬藤15 g、地鳖虫6 g、猪苓10 g、泽泻10 g、车前子10 g(包煎)、甘草3 g。一周后肿痛大减,口干、胃纳差,舌红、苔黄腻,脉数。前方去当归、赤芍,加焦楂曲各10 g、焦谷麦芽各10 g,继服一周。跟骨无压痛,用许氏接骨Ⅱ号方,加制乳香10 g、制没药10 g,病情均好转,食纳增,舌红、苔白,脉细。再投许氏接骨Ⅲ号方,药中加骨碎补、自然铜,服七帖后复查。骨折已愈合,跟骨外侧无隆起,去除外固定,改用许氏下肢熏洗方,药用独活、牛膝、当归、红花、苏木、艾叶等,数日后告痊愈。

许勇按语

跟骨骨折在复位时必须注意用手掌和跟骨夹纠正跟骨的畸形,将跟骨结节关节角(Bohler角)保持在15°以上,以减少足跟后遗疼痛、创伤性关节炎等症的发生,严重的粉碎性骨折,影响关节面,可考虑用撬拨法或手术治疗。

12. 跖骨骨折(fracture of metatarsus)

跖骨骨折多因直接暴力造成,如挤压、垂物砸击等。亦可由扭转、牵拉等间接暴力所致。临床上以第2、3、4跖骨骨折较为多见。长途跋涉或行军可引起疲劳性骨折。

◎ 骨折机理

跖骨骨折按部位可分为基底部、骨干部、颈部骨折。按骨折线的形态可分为横断、斜形或粉碎性骨折。按骨折的原因和部位可分为直接暴力引起的骨折,以跖骨干骨折多见;间接暴力引起的骨折以第5跖骨基底部为多;疲劳性骨折以第2、3跖骨骨折为多。

◎ 案例选介

案❶ 韩某,男,45岁。

初诊:1983年12月6日。

五天前,患者下楼梯不慎扭伤左足,而后肿痛难忍,活动受限,自行使用云南白药喷雾剂等外用药,效果不佳,在外院诊为左足第5跖骨基底部骨折,予石膏固定,患者疼痛无缓解,为求进一步诊治,至我院。

检查:左足外踝,左足第5跖骨基底部压痛,左足背肿胀、青紫,活动受限。

辅助检查:DR(患者自带外院DR片)结果显示左足第5跖骨基底部骨折。

诊断:左足第5跖骨基底部骨折。

许勇手法

采用许氏正骨手法的"稳准轻快""两轻一重"的特定诊疗手法,对患者进行按压、推拨、旋转、牵拉,将左足第5跖骨手法复位后,敷以许氏金黄散,再以抱骨纸板进行固定,按骨折三期进行诊疗,效如桴鼓,五周后,基本能正常行走。

许勇按语

该病例经外院诊断为左足第5跖骨基底部骨折,诊断明确,采用常规石膏固定治疗方法,但因未对骨折处精准复位,导致效果不佳。经许氏正骨的有效复位,配合祖传的外用、内服中药,再用抱骨纸板固定,骨折线贴近,快速获效,预后良好。

13. 肱骨外科颈骨折(fracture of surgical neck of humerus)

肱骨外科颈骨折可发生于任何年龄,但以中老年人较多,尤其有骨质疏松者,骨折发生率明显增高。

○ **骨折机理**

间接暴力、直接暴力均可导致肱骨外科颈骨折,根据损伤机理和移位的情况,临床常分为五种类型。

① 裂隙骨折;

② 嵌插骨折;

③ 外展型骨折;

④ 内收型骨折;

⑤ 肱骨外科颈骨折合并肩关节脱位。

○ **案例选介**

案❶ 杜某,男,74 岁。

主诉及病史:1974 年 9 月 11 日割草时不慎摔倒,右肩着地,当时肿痛,肩关节不能活动。

诊查:右肩及上臂肿胀,有瘀斑块;右肩外形平坦,呈方肩,肩峰下空虚,肱骨上端压痛明显,有异常活动,能触到骨擦音。

X 线摄片显示:右肱骨外科颈骨折,合并右肩关节脱位。

诊断:右肱骨外科颈骨折,合并肩关节脱位。

治法:许氏手法整复。患者仰卧,一助手牵拉下作对抗牵引,一助手牵患肢,外展高举,当筋牵拉开后,术者用两拇指触及脱出的肱骨头,从前内下向外上推,当即感觉肱骨头滑动复位,继而采用许勇传统正骨手法的"提按手法"使骨折复位,保持骨折对位,将上臂放于身旁,外敷许氏金黄散,用四块夹板超肩固定,肩肘带旋前屈肘 90°悬吊前臂,内服活血消肿止痛之接骨Ⅰ号方。

术后 X 线透视:脱位及骨折均复位良好。

5 日后复诊,局部肿痛大减,调整夹板,透视复位良好,内服许氏接骨Ⅰ号方 10 剂,后改服许氏接骨Ⅱ号方 2 周。

4 周后复诊,肩部肿胀全消,无压痛,骨折已临床愈合,解除固定物,开始功能锻炼。

3 个月后复诊,功能全部恢复正常。

许勇按语

肱骨外科颈骨折合并肩关节脱位是一种疑难病症,许氏正骨手法对治此病有独到的地方,病人痛苦小,疗程短,效果好。

案2 戚某,女,11岁,学生。

初诊:1985年4月3日上午。

右肩部伤后肿痛,活动障碍1小时。患者今天上体育课,从高低杠上跌落,即觉右肩部疼痛,患肢不能举动,当时无昏迷、呕吐,由学校老师扶送步行到本院就诊。

检查:痛苦面容,查体合作,头颅、胸腹、脊柱、骨盆未见异常,右臂缩短且其上段可见环状肿胀、瘀斑,肱骨上端畸形、异常活动,上臂活动功能丧失。肘关节及手部检查未见骨折脱位征,指端血运及感觉正常。

X线检查:右肱骨近侧干骺端骨折,远折端向外成角,向上缩短移位,肩关节未见脱位征。

诊断:右肱骨近侧干骺端骨折(内收型)。

治疗:

许勇手法

① 患者平卧位,臂丛麻醉后,右肩外展70°,屈肘90°,前臂旋后位。

② 一助手固定胸腋部,另一助手紧握右肘及腕部顺势(上臂外展70°)做相应的对抗牵引(牵引力的大小听从术者的要求);术者用拇指紧按肱骨大结节部,以固定肱骨头,另一手握着肱骨的远折端,使肱骨外髁和肱骨大结节成一直线,在牵导下以远对近进行复位。

固定方法:

维持骨折整复的位置,用橡胶布行前臂及臂部的皮肤牵引(屈肘45°,肩外展70°),牵引时间4周。

牵引期间注意观察牵引轴线,定期X线摄片复查骨折对位情况,必要时配合手法再次整复,整复要求达到功能复位即可。

药物治疗:

伤后按骨科三期辨证用药治疗。早期以许氏接骨I号方配泽泻、泽兰、陈皮、三七以祛瘀消肿止痛;2周后肿痛消减用许氏接骨III号方加白芍、五爪龙、牛大力以强壮筋骨,益气健脾治之。服药3周,X线摄片复查骨折端对位对线好。经治疗6周,右肱骨近侧干骺端骨折临床愈合。随访2年右肩关节功能正常,肱骨头发育正常,骨折端已按解剖形态完全修复。

许勇按语

整复有移位的肱骨干骺端骨折或外科颈骨折,由于骨折后的肢体移动会使肱二头肌腱的长头卡压在骨折端的中间,给闭合复位造成一定的障碍。故遇到此类情形时,宜在整复时先做上臂轻柔的顺势牵引,并使上臂做外旋伸肘以解除其肌腱的卡压,然后使两折端在肱骨大结节和肱骨外髁的轴线下对位,并用皮肤牵引维持牵引于上臂外展位,以防上臂内收所致的骨折端再度移位。

14. 肱骨干骨折(fracture of humeral shaft)

肱骨干骨折是指肱骨外科颈以下 1～2 cm 至肱骨髁上 2 cm 之间的骨折,临床较为常见,大多见于青壮年。

○ 骨折机理

肱骨干中上段骨折大多由直接暴力所造成,如直接打击、机械挤压、火器伤等。因此常发生开放性骨折,其骨折大多为横形或粉碎性。传导暴力所致的骨折见于跌倒受伤,扭转暴力,骨折多为投掷受伤及掰手腕时用力过猛而致。此类骨折的典型部位常为中、下 1/3 交界处,骨折线多呈斜形或螺旋形。当骨折与遭受挤压力和弯曲力复合作用时,常在斜形骨折的基础上发生蝶形骨折。由于肌肉的牵拉,往往出现较为严重的移位。

○ 案例选介

案❶ 王某,男,30 岁。

初诊:1985 年 6 月 12 日。

数小时前与同事掰手腕比赛臂力,用力过猛左上臂突然感到疼痛,随即手臂不能动弹伴有畸形。

摸诊:局部有明显骨擦音,X 线摄片示左肱骨中下段螺旋骨折。

诊断:左肱骨中下 1/3 骨折。

治疗:

① 徒手整复,纠正畸形。X 线摄片复查,示复位良好。

② 外敷许氏金黄散,以后每三日换药一次。

③ 内服活血消肿止痛之剂。

处方:当归、赤芍、桃仁、泽兰、茜草各 9 g,生姜 3 片,川芎 10 g,西红花 1 g,乳香没药各 10 g,生地 12 g。四周后瘀肿全消,疼痛亦除,继续敷药固定,治拟调补气血以达长骨壮筋。

处方：党参、白术、茯苓、当归、白芍、秦艽、五加皮各 10 g，甘草 6 g，川芎 10 g，西红花 1 g，熟地 15 g。7 月 30 日复查，见骨折端已有部分骨痂生长，对位对线良好，功能基本恢复。

案② 胡某，男，26 岁，工人。

初诊：1963 年 3 月 11 日下午 4 时。

主诉右上臂剧痛，异常活动 2 小时。患者于今天下午修理天窗时，不慎从 4 米高处跌落，右手掌着地致伤。当时无昏迷及无胸腹不适，只感到右臂部剧痛，不能抬举活动，当日下午步行到本院就诊。

检查：查体合作，未发现重要脏器损伤体征，舌淡红、苔薄，脉弦。右上臂中段肿胀、畸形，并见皮下瘀斑，肱骨中下段骨擦感且伴有环状压痛，右上肢抬举功能丧失，腕关节背伸乏力，右手虎口区感觉减退，拇背伸肌力减弱，余各指端血运、感觉正常。

X 线检查：右侧肱骨中下段呈螺旋形骨折，骨折远端向外成角及缩短移位。

诊断：① 右肱骨干中段骨折（螺旋形）；② 右桡神经损伤（上臂中段）。

治疗：

许勇手法

患者取坐位，垂臂屈肘，在助手维持牵引下，术者一手拇指按捺向外移位的骨折近端外侧，另一手拇指按捺向内移位的骨折远端内侧，两手同时用力，使两骨折端靠拢归原。纠正移位后，术者捏住骨折部，助手徐徐放缓牵引，使断端互相接触。对于部分复位不佳者，术者以两手掌合抱断端骨折处，助手于牵引下，辅以轻微摇摆骨折远端，可进一步矫正残余侧方移位。若感到断端摩擦音逐渐减小，骨折处平直，表示已基本复位。

固定方法：

维持对位牵引下，外敷许氏金黄散，根据需要放置压垫。若侧方移位及内、外侧成角未能全部复位，可利用固定垫三点加压逐渐矫正，但要压垫厚度适中，防止皮肤压迫性坏死，而且注意肱骨桡神经沟处不可放置压垫，以防桡神经受压而损伤。本例骨折侧方移位不多，内、外成角不大，仅采用二点直接加压法，于远、近侧骨折端各放一个压垫用夹板超肩、肘关节固定捆妥。固定后肘关节取屈曲 90°，前臂中立位悬吊于胸前。

药物治疗：

骨折初期脉络损伤，瘀滞肿痛，治宜活血祛瘀，消肿止痛。内服许氏接骨

Ⅰ号方配威灵仙、地龙以通经络,助桡神经损伤修复;局部外敷金黄散。中期肿消痛减,治宜和营生新,接骨续损,内服骨许氏接骨Ⅱ号方加骨碎补、鸡血藤。后期筋骨连接尚未坚实,治宜益气血,补肝肾,壮筋骨,内服许氏接骨Ⅲ号方。

经上方案治疗3周,右腕及拇背伸肌力渐复,虎口区感觉已无麻木。前后共治疗12周,骨折端已无疼痛及异常活动。X线摄片复查可见右肱骨折端对位对线好,折端可见骨痂生长,符合骨折临床愈合。解除夹板外固定,以上肢熏洗方煎汤局部熏洗,配合肩、肘部全面功能锻炼。随访半年,右上臂、肩、肘部及腕、手部功能恢复。

许勇按语

有关肱骨干骨折的治疗,早在春秋时期之《左传》已有"三折肱,知为良医"之记述,我国历代伤科医生对此处骨折皆极为重视。由于骨折后多因肌肉的收缩作用及肢体重力的影响,常致骨折端移位。发生在肱骨干中下1/3骨折者可合并桡神经的损伤,此缘于桡神经从肱三头肌间隙穿出后紧贴肱骨的中下1/3交界处,骨折可因移位、受压及牵拉而伤及桡神经。故此,在整复骨折前应仔细检查有否腕下垂及拇伸指功能障碍。施行正骨手法时可不用麻醉药,手法宜轻柔不必用暴力。整复时助手顺肱骨大结节和肱骨外髁的连线牵引,术者双手行折端横向推挤即可触及骨擦感,这时大体可以复位。但不要忽视对桡神经支配区的观察。通常整复固定后,经X线摄片复查骨折若达到功能复位,即使有轻度成角(向前20°、向外30°)造成骨折略缩短,其临床愈合后亦不影响上肢功能。

为了检查骨折整复固定后折端有否软组织嵌夹或折端分离,除了X线摄片检查之外,还可通过骨传导音来判断折端的接触和生长情况。

我们认为:肱骨干骨折发生在中下1/3时,除容易合并桡神经损伤外,尚可见骨折端迟缓愈合或不愈合,这与整复后,固定时未能完全解决好上肢的旋转扭力及分离力量有关。若忽略肱骨干的生理特点,急于求成,过早地嘱患者行肩外展或云手锻炼,其结果是骨折的远端因前臂的重力旋转而发生剪力和扭力,影响折端的骨痂生长。因此,伤臂的肩部外展,在早期除非有外展架的承托,否则,务必要达到骨折临床愈合后才能进行外展平举活动或上肢的摆动。这种骨折的固定时间,通常较其他部位骨折要长一些。同时夹板的固定也宜采用超肩、肘关节,这样有利抵消断端扭转、分离等不良因素。一经固定后,臂部当与躯干平行且自然下垂,用三角巾将前臂悬吊胸前10周以上。

早期功能锻炼宜做手、腕部的伸屈活动,肩部宜做肌肉静力收缩运动(用健肢托患肢做耸肩同步肌肉收缩活动)。

此外,影响骨折愈合的另一因素是肱骨中下 1/3 骨折时,导致经此处的肱骨滋养动脉供血途径中断,使远折段血供减少而影响骨折愈合。根据临床辨证特点应用益气血、补肝肾的中药治疗,令身体气血调和,有利加速骨折的愈合。

15. 肱骨髁上骨折(supracondylar fracture of humerus)

肱骨髁上骨折是临床常见的骨折,以 5～10 岁的儿童多见。

◯ 骨折机理

肱骨髁上骨折多为间接暴力所致,患者跌倒受伤,躯干重力与地面反作用力交集于髁上部而导致骨折,残余外力及肌肉的牵拉力使骨折发生前后、侧方及重叠移位。由于跌倒时手掌撑地而固定,身体重心落于患臂,躯干和上臂之间相对旋转,加之前臂肌肉牵拉等因素作用,可使骨折断端产生旋转移位。

根据肱骨髁上骨折机制及移位的特点,骨折可分为伸直型和屈曲型两大类,亦可根据 X 线摄片显示分为尺偏型、桡偏型骨折。

◯ 案例选介

案① 翁某,女,8 岁。

初诊:1965 年 6 月 3 日。跌仆右手掌着地,当即右肘部剧痛,不能活动,继而瘀肿顿起,功能丧失。

摸诊:肱骨下端向后上移位,活动时有明显骨擦音。

X 线摄片显示:右肱骨髁上骨折,远端向后外方移位,其中有碎骨片嵌入。

诊断:右肱骨髁上伸直型骨折。

治疗:

① 以许氏正骨"三点"挤压手法,纠正重叠和侧方移位,手法复位后,外敷许氏金黄膏,小夹板固定。

② X 线摄片复查,示对位良好。

③ 内服破血消瘀退肿之剂。嘱进行以握拳为主的功能锻炼。

处方:当归、赤芍、生地、泽兰、桃仁、川断各 10 g,西红花 1 g、茜草、川芎各 9 g。

二诊:6 月 13 日瘀肿已退,但未尽,手指不能自如伸屈,并有麻木感。继予外敷许氏金黄散。内服以补气活血舒筋为主。处方：桃仁、归尾、赤芍各10 g，川芎6 g、西红花1 g、地龙9 g、生黄芪30 g。

三诊：6月18日。

麻木已有减轻，手指屈伸稍灵活，掌背尚有浮肿，原方续服三剂。

四诊：7月5日。

患手已能摸着同侧肩峰，肘关节屈伸时略感筋强不活，继续换药。内服以祛风活络为主。

处方：羌活、秦艽各10 g，海风藤、五加皮、木瓜、川断各10 g，生黄芪15 g，防风6 g、细辛1 g、桂枝3 g。

一月后复查，功能恢复正常。

案❷ 刘某，男，6岁。

初诊：1962年3月22日。

主诉及病史：坠跌后右臂肱骨下端髁上肿胀、压痛、畸形。

诊查：筋脉血管俱伤，瘀血凝聚，漫肿疼痛，不能动弹，关节畸形。

治法：先以许氏"三点"挤压，按捺正复，敷缚化瘀。

处方：荆芥9 g、防风9 g、焦山栀9 g、生地12 g、地鳖虫6 g、苏木9 g、泽兰叶9 g、赤芍9 g、留行子10 g、煅自然铜15 g（先煎）、炙乳香6 g、桃仁10 g、甘草3 g。

二诊：3月24日。

右臂肘肱骨下端髁上骨折粉碎移位，正复后瘀血略化，肿痛四散，不能动弹，疼痛略减。再以化瘀消肿，续骨息痛。

处方：防风6 g、地鳖虫6 g、独活6 g、生地12 g、赤芍10 g、泽兰叶10 g、片姜黄3 g、留行子10 g、煅自然铜15 g（先煎）、骨碎补10 g、乳香没药各6 g、丹皮6 g、桃仁10 g、甘草3 g。

三诊：3月27日。

右臂肱骨髁上骨折粉碎移位，正复后瘀血渐化，肿痛亦减，指节有酸麻感。再拟活血舒筋续骨。

处方：防风6 g、地鳖虫6 g、忍冬藤12 g、赤芍10 g、生地15 g、泽兰叶10 g、片姜黄3 g、留行子10 g、自然铜15 g（先煎）、骨碎补10 g、乳香6 g、桃仁10 g、甘草3 g。

四诊：4月5日。

右臂肱骨髁上骨折粉碎，渐趋凝结，肿痛见减，骨骼畸形亦已平复，手指酸麻已痊。再予活血舒筋壮骨。

处方:防风 6 g、地鳖虫 6 g、丹参 10 g、独活 6 g、川断 10 g、狗脊 12 g、泽兰叶 10 g、片姜黄 3 g、炙甲片 3 g(煅)、自然铜 15 g(先煎)、伸筋草 12 g、桃仁 10 g、甘草 6 g。

五诊:4 月 12 日。

骨折已基本接续,疼痛已微,功能亦增,改服散剂。

许勇按语

对小儿肱骨髁上骨折之治疗,首在整复畸形,并予恰当的外敷固定。辨证施以内服药物,亦能加速瘀肿的迅速消退和骨折的愈合。本例除用一般化瘀退肿、接骨续筋之药外,于骨折之初期,尚配伍清热凉血之丹皮、山栀、生地、忍冬藤,以防血瘀化热之虞。

盖严重骨折,常可出现发热、恶寒、纳呆、脉浮数等全身征象,乃由离经之血壅滞脉络,而为营卫失和。对此,许氏擅用荆芥、防风等以和营疏表、散结止痛;经临床观察,在活血化瘀方中配用上药,对疏通表里气血,加速血运,宣散瘀热壅肿,有较显著的疗效。

16. 尺桡骨双骨折(double fracture of shaft of ulna and radius)

尺桡骨双骨折是临床常见的损伤,以儿童和青壮年多见。

◎ **骨折机理**

① 直接暴力所致者,大多为撞击伤、压轧伤及棍棒打击等形式。骨折线多呈横行,粉碎性或多段骨折,如果两骨折线在同一水平面上,多合并较为严重的软组织损伤,亦可发生开放性骨折。

② 传导暴力所致者,多为跌倒受伤,如跌倒时手掌撑地,暴力沿桡骨纵轴向上传导,致桡骨中上段骨折,残余暴力,通过骨间膜牵拉等造成尺骨骨折。两骨折线常不在同一水平,尺骨骨折线低于桡骨骨折线,桡骨骨折多呈横断锯齿状,尺骨骨折常为斜形。儿童发生的青枝型骨折,临床也屡见不鲜。

③ 旋转暴力所致者,常见于机器绞伤,暴力致尺桡骨互相扭转而导致骨折,骨折线多为螺旋形或短斜形、蝶形或多段骨折,骨折线不在同一水平,多数尺骨线在上,桡骨线在下。

根据暴力的不同而产生的移位也不相同,如尺骨上 1/3 骨折合并上尺桡关节脱位,称为孟氏骨折;如桡骨下 1/3 骨折合并下尺桡关节脱位称之为盖氏骨折。

◎ **案例选介**

案❶ 王某某，男，12岁。

初诊：1986年7月9日。

昨从约一米高墙头跌下，左手撑地，当即左前臂上部疼痛剧烈，向掌侧弯曲畸形，局部瘀肿。

检查：在尺桡骨上段骨折处明显触及，尺桡骨向掌背高突移位，左桡骨小头突出。

诊断：左尺桡骨中上段双骨折，合并左桡骨小头脱臼。

X线透视报告：左尺桡骨中上段双骨折，明显向掌侧凸出成角，桡骨小头脱位。

治疗：

◎ **许勇手法**

① 徒手整复，两助手对抗牵引，术者以拇、食指将尺桡骨分开，令助手旋转，将患者掌心向上；

② 置放分骨垫，小夹板夹缚固定；

③ 手心向上屈肘90°，悬吊胸前；

④ X线透视复查：左尺桡双骨折，桡骨小头脱位整复后位置良好；

⑤ 内服破瘀消肿止痛之剂。

处方：归尾、赤芍、泽兰、茜草、桃仁、申姜、川断各6 g，川芎、红花各3 g，生地12 g。二剂。

二诊：7月11日

瘀肿始退、外形平整，手握拳如常。

① 外敷许氏金黄散消肿药膏。

② 内服原方三剂。

三诊至五诊：7月13日—7月23日先后用桃花散换药三次。瘀肿全消，疼痛亦除，外形平整。

X线透视复查：左桡尺骨中断骨折，对位对线良好，见有骨痂生长。

案❷ 沈某，男，24岁。

1965年3月10日晚上9时初诊。

主诉：左前臂中断剧痛、畸形2小时。患者晚餐饮酒过多，骑自行车回家路上被路障绊倒落地，自觉左前臂剧痛，活动障碍，由村卫生站行三角巾患臂胸前悬吊后，送本院急诊。患者既往有口服磺胺类药物过敏史。

检查:痛苦面容,对答清晰,头颅、躯干未见异常。左前臂呈旋前缩短畸形,局部肿胀明显,可触及骨擦感及异常活动,前臂旋转功能障碍,各手指活动受限,感觉未见异常。舌淡红、苔薄黄,脉弦。

X线检查:左前臂正、侧位照片见左尺桡骨中段横形骨折,折端呈旋转缩短向前成角移位;上、下尺桡关节未见脱位征。

诊断:左尺桡骨干双骨折。

治疗:

① 许勇手法:Ⅰ. 患者坐位。Ⅱ. 臂丛麻醉。Ⅲ. 牵导推挤。麻醉起效后,患肢肩外展 60°~80°,肘屈 90°。一助手握持肘臂部。术者双手分别把持腕部(下尺桡骨茎突处)对抗牵引,行掌、背侧推挤,解决旋转及成角移位,其时术者右手拇指可在两骨间端背侧用力顶按(有利分骨,纠正残余移位),使尺桡骨中段骨折整复,复位后折端有一定的对顶感觉。

② 固定方法:骨折整复后维持中立位,患臂缠敷许氏金黄散,不必放置分骨垫,可根据需要放置压垫预防成角畸形,用杉皮小夹板 4 块作前臂固定。先捆扎中间缚带,然后捆扎两端缚带,要求捆绑小夹板时松紧适宜。行 X 线摄片复查复位情况,如符合要求,维持屈肘 90°,前臂中立位外加旋中托板固定,以限制前臂旋转活动,悬挂胸前。左前臂尺桡骨双骨干中段骨折经整复后,用小夹板固定,掌背侧夹板较宽、较长,有利控制骨折端向掌、背侧呈角及旋前移位。旋中托板是利用一板前端固定一直径约 3 cm 小圆柱,板后端用活页链接两护翼,并于板上分别钻小孔以利缚带捆扎。胸前三角巾或吊带屈肘位悬吊。固定后应避免患肢下垂,注意手的温度、颜色和感觉。若肿胀严重,皮肤温度低下,颜色发紫,感觉麻木,剧痛难忍,则应检查缚带,并适当放松,必要时去除外固定。

③ 功能锻炼:麻醉消退后,即可以做耸肩,运肩,伸、屈手指活动。骨折未愈合不可做云手旋腕等动作。

④ 药物治疗:伤后 1 周按早期用药,以接骨Ⅰ号方加三七、泽泻、木通以利水消肿;中期用接骨Ⅱ号方加丹参、透骨消以和营通脉;后期用接骨Ⅲ号方加五爪龙、宽筋藤等益气养血,滋补肝肾之品。解除小夹板后还可以配合外洗方筋汤局部熏洗以舒筋活络。

患者经治疗 8 周,X 线摄片及临床检查提示骨折对位对线满意,骨折端可见骨痂形成。仅用掌、背侧小夹板外固定,以接骨Ⅲ号方加减调治 2 周,骨折符合临床愈合标准,经后期功能锻炼,3 个月后患肢恢复功能。

许勇按语

接诊前臂骨折时不必急于施行整复手法,面对患者及 X 线摄片须先将骨折的类型细加分析,是单纯稳定的,还是复杂不稳定的都要明了于心。由于尺桡骨是由上、下尺桡关节等软组织连结成一个功能整体,只要发生一骨的骨折移位就势必波及上、下关节或另一骨。所以 X 线摄片一定要包括尺桡骨的上、下关节,才有利于做出正确的判断。

对于适合用手法复位的前臂单骨或双骨骨折,整复时要注意桡骨干骨折的旋转位置,特别是旋前圆肌止点邻近的骨折。如桡骨上 1/3 骨折后,其近折端多因肱二头肌、旋后肌的收缩而明显旋后,若采用伸肘位牵引会使肱二头肌、旋后肌紧张而加大其近折端的旋后和向前成角移位;且骨折远段因受旋前圆肌及旋前方肌的牵拉而旋前,势必加重两折端的畸形。这时若将患肢屈肘 90°,将远折段放在相应的旋后位再行复位则有利整复。又如尺桡骨中、下段骨折由于骨折线位旋前圆肌止点以下时,因肱二头肌、旋后肌的旋后作用被旋前圆肌的旋前力量相抵消,骨折近端处于中立位;而骨折远端会因旋前方肌的收缩而向前旋转移位,整复时宜将远折端置中立位牵引整复。

助手需注意:牵引患肢远端不宜紧握其掌指,因拇指及其余手指的指深屈肌腱均起于尺桡骨中上段。用力牵拉手指会使远折端移位而造成复位的困难,正确的方法是紧握其下桡尺关节及腕部。

有关手法整复前臂双骨骨折的先后次序问题,若尺桡骨同在上段的骨折,因尺骨就在皮下,较易触摸,先予以整复。将尺骨复位后,骨间膜等软组织也会返回正常位置,使桡骨的整复可以顺利进行。整复时应是"先易后难",即先整复容易复位的,有一定稳定因素的,后整复不稳定的斜形骨折。整复时还要做到"适可而止",如果能达到功能复位就须知足,若为追求解剖复位,反复挤捏局部就会加重损伤,而使治疗适得其反。

前臂双骨骨折的整复标准是:桡骨的旋转畸形不能大于 30°;尺骨的旋转畸形不得大于 10°;尺桡骨的成角畸形不能大于 10°;桡骨的旋转畸形应予以恢复,低于此标准则会造成明显的功能障碍。若是达不到以上标准者,则应行内固定术。

除上述外,要重视儿童前臂青枝骨折的复位固定:如认为轻度的成角畸形,骨折愈合后不致影响功能,因此放弃整复,或固定时间过短,这会使一侧尚未断裂的骨膜生长过快而会造成愈合过程中原来的成角继续加大,最后影响前臂的旋转功能,对于此类骨折应该使成角畸形完全纠正,可用压垫作三点式固定(注意缚带松紧度),并保证一定的夹板固定时间。

对于前臂双骨折的功能锻炼,治疗期间以耸肩、弯腰运肩及手指握伸锻炼,不宜过早做云手等旋臂动作,以利折端在相对稳定的固定下愈合。

17. 桡骨远端骨折(distal fracture of radius)

桡骨远端骨折是指桡骨下段 3 cm 范围内的骨折,临床上极为常见,多见于老年人及青壮年人。

◎ **骨折机理**

直接暴力和间接暴力均可造成骨折,临床分为伸直和屈曲两种类型。

① 伸直型骨折:又称柯莱斯(Colles)骨折,临床多见。跌倒时患肢关节主背伸位,手掌部着地,躯干的重力和骨折的远端向桡侧和地面向上的反作用交接于桡骨下段而发生骨折背倒移位,腕及手部形成典型的"餐叉状"畸形。

② 屈曲型骨折:又称史密斯(Smith)骨折,临床少见,跌倒时腕关节呈弯曲位,手背着地,使暴力作用于桡骨远端而造成骨折,屈曲骨折,手腕部形成"锅铲状"畸形。

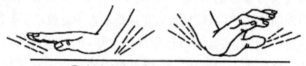

①跌倒时手掌着地常造成伸直型骨折

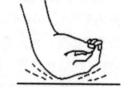

②跌倒时手背着地常造成屈曲型骨折

图 3 - 4　桡骨远端骨折的常见受伤姿势

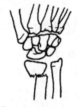 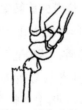 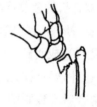

①伸直型与屈曲型　　②骨折远端向背侧　　③骨折远端向掌侧
骨折均向桡侧移位　　移位(伸直型)　　　移位(屈曲型)

图 3 - 5　桡骨远端骨折的类型

○ **案例选介**

案❶ 张某,男,16 岁。

初诊:1987 年 11 月 21 日。

主诉及病史:骑自行车摔倒时腕部触地,肿痛不能活动,经某医院拍片及治疗仍未奏效,于伤后 3 天来诊。

诊查:自带 X 线摄片显示:左桡骨下段横断骨折,骨折段端重叠移位约 1 cm,远折断向背侧移位,下桡尺关节间隙增宽,并纵向移位。

诊断:左桡骨下 1/3 骨折并下桡尺关节脱位。

治疗:

许勇手法

患者平卧,伤肢外展,屈肘前臂中立位,助手握患肢肘部,术者一手握患手部,拔伸 3～5 分钟,另手拇指和其他四指分别按压远、近折段,矫正桡骨掌背侧移位,并于骨折上下端尺桡骨间隙中行掌背侧夹挤分骨,使骨折断端复位;在拔伸下,再用力扣握桡尺骨下端使脱位关节紧密复位;检查下桡尺关节不松弛,即该关节脱位已矫正。

患肢以前臂蘑菇头夹板固定,背侧用超腕板,掌侧置分骨垫,尺侧板不超腕,桡侧板上下端置平垫,固定腕手于微掌屈及尺倾位。完成固定后,X 线摄片显示:骨折对位对线良好,下桡尺关节已复位。内治按骨折三期分治用药。

治疗 4 周,症状消失,拍片复查显示:骨痂中等量。解除固定物,外用熏洗药,进行功能锻炼。

6 周后复查,功能已完全恢复正常。

许勇按语

桡骨下 1/3 骨折合并下桡尺关节脱位,系少见之骨折,为直接外力或间接传达暴力所致。按作用力方向不同,可分成不同类型,治疗当具体分析受伤机制,辨证施治,不可拘泥于常规的整复方法。

许氏治疗骨折的特点是:先矫正骨折重叠移位,继矫正侧方移位,最后矫正下桡尺关节脱位。骨折重叠及侧方移位矫正后,桡腕关节面恢复正常角度为矫正下桡尺关节脱位之关键。

案❷ 陆某,女,61 岁。

初诊:1986 年 7 月 8 日。

主诉:右腕部肿胀畸形 1 小时,既往有高血压病史。

检查:血压 140/90 mmHg。表情痛苦,对答清楚,右桡骨远端呈餐叉状及枪刺状畸形,腕部肿痛,食指、中指感觉麻木,各手指屈伸障碍;右桡骨下端可触及骨擦感,舌淡红、苔薄,脉弦细。

X 线检查:有桡骨下端呈粉碎型骨折,远折端向桡侧及背侧移位,折端嵌插缩短,骨折线波及腕关节面,下桡、尺关节分离,可见尺骨茎突骨折。

诊断:① 右桡骨下端粉碎型骨折(伸直型)。② 右下桡、尺关节脱位。③ 右尺骨茎突骨折。

治疗:

许勇手法

(1) 取坐位,屈肘 90°,前臂中立位。

(2) 正骨手法:① 拔伸牵引:患者正做,将伤肢前臂置于中立位,助手握其上段。医者一手握持伤肢近折段,掌心向上,拇指及其余四指紧握两旁;另一手握着患手的远端,对抗持续牵引,使嵌插缩短拉开,解除餐叉畸形。牵引要求稳而有力,在维持牵引下先纠正远折端的背侧移位。② 端挤捏正:触摸骨折端复位情况。在牵引下分别进行适当的旋转扳动,可解除折端的旋后嵌插,结合端挤捏正手法纠正侧方移位,并推挤下桡、尺关节复位,随之屈腕向下以恢复掌倾角。用拇指触摸检查桡骨远端的背侧及桡侧骨折端表面是否平正,下桡、尺关节是否达到复位要求。在骨折复位满意的基础上,由助手维持牵引,患处敷许氏金黄散,用许氏特制的蘑菇头夹板固定。

夹缚固定后复查,各指端血运正常,食指、中指麻痹解除,各手指活动无牵拉痛。复查 X 线摄片:右桡骨下端伸直型粉碎性骨折经整复后对位对线好;下桡、尺关节已回复正常位置,掌倾角、尺倾角均已纠正,尺骨茎突骨折块呈解剖复位。

患臂以三角巾悬吊胸前,避免患肢下垂,嘱患者做肩、肘及手部活动。

药物治疗:

首诊:虑其年过花甲,气血渐虚,筋骨新伤,气血瘀滞。此虚中挟实之候,治当活血祛瘀,通脉止痛,忌用峻猛之剂。处方:当归 10 g、泽兰 15 g、桃仁 6 g、红花 6 g、广郁金 6 g、桂枝 6 g、丹参 12 g、三七末 2 g(冲)、自然铜 10 g(先煎)。3 剂。

7 月 11 日二诊:心中烦闷,夜寐不安,手指略肿胀,活动无痛感,指端血运正常,舌脉同前。患处夹缚稳妥,折端位正,肿痛未消,瘀斑弥散,现于手背,肤温略高。此瘀血未清兼有化热之势。守上方加赤芍 15 g,以清散阴火,通行血中之滞。2剂。

7月14日三诊：服药后瘀热减退，右腕掌部肿痛已减，夜能安寝。予以调整夹缚松紧，更换跌打敷料，敦促其肢体活动。此时瘀肿虽消而未尽，断骨尚未连接，取许氏接骨Ⅱ号方，和营通脉，接骨续损。4剂。

7月19日四诊：神情乐观，胃纳佳，患肢瘀血渐散，肿痛明显消退，舌淡红、苔薄，脉细缓。复查X线摄片显示，折端无移位，下桡、尺关节位置正常。维持腕部伸直、尺倾位夹板外固定，督促耸肩运臂，肘部屈伸，手部握拳、伸指等功能锻炼，守上方增减。6剂。

8月3日六诊：右桡骨下端粉碎型骨折经整复固定近1个月，折端无异常活动，下桡、尺关节位置满意，环状压痛及纵向叩击痛明显减轻。复查X线摄片显示，骨折对位好，骨折线模糊。提示骨折已趋愈合，唯长而未坚，宜按骨伤科晚期用药，取接骨Ⅲ号方增减以补益肝肾，强筋壮骨。4剂。

8月10日七诊：药后神旺纳佳，夜尿减少，脉象平和，右手握力增强，骨折固定处夹缚略松动。予以更换跌打敷料，调整夹缚松紧，续进接骨Ⅲ号方。6剂。

8月18日八诊：治疗6周，复查X线摄片显示，折端对位好，可见骨痂，下桡、尺关节无脱位征，掌、尺倾角均存在。检查右桡骨下端外形满意，局部无明显压痛及叩击痛，掌指握力好，提示伤骨接续，达到临床骨折愈合标准。唯腕掌部经络牵擎，活动受限，乃去压垫及桡尺侧夹板，保留掌背侧夹板固定，以防新伤。继以许氏接骨Ⅲ号方去当归加鸡血藤、宽筋藤各30 g。4剂。

8月22日九诊：骨折临床愈合，去除固定。配合腕、掌部锻炼，并予舒筋汤外洗剂局部熏洗以善其后。每天1剂，外洗2次，5剂。

右桡骨下端粉碎性骨折经手法整复、小夹板外固定治疗7周，骨折愈合。尺、桡关节位置正常，右腕功能恢复，能胜任日常工作。随访半年，患肢情况良好。

许勇按语

（1）诊查要点

桡骨下端伸直型粉碎性骨折多发生于老年人，骨折常波及桡腕关节、桡尺关节。当骨折移位明显时，常伴有尺骨茎突撕脱或尺骨下端骨折、三角纤维软骨盘破裂或远侧桡尺关节分离。检查时还应排除正中神经、桡神经感觉支的损伤。

（2）正骨手法要点

① 牵引力要足：因患者的体质不同以及损伤的程度和牵引力的大小不一，所以难有一定的牵引时间标准。术者只有将骨折嵌插重新牵开，才能进行下一步手法。若过早使用旋转扳动或掌屈尺偏手法，尤其对于骨质疏松较明显的老年人来说，必然会造成骨折断端掌侧缘嵌插或被挤压而凹陷，给下一步手法造成难以解脱的骨性阻力或骨折端的不稳定。许氏强调：桡骨下端的形状不是圆的，此处骨折发生嵌插缩短时，不能图省力而用旋转扳动的手法来松解嵌插移位，须牵引解除嵌插后，才可进行其他手法。

② 用力协调柔韧：手法复位时，用力要均匀，动作协调。因老年人骨质疏松明显，如强拉硬拽不但会造成软组织损伤或骨折端粉碎骨片的移位扭转，且会因骨折断端互相强力挤迫致骨皮质破碎缺损，从而导致骨折延期愈合或畸形愈合。

③ 粉碎性骨折的处理：对于粉碎性骨折，因粉碎程度及骨折移位情况较为复杂，要求解剖复位难度很大，因此不能过于强求解剖复位。应根据骨折移位情况辨证施术。复位时，在牵引下采用双手鱼际合抱手法，使粉碎的骨折片向中心合拢。力争达到桡腕关节面的平顺及生理角度恢复，以及下桡、尺关节间距的正常。能基本上达到上述①点或②点，其愈合也满意，就不必强求高标准而反复施加手法，否则反而无益。

④ 骨折断端背侧有骨碎片的粉碎性骨折，不宜施用快速牵抖复位法。否则易使粉碎骨片分离、移位、竖立或滑入桡腕关节间隙。骨折断端掌侧骨折片有竖立者，手法掌屈时要十分小心，防止刺破皮肤，造成开放性骨折或刺伤桡动脉。

⑤ 术后 X 线摄片：检查尺、桡骨茎突的间距和桡腕关节两个生理倾斜角度，如有不足，适度手法纠正，并应合理选择压垫和夹缚的固定位置，力求避免骨折移位所致的腕关节活动功能障碍及创伤性关节炎。术后检查桡动脉搏动和各手指活动情况，及时发现在整复固定时有否伤及神经血管。

（3）夹板固定要点

伸直型桡骨下端粉碎性骨折，临床常用掌屈、尺偏位固定以防远折端向背、桡侧移位，并希冀最大限度地恢复桡腕关节的掌、尺倾角。但从骨折后期观察到相当一部分伤者经此处理后，多存在下桡、尺关节脱位及腕背伸困难的情况。许氏对于桡骨下端严重粉碎性骨折已波及腕关节的整复后固定，多采用腕中立、尺偏位的超腕关节夹板固定。这样可避免因掌屈、尺偏时，腕部旋前所形成尺骨头向背侧移位。对于维持良好的下桡、尺关节对位及手部的功能位有重要的作用。

固定后 3 天内应密切注意桡动脉搏动和各手指活动及血运情况,应避免上肢下垂。固定时间视年龄及骨折程度而定,常见到桡骨远端骨折固定达 8～12 周而造成关节僵硬的情况,这是不必要的。这个部位为松质骨,血运丰富,愈合较快,通常固定的时间 6 周即可,高龄患者可适当延长。

（4）功能活动要点

桡骨下端骨折治疗的同时,须注意患肢的功能活动。当手法整复之后,在不影响骨折固定的原则下,就要开始锻炼活动。

锻炼的方法以自行运动为主。动作分部位,循序渐进,以动时无大痛,可以忍受为妥。首先活动的是手指,伤后初期即开始握拳伸指动作,有利肢体肿痛减退;适当地加练肩、肘。后期练腕关节等。

主要的功能活动次序如下:① 手指握伸。② 肩关节:前屈、背伸、外展、高举、内旋、外旋。③ 肘关节:屈曲、伸展。④ 腕关节:掌屈、背伸、内收、外展（4 周后）。⑤ 1 周内避免腕臂旋转活动,3 周后视尺桡关节愈合情况而定。

（5）注意事项

首诊后,医生应将下列事项向患者及家属说明:① 说明小夹板固定的要求及调整方法,缚带的松紧标准。固定期间应避免患肢下垂。② 观察血运,出现严重的肿胀、疼痛、手指麻木、皮肤青紫时,应马上到医院复查。③ 按医师指定时间来医院复诊,定期 X 线摄片复查。

18. 腕掌骨骨折（fracture of metacarpal bones）

掌骨骨折是常见的手部骨折之一,多见于成人,儿童少见,男性多于女性。

○ 骨折机理

直接暴力和间接暴力均可造成掌骨骨折。临床上第 1 掌骨与第 2～5 掌骨骨折的机理和移位的特点有显著差异,同一掌骨因骨折部位不同,其机理和移位特点亦有较大的区别。

临床上可分为腕骨骨折,第 1 掌骨基底部骨折,掌骨颈骨折,掌骨干骨折。

○ 案例选介

案❶　李某,男,28 岁,工人。

初诊:1965 年 8 月 14 日。

主诉:右手第一掌骨背侧肿痛 2 天。患者因溜旱冰滑跌,右拇指背伸着地受伤,经外院检查及 X 线摄片检查,诊断为"右手第一掌骨基底部骨折",予以正骨后,将拇指包扎固定于虎口合并位。因肿痛未消,遂到本院就诊。

检查:右手背桡侧肿胀明显,可见瘀斑,拇指端纵向叩击痛,第一掌骨基底部压痛明显,拇指外展及背伸活动障碍,拇对掌功能丧失。

诊断:右手第一掌骨基底部骨折。

治疗:

许勇手法

选择合适的外展夹板、小型压垫、胶布及绷带。将患肢用温水清洁一遍,拭干。术者用右手拇、示两指握住患者拇指末节,行顺势缓缓牵引;右手拇指按压第一掌骨基底部(背侧)向前下方用力,右手牵引同时令掌骨头背伸外展,使之复位。于第一掌骨基底部放置棉纱压垫并用橡胶布固定,安放外展夹板,使拇指外展背伸固定,经治疗 5 周,复查 X 线摄片,骨折临床愈合。

许勇按语

第一掌骨基底部骨折属于不稳定的骨折,远折段常受拇内收肌、大鱼际肌、拇长屈肌的牵拉而发生内收移位,如不注意矫正,愈合后,拇外展功能将受到限制。整复骨折后切忌利用手掌作固定物,将拇指与虎口处并拢一起包扎。

经整复后,通过外展夹板的正确固定,患处常在 3 天后消肿,这时要注意用 X 线摄片复查,了解骨折对位情况。由于在外展夹板位于第一掌骨基底部放置有压垫,要注意避免压疮的发生。

对于第一掌骨基底部骨折合并脱位的患者,在固定拇指于外展位时,尚需配合指端的牵引,以防拇长展肌和拇长、短屈肌及拇内收肌的牵拉而再次脱位。

当骨折移位畸形 2～3 周以上,手法整复和外固定都将会有一定的困难,可以采用内固定术。

案❷ 倪某,男,44 岁。

初诊:1991 年 7 月 28 日。

主诉及病史:5 个月前从 6 米高处跌下,致右腕舟状骨腰部骨折。经石膏固定及多方治疗,腕部肿胀疼痛依然,活动受限,握物无力。

X 线摄片显示:骨折处未连接。

诊查:右腕部鼻咽窝处肿胀压痛,腕关节伸屈旋转等活动受限。舌淡苔薄白,脉濡数。

辨证:骨折后期,肝肾亏损,气血不足,筋骨失养。

治法:温补脾肾,益气养血。

处方:党参9g、黄芪9g、当归9g、白术9g、白芍9g、川芎5g、熟地黄9g、续断9g、枸杞子9g、补骨脂5g、鸡血藤9g、松节9g、陈皮5g、杜仲9g。

外治:外敷许氏黑膏药2张,并用纸夹板包扎固定腕关节于功能位。

二诊:8月8日。右腕外伤迄今已六个月,服药后疼痛已经减轻,但腕部肿胀退而未尽,断端压痛依旧,腕关节活动受限。舌苔薄白,脉弦细。此乃宿瘀内结,兼感风冷。拟益气养血、坚骨壮筋,佐以疏风。

处方:党参9g、黄芪9g、当归9g、白术9g、白芍9g、川芎5g、续断9g、枸杞子9g、补骨脂5g、鸡血藤9g、松节9g、独活5g、秦艽5g、伸筋草9g、陈皮5g、桑枝15g。外治:外敷许氏黑膏药2张,原法包扎固定。

三诊:10月17日。上药连投63剂,右腕关节肿胀已消失,握物也渐见有力,惟腕背肌肉有轻微隐痛。此时风冷虽解,气血渐复,但骨折断端续而未坚。舌苔薄腻,脉弦细。再拟益气养血,坚骨壮筋。

处方:党参9g、黄芪9g、当归9g、白术9g、白芍9g、川芎5g、续断9g、补骨脂5g、枸杞子9g、杜仲9g、陈皮5g、熟地黄9g、木香5g、松节9g、桑枝15g。健步虎潜丸1瓶。外敷许氏黑膏药2张,拆除夹板,适当地行腕、指间关节伸屈功能锻炼。

四诊:1992年1月9日。上方药连投34剂后,右腕疼痛已平,肿胀消失,腕、指关节的握力和功能也在渐渐恢复中。经腕关节正斜位X线摄片显示:骨折线已模糊,对位理想。再拟益气养血、滋补肝肾。

处方:党参9g、黄芪9g、当归9g、白术9g、白芍9g、生地黄9g、熟地黄9g、川芎5g、补骨脂5g、枸杞子9g、川续断9g、松节9g、陈皮5g、木香5g、鸡血藤9g、伸筋草9g、桑枝15g、鹿角片9g(先煎)。健步虎潜丸1瓶。外敷许氏黑药膏2张。

五诊:1992年1月30日。服药21剂后,右腕关节已能举重用力,其腕关节的功能已回复正常。今再投益气养血、坚骨壮筋之品,并嘱其继续加强功能锻炼,以巩固之。

处方:党参9g、黄芪9g、当归9g、白术9g、白芍9g、生地黄9g、熟地黄9g、川芎5g、续断9g、枸杞子9g、肉苁蓉9g、补骨脂5g、松节9g、伸筋草9g、陈皮5g、桑枝15g、木香5g。外敷许氏黑药膏2张。

34 天后，在 X 线摄片检查，骨折线已模糊，对位理想。患腕握物有力，关节功能渐复，故再投温补脾肾、益气养血之剂，以巩固之。

许勇按语

西医学认为，骨折的修复与血运有关。舟状骨的血液供应来自附着于舟状骨结节与腰部韧带的尺桡动脉分支。所以，舟状骨腰部骨折，由于血液供应可能部分或大部分断绝，使折骨愈合缓慢，甚至近侧骨片发生无菌性坏死。正如《疡医大全》所说："气血罕到之处，最难调治。"先生认为，舟状骨折骨不连接，是因缺血所致。所以折骨的愈合快慢同肝肾气血的盛衰有关。《灵枢经》曰："血和则筋脉流行，营复阴阳，筋骨劲强，关节清利。"由此可见，受损伤筋骨的修复，主要依赖脾肾精气的滋养和气血的充盈。

本例病人因拖延日久，虽然局部仍有肿胀，但还属虚症。《正体类要》曰："肿不消，青不退，气血虚也。"再则，右腕关节长期固定在寒凉的石膏模板中，兼感风冷，故以党参、黄芪、白术补中益气；以当归、白芍、熟地黄、续断滋肾养阴、补精血；以补骨脂、杜仲补肾阳、温运脾土；以独活祛风胜湿；以川芎辛香走散，使诸药补而通达；以鸡血藤、桑枝、松节舒筋活络、通利关节；以陈皮和胃行中。连投 63 剂后，右腕肿势退尽，疼痛消失，惟腕关节伸屈受限，握物乏力。故在继服原方药的基础上再加温补肾阳的鹿角片和壮筋健骨的虎潜丸，并拆除夹板，鼓励患者积极进行腕关节功能锻炼。

第二节　脱位治验

1. 颞下颌关节脱位(dislocation of temporo-mandibular joint)

颞下颌关节脱位多发于老年人，尤以身体虚弱的女性多见。构成颞下颌关节的结构有下颌骨的髁状突、喙突和颞骨的下颌窝、关节结节。

◎ **脱位机理**

当颞下颌关节大幅度运动或受外力作用，使髁状突过度移动，超出了关节的正常运动范围，而脱离下颌窝，滑至关节结节前方。此时可发生咬肌的反射性痉挛和颞下颌韧带的紧张，使髁状突上移而嵌顿在关节结节的前方，关节盘被夹在髁状突与关节结节之间以致不能自行复位，此即为颞下颌关节前脱位。脱位后关节囊常被拉长，偶尔也可被撕裂。

张口过度：大张口时，髁状突与关节盘滑至关节结节之下（此为一不稳定位），如过度张口则髁状突有可能越过关节结节滑至其前方，导致双侧前脱位。

暴力打击：在大张口的基础上，下颌部遭受外力打击（如拳击）则可造成颞下颌关节双侧前脱位；如下颌体遭受侧方外力打击，则可能造成受打击侧单侧前脱位。

咬食过硬较大的食物：当单侧上、下臼齿间咬食过硬较大的食物时，可导致双侧咬肌及颞下颌韧带不平衡，使下颌骨向一侧扭转，亦形成单侧前脱位。

◎ **案例选介**

案❶　李某，男，55 岁。

1964 年 8 月 12 日初诊。

其子代诉患者早上刷牙时，出现不能自然张闭口、言语不清、流涎情况。

检查：患者呈痛苦面容，半张口位，口角歪斜，左侧耳屏前方可触及凹陷，颧弓下方可触及下颌髁状突。

诊断：左侧颞下颌关节前脱位。

许勇手法

"一抹嘴"法：

准备体位：患者端坐凳上，头、背部靠墙。

放松手法：术者立于患者的侧前方，用一手指揉按患侧之颊车穴片刻。

复位手法：术者以一手固定患者枕部，另一手手掌托住下颌骨的前部，逐渐向患侧移动，移动时有意识地将下颌骨向上托，让患者尽量形成闭口位，然后手掌突然加大力度往后推送下颌骨，这时术者手掌有骨头滑动"入臼"感，即复位成功。

整复后，嘱患者当天进食流质食物，3 周内不能过度张口（如大笑、打哈欠或咬硬食物）。以利受伤之关节囊和韧带得到良好修复，有效防止复发脱位。

许勇按语

颞下颌关节前脱位是临床上常见的脱位之一。颞下颌关节由下颌骨的一对髁状突和颞骨的一对颞下颌关节窝构成，是头面部唯一能动的关节。其运动方式为髁状突在颞下颌关节窝内做前后滑动和侧方运动。颞下颌关节囊松弛，上方附于关节结节和关节窝的周缘，下面附着于髁状突下方。关节囊的侧壁有韧带加强，而前壁较松弛薄弱、后壁厚。正常张口时，髁状突向前滑到关节结节下方。当张口过大、过猛时,如大笑、打呵欠、打喷嚏、刷牙或在咬食较大硬物时,髁状突经前壁向前滑到关节结节的前方,而不能自行滑回关节窝,形成颞下颌关节前脱位。

上述整复手法犹如抹嘴之势,动作轻巧,患者于不知不觉中,痛感消失,关节活动自如。许氏称之为"一抹嘴"法。该手法是经过反复实践揣摩而成,复位于瞬间,患者所受痛楚至微。治疗机理与传统口腔内复位有相似之处,该法所异之处在于术者一手固定患者枕部,另一手掌之力作用于下颌骨前部,利用上托后推送之动力,很容易就将髁状突送回关节窝中。动作连贯,一气呵成。

在整复颞下颌关节脱位时,如果忽视患者整复时的体位,位置坐得太高,术者则难以着力。正确的高度应该是患者的口部同术者的肘部同一水平。患者坐低位,术者容易操作。

若患者头部凌空,在复位时患者会不自觉摆动头部,则术者不能发挥有效的复位力,所以应该给患者头部有所倚靠。最简单的方法就是头部靠墙,助手在旁扶稳,这时术者施展手法时,头枕部可形成反作用力,有助于复位。

除上述手法外,许氏骨伤还根据患者体质状况选用不同手法。下面介绍其运用口腔内整复颞下颌关节双脱位的方法。

患者坐于矮凳上,头靠墙壁。术者立于患者对面,左、右拇指缠以纱布后置于下颌骨两侧后端磨牙面;其余四指紧握下颌体使下颌的前端呈闭口状,拇指下按的同时将下颌体往后推送,瞬间下颌骨髁状突即滑回下颌窝内。

口腔内整复手法需注意:术者害怕双手拇指被咬伤,常错误地令患者把口张大,这时大张口的动作与颞下颌关节脱位的病理过程相同。因下颌骨的后端为髁状突,张大口时其髁状突的位置则移向前方,正好顶住关节结节,咀嚼肌处于紧张状态,术者此时欲将下颌骨向后推是十分困难的。许氏的方法是:嘱患者不必紧张,放松肌肉,并做轻微闭口动作,下颌骨的髁状突则随之向下后移动。这时术者双手拇指紧按于最后的磨牙上,稍加压力使髁状突向下移,同时另四指紧握下颌体前端往上提成闭口状,极易使髁状突越过关节结节滑回下颌窝内。

在复位之际,术者的拇指有被牙齿损伤的可能,故操作前应包裹好双手拇指,但注意避免拇指包裹得太厚,以免增加张口角度给整复操作造成困难。

许氏骨伤在整复颞下颌关节脱位时强调"张大口推挤,必受他端所阻,当不如愿,单一暴力推按则有偾于事,整复之要务使口之半张,于磨牙处用力下按,按而就之则有如顺水推舟之势"。

案2　何某,女,74岁。

患者因结肠息肉、胃息肉而入院,无痛胃肠镜下切除结肠息肉,术程顺利。复苏期间,护士呼叫,患者清醒,但无法言语,闭口不能。邀伤骨科会诊,许勇与麻醉医生一同查看病人,考虑为颞下颌关节脱位。

治疗:

许勇以压穴解痉复位法给予整复。病人取坐位,头枕部靠墙,术者立于病人对面,先用双手掌或指自上而下推揉咀嚼肌5～7遍,而后用双拇指由轻到重缓力按压两侧下关穴3次,每次1分钟左右,患者随即痉挛解除而复位。最后一次按压时,双拇指尖可同时向后推两侧髁状突,切忌用力过猛过大。

许勇按语

习惯性颞下颌关节脱位,可采取压穴解痉复位法整复,但整复后二周内应采用穴位按摩法巩固疗效,每日按压一次,通常多用单指拨、揉、按等手法。常用穴位有翳风、下关、听宫、颊车、风池、合谷等,同时内服补肝益肾类中药,如八珍汤、六味地黄丸等。常用药物如熟地30 g、党参15 g、炒白术10 g、茯苓10 g、当归15 g、炒白芍10 g、川芎10 g、炙甘草9 g,每日一剂,水煎内服,一般连服5～7剂即愈。

2. 肩锁关节脱位(dislocation of acromioclavicular joint)

肩锁关节脱位是较常见的肩部损伤,多发于男性青壮年。

◎ **脱位机理**

暴力是引起肩锁关节脱位的主要原因,以直接暴力最为常见。患者上肢处于内收位摔倒,肩部外侧着地,暴力驱使肩峰向下、向内移位,肩锁关节扭伤,进而发生肩锁韧带撕裂;随着外力进一步作用,应力会传导至喙锁韧带;如果暴力较大,最终会撕裂三角肌和斜方肌在锁骨上的附着点并使喙锁韧带断裂,从而使上肢因锁骨上的悬吊结构被破坏而出现下垂。

手法复位:患者取坐位,屈肘,术者一手托住患肘将上臂沿肱骨纵轴上推,同时用拇指按压锁骨外端即可复位。

手术治疗:对于有症状的陈旧性半脱位及Ⅲ型患者,尤其是肩锁关节移位超过2 cm者可采用手术治疗。常用的术式有:切开复位张力带钢丝固定、喙锁间螺钉内固定、韧带修复或重建术、肌肉移位动力重建术和锁骨外端切除术等。临床可根据患者的具体情况选择应用。

固定方法:胶布底板固定法,在锁骨外端前上方、肘下及腋窝部各放棉垫一块,肩颈关节复位后,用宽约 3～5 cm 的胶布反复粘贴 2～3 层,然后用颈腕吊带悬吊患肢于胸前。石膏围腰及压迫带固定,先上石膏围腰,围腰前后各装一腰带铁口,待石膏凝固干透后,用厚毡 1 块置于肩上锁骨外端隆起部。另用宽 3～5 cm 帆布带,通过患肩所放置的厚毡上,将带之两端系于石膏围腰前后的铁扣上,适当用力拉紧,使分离之锁骨外端与肩峰接近同一平面。拍摄 X 线片证实无误后,以三角巾将患肢悬吊于胸前,固定 4～6 周。

○ 案例选介

案❶ 刘某,男,45 岁。

初诊:1984 年 9 月 15 日。

患者今日下地劳动时不慎跌倒,右肩着地,致右肩部肿胀、压痛,肩关节功能受限。

X 线摄片:右肩锁关节脱位。

手法整复,患者坐位,屈肘,医者一手托住患者肘部沿纵轴向上推,一手拇指按压颈骨外侧高凹处,推正后加压垫,用马蹄型纸夹板压住,再以胶布固定之。外敷许氏金黄散。

内服药:许氏舒筋活血Ⅰ号方,处方:羌活 10 g、当归 10 g、生地 10 g、西红花 1 g、地鳖虫 6 g、银花藤 20 g、猪苓 10 g、泽泻 10 g、车前子 10 g(包煎)、生甘草 3 g,7 剂。

一周后肿减、痛缓,复查 X 线,右肩锁关节脱位已整复,调整松紧度,以保证关节灵活,再进许氏舒筋活血方Ⅱ号方 14 剂,而告痊愈。

许勇按语

由于维持肩锁关节对位比较困难,因此,固定期间应经常检查外固定的效能。如有松动应及时调整。同时要定期进行 X 线检查,以检测固定的效果。

由于肩部解剖关系比较复杂,伤后易并发外伤性肩周炎,故固定期间应注意动静结合,进行适当的肘、腕、指的活动。去除固定后,伤肢可行钟摆样运动,5～6 周后逐渐加大运动幅度,如旋转、上举、外展运动,力量逐渐增强。

本人临床创新的马蹄型夹板固定治疗肩锁关节脱位,疗效可靠,屡建奇功,即使是三型脱位,也不必拘泥于手术。既减轻了广大患者的经济负担,又创造了良好的社会效益。

案② 杨某,女,39 岁。

主诉:因车祸致右锁骨端外侧疼痛,X 线摄片显示为右肩锁关节脱位,在当地行石膏固定两天,因疼痛不减来我院求治。

诊查:解除石膏检查,右肩关节活动受限,锁骨外端显著隆起,弹拨征(＋＋＋),X 线摄片显示:右肩锁关节间隙显著增宽,锁骨外端上移位 2 cm。

诊断:右肩锁关节全脱位。

手法治疗:用"8"字绷带加屈肘绷带上肢悬垂法固定。术者按压脱位之锁骨,将内衬厚纱布垫的马蹄型夹板置于锁骨肩峰端。助手用一条宽胶布固定马蹄型夹板,胶布两端达胸背部乳头水平线;继用"8"字绷带固定,将两条长 30 cm 胶布自压垫开始交叉贴至"8"字绷带外缘,余者留置于上臂。肘屈90°,前臂中立位,经肩上压垫至肘,以胶布固定肩肘绷带前后侧,最后反折留置胶布贴于"8"字绷带上。治疗 57 天复查,X 线显示:右肩锁关节近解剖复位。临床治愈。4 个月复查,伤肢活动正常。

许勇按语

此法主要原理在于"8"字绷带加马蹄型夹板固定保持复位相对稳定,肩肘绷带对脱位局部可产生上下方向相反的平衡拉力。即上肢重力拉脱位近端向下,绷带通过肘下又可产生向上的拉力,托牵脱位远端向上,会使脱位关节面、肩锁韧带、喙锁韧带断端紧密接触、保持准确良好的复位,有效地控制再脱位。肩部反折胶布及屈肘绷带前后固定胶布放置"8"字绷带和肩肘绷带,对维持复位和固定有主要作用。对合并肩胛骨锁骨骨折者,务必先拔伸整复,待肩胛骨颈嵌顿解除后,本法才能发挥作用。

3. 肩关节脱位(dislocation of shoulder joint)

肩关节脱位分为前脱位和后脱位,后脱位临床少见,在此不予叙述。肩关节前脱位是临床常见的脱位之一,多发生于 20～50 岁的男性青壮年。

○ 脱位机理

直接暴力或间接暴力均可造成肩关节前脱位,以间接暴力为多。

① 间接暴力:患者于肩关节外展、外旋位跌倒,掌或肘部着地,暴力经肱骨上传,致肱骨头冲破关节囊前下方薄弱部,脱至关节外,一般多位于喙突下。当肩关节处于极度外展(外旋)位或肩关节处于后伸位时跌倒受伤,由于

肱骨颈部与肩峰相接触,形成杠杆支点,故传达暴力作用于肱骨时,形成杠杆支撑力,迫使肱骨头向前下方脱至关节盂下,外展作用力越大,则发生盂下型脱位的可能性越大;若伴有一侧方应力作用,可使肱骨头向内侧移位至锁骨下,如暴力足够强大,甚至可使肱骨头戳断肋骨进入胸腔,但后者临床甚为罕见。

② 直接暴力:患者受伤时向后跌倒,肩外侧或后外侧着地,或因来自后方的冲击力,使肱骨头向前脱位。

肩关节前脱位的病理变化,主要为前方关节囊破裂和肱骨头脱出。早期可并发肩袖损伤、大结节撕脱性骨折或肱骨头和肩胛盂骨折,偶见脉动或腋神经损伤、肩胛下肌损伤以及肱二头肌腱滑脱;晚期则可并发肩关节僵直及复发性肩关节脱位。

○ **案例选介**

案❶ 林某,男,38 岁。

初诊:1984 年 5 月 16 日。

主诉:右肩部疼痛,活动障碍 2 小时。患者上午 8 时跌倒,右上肢外展着地,觉右肩部疼痛。右臂不能活动来诊。

检查:患者被家人扶入诊室,呈痛苦面容,右肩关节呈方肩。右前臂被健肢相托,不能活动,于右喙突部可触及肱骨头,搭肩试验(＋),未发现神经、血管损伤体征。

X 线检查:右肩关节脱位,肱骨头向喙突下移位。

诊断:肩关节前脱位(右侧,喙突下)。

许勇手法

用旋转推挤法整复肩关节前脱位,手法操作过程如下。

① 抖动。病人正坐,术者站患侧,与患肩相对,双手持患肢慢慢外展,摇晃抖动各关节,以疏松经络。

② 撑拒。术者一手(左脱用右,右脱用左)撑患侧腋下,另手握患肢外展,做对抗牵引。

③ 高举。将患肢沿前外侧慢慢高举,向上牵引。

④ 旋转、推挤。向上牵引的同时向前近内侧环绕圈落下,同时在腋下之手,以拇指用力推顶肱骨头向外后上方入位。

⑤ 复位后检查。肩峰下可触到肱骨头,搭肩试验(－)。

药物及固定治疗：

肩部敷贴许氏金黄散，配合内服许氏舒筋活血Ⅰ号方。上臂保持在内收内旋位，屈肘90°，用三角巾将伤肢悬托于胸前3周。在固定治疗期间，指导患者做肘、腕和手指活动。去除固定后，上臂才能做各方向活动。

3周后第6次复诊，X线检查肩关节未见异常，肩关节活动范围满意。

案❷　周某，男，28岁。

初诊：1968年3月12日上午8时15分。

主诉：右肩部变形、疼痛，不能活动9小时。患者于昨晚骑自行车下坡时跌翻，右上臂外展着地致右肩关节变形、疼痛，不能活动。伤后曾到某医院急诊，经该院外科检查及X线摄片检查，诊断为"右肩关节全脱位合并右肱骨头及外科颈粉碎性骨折"，经7～8次强力手牵足蹬法复位，均未成功，于次日转本院诊治。

检查：患者表情痛苦，颅脑、胸腔、腹腔检查未见阳性体征。右肩方形，关节周围瘀斑，活动失能，右肩胛盂部空虚，于腋窝下前方可触到肱骨头，右肱骨上端压痛，可触骨擦感，右上肢搭肩试验（＋），未发现臂丛神经及腋动脉损伤体征。

X线检查：见右肩关节前脱位合并肱骨外科颈粉碎性骨折，其中大结节部骨折片向外侧移位。

诊断：右肩关节脱位并肱骨外科颈骨折。

许勇手法

手法复位采用旋转推挤法。患者正坐，医者站于患肩外侧，用右手撑拒患侧腋下，另用左手握持伤肢外展，并向后摆，旋前时并内收牵引，推挤肱骨头，伤肢肩关节即复位。

操作时要注意每个具体动作及其先后顺序，须把患肢外展牵引轻度旋转肱骨头，同时推挤。推挤肱骨头时患肢继续上举环圈落下和内收，动作连贯。术者推挤腋下的拇指，位置要顶压于肱骨头所在的下内侧，将之推向外上后方。若合并肱骨上端骨折，肱骨头呈外展位，手法时先极度高举伤肢，使折端相对，当感到接触高度后，然后落下和内收，同时推挤肱骨头复位，其余手法基本与上述相同。

术后患臂用三角巾悬吊胸前，配合伤科辨证用药，功能锻炼。治疗6周，肱骨外科颈骨折愈合。肩关节经过3周功能锻炼，恢复良好。

许勇按语

旋转推挤法对肩关节前方脱位,包括一些合并肱骨上端骨折的病例复位皆可满意。为何本法能在采取坐位、单人独作、不用器械相制和不用强力牵引等条件下,以简单的动作顺利成功,得从肩关节前脱位的创伤机制获得理解。

肩关节脱位多见于上肢外展外旋位遭受暴力或跌倒时,肘或手掌着地,外力传至肱骨头,使之顶破关节囊前下方,脱出于肩前或下方。

往昔学者复位时多主张拔伸患肢及挤顶腋下,然多人复位需配合熟练,单纯顶托肱骨头有时不易成功,以器物相帮须避免损伤其他组织,特别是用硬物暴力顶托者,有可能造成腋部神经或血管损伤。也有人认为外展牵引复位,也同样会导致上述弊端。他们的简介和方案虽然不同,但却有一共同之处,即在拔伸情况下操作,在强力牵引的手法下,关节囊的破损处会闭锁,从而阻碍了原脱位的道路,增加了复位的困难,而旋转推挤法,可避免这个问题。

本法虽然也有拔伸牵引等动作,目的是使肱骨头尽量靠近关节盂边沿,但关键在于下一步的旋转和推挤,就是利用肱骨干外展、后伸,然后内旋内收的作用带动肱骨头,使肱骨头处于滑动状态。复位手法中,伤肢的摆动方向和位置除针对骨与骨的关系之外,还要考虑骨与附近软组织的关系。当肢体后伸、上举、肘微屈、掌心向前时,周围不少软组织较为松弛,伤肢摆至近似原来肱骨头拖出时肢体的位置,有利于从原路复入。转动的肱骨头在有利条件下受到推挤,此时虽无强力牵引,也能顺利通过原来脱出的伤道还纳于关节腔。

对个别不适宜坐位的患者,可以采取仰卧位,把患侧靠近床头和床沿,用同一方法整复。但此体位不及坐位灵活,且要配合布带或稳定伤者身躯。

由于旋转推挤手法轻柔,患者无大痛苦,没有对伤肢进行强力牵引和使用坚硬器物对腋下进行挤压,因而避免了血管和神经的损伤,单纯脱位与合并骨折均适用,可以避免不必要的开放手术,是一种较理想的复位手法。

附:整复肩关节脱位除用旋转推挤手法外,许氏骨伤还根据不同的病情需要,分别采用下列的整复方法。

① 坐位手牵足蹬法:病人正坐,术者站患侧,以一足底撑患腋下,并一手持患肢作对抗牵引,另一手拇指按着患侧肩峰,余指端托肱骨入位。

② 拔伸托入法:病人坐位,一助手以布单固定患肢腋下做对抗牵引;另一助手紧握患肢腕部由轻至重,先向前外下方牵引,以后逐渐拉向内收内旋位。

术者则在两助手对抗牵引时，用双手钩托肱骨头下以利肱骨头回纳复位。此法安全易行，但要求术者彼此默契，动作协调。

③坐位抗撬法：病人正坐，术者站患侧，将患肩外展及屈肘，一手（左脱用右，右脱用左）从腋后穿前，屈肘托乘患腋下与伤手相握；另一手持伤肢上臂或肘部，先用力慢慢向下外方牵引，最后使之摆向内侧，同时在腋下之肘，托乘肱骨头向外上方拉，彼此作抗撬之势。此法治疗习惯性肩关节前脱位最佳。

要注意避免硬劲，《伤科汇纂》："上髎不与接骨同"，全凭手法和身功，宜轻宜重为高手，兼吓兼骗为上工，法使骤然人不觉，患者知时骨已拢。因此，操作宜稳当，遇有阻力，不可粗暴行事，一旦发生外科颈骨折，不仅增加了患者的痛苦，而且使一个简单的脱位变成一个复杂病例。此外，严重的肩关节脱位可能合并右腋神经损伤，应加倍警惕。

肩关节脱位整复后，为了避免再次脱位，必须将患肢屈肘内旋位，胸前固定3周，有助于创伤恢复。3周后开始活动，才不会出现肩关节永久性僵硬。

整复肩关节脱位后，一定要及时拍X线，证实复位是否成功，避免延误治疗。

4. 肘关节脱位（dislocation of elbow joint）

肘关节脱位是最常见的关节脱位，其发病率在全身各大关节脱位中占首位。临床多发于青壮年患者，儿童与老年人则较少见。肘关节脱位有前脱位和后脱位两大类，前脱位多伴有尺骨鹰嘴骨折，临床少见。下面仅介绍肘关节后脱位。

◎　脱位机理

患者跌倒时，手掌撑地，肘关节过伸，鹰嘴尖端急骤撞击鹰嘴窝，产生一杠杆作用力，致使肱骨下段突破肘关节囊前壁，同时撕裂止于尺骨冠状突的肱肌附着点，而向前下移位；尺桡骨上段同时滑向后上形成后脱位。由于暴力方向的不同，肘关节后脱位可同时伴有桡侧或尺侧脱位。如发生侧后方脱位，易并发内上髁撕脱骨折。

◎　案例选介

案❶　宁某，女。48岁。

主诉及病史：下汽车时被人挤倒，右前臂伸直旋后位手掌触地后，肘关节疼痛，不能活动2小时，于1985年12月7日来诊。

诊查:右肘关节变形,肘窝空虚,肘后三角关系异常,肘关节摇摆,并有骨擦感。

X线摄片显示:右肘关节后脱位,远端并向桡侧移位,肱骨内上髁撕脱、粉碎,骨折片卡于关节内。

许勇手法

患者仰卧,两助手分别握持其上臂上端、前臂下端,伸直位对抗牵引3分钟;术者双手环抱其肘关节,四指在前,拇指在后,对向推移同时,令远位助手渐屈肘关节至90°,术者摇摆肘关节,并环抱拢聚肘关节矫正侧移,再反复屈伸肘关节。功能正常,即表示骨折脱位矫正。复位后行屈肘夹板绷带固定,内上髁处置10层纱布垫;以2 cm宽、20 cm长弹性较好的杉木片,顺前臂长轴方向用胶布固定之,再以绷带缠绕加固,屈肘90°悬吊于胸前。5天调整固定1次。

复查X线摄片:骨折、脱位矫正,解剖复位。

内治以许氏接骨Ⅰ号方内服2周。治疗2周复查,肘关节肿痛消失,屈伸功能完全恢复正常,唯肘内侧韧带略松弛,X线摄片显示:肱骨内上髁骨折骨折线模糊,临床治愈。解除固定物,投许氏接骨Ⅱ号方,外用熏洗药,并进行功能锻炼。

许勇按语

肘关节后脱位临床多见,系因伸肘旋后位手掌触地时间接暴力致尺骨鹰嘴后移,肱骨内上髁撕脱和侧方移位。此症救治及时,复位容易,并可完全恢复功能,手法整复效果相当满意。如延误治疗造成陈旧性损伤,则即便手法整复,功能也会受限制。故早期诊断、早期治疗十分重要,本案2周痊愈,即是明证。许氏整复肘关节脱位,无论后脱位或前脱位,均强调要较长时间伸直位对抗牵引,以使肌肉充分松弛。脱位远、近两端平行移位,骨端重叠矫正为复位奠定良好基础。摇摆和双手环抱及反复屈伸肘关节,既可矫正侧方移位,又利于关节内骨片复位。许氏有时采用牵引旋转前臂以矫正桡骨小头脱位和肱骨内、外髁骨折移位,同时,有舒理筋脉之功效。屈肘联合夹板使前臂有所依托,又便于早期屈伸功能的锻炼。后脱位,需于肘后夹板后加20层纱布垫,目的在于防止肘关节屈伸时再脱位。新鲜肘关节脱位固定时间以2周左右为宜,以利于关节囊和时关节周围韧带愈合,时间过短愈合不佳,时间过长则影响肘关节功能恢复。几年来,许氏用上述方法治疗肘关节脱位数百例,均获较好疗效。

案2 刘某,男,26 岁,工人。

初诊:1964 年 5 月 5 日上午 11 时。

主诉:右肘部畸形,活动障碍 2 小时。患者从 4 米高的竹梯上滑跌,右手掌先着地,致肘部畸形、剧痛,活动障碍,左手扶托右前臂来诊。既往病史无特殊。

检查:一般情况可,头颈、胸、腹及脊柱无异常,右肘关节畸形、肿痛,弹性固定于微屈位,主动被动活动均受限,肘后可触及异位之尺骨鹰嘴,肘部内、外髁与尺骨鹰嘴三点关系失常,手臂部微动时肘部痛剧,无血管神经损伤体征。

X 线检查:右肘关节后脱位,尺桡骨向外侧及后方脱出。

诊断:右肘关节后脱位。

许勇手法

术者一手持患者腕部;另一手握着伤肘,用端挤手法首先纠正外侧方移位,以拇指放于肱骨下前端,余指往后钩着尺骨鹰嘴,两手顺势作对抗牵引。术者拇指把肱骨下端往后推按,余指在后勾着尺骨鹰嘴往前拖拽,同时医者紧握腕上的手向前上方拔伸,并顺势屈曲肘关节。

肘关节屈曲于 100°位,局部外敷许氏金黄散,以肘部"8"字绷带外缠固定。

X 线摄片复查,右肘关节已复位,用三角巾悬吊胸前固定 3 周。

首诊药物治疗:肘部伤后脉络损伤,气滞血瘀,局部为肿为痛,内服许氏舒筋活血一号方,每次 50 ml,每天 3 次,外敷许氏金黄散,以通脉祛瘀,止痛安神。嘱当天可行肩、腕、掌指关节的活动,固定期间注意手部血运及感觉。

5 月 7 日二诊:局部疼痛减轻,各手指活动正常。继续以屈肘位"8"字绷带外固定,三角巾胸前悬吊。舌、脉如常,予理伤定痛汤加减以活血通络。处方:当归 6 g、桃仁 10 g、红花 5 g、三七末 3 g(冲)、续断 12 g、白芍 12 g、甘草 5 g、威灵仙 12 g,3 剂。

5 月 13 日三诊:伤后 1 周复诊,伤情好转,局部肿痛消退,停用许氏金黄散,仅用三角巾悬吊患臂于胸前,继续行肩、手部功能锻炼,注意预防伸肘活动受限。

5 月 20 日四诊:伤后 2 周,一般情况好,伤肘维持者"8"字绷带下进行小范围锻炼,配合煎服许氏舒血活血方,以舒血活络强壮筋骨。方用:大力子 30 g、杜仲 30 g、伸筋草 30 g、龙王爪 30 g、党参 20 g、威灵仙、鸡血藤 15 g、甘草 6 g,4 剂。

5月26日五诊:伤后三周复查,右肘关节X线摄片显示肘关节在位,去除固定,以许氏上肢熏洗方以煎汤熏洗,以除肘部牵掣不适,配合肘关节屈伸功能锻炼,随后复查肘关节功能正常。

许勇按语

整复肘关节脱位前必须结合X线摄片,以排除合并骨折,整复时先用手法纠正尺桡骨的侧方移位,然后顺势牵引,使其复位。

5. 桡骨小头半脱位(radial head subluxation)

桡骨小头半脱位是临床颇为常见的肘部损伤,俗称"牵拉肘",多发于3岁以下的幼儿。

◎ **脱位机理**

受伤原因多为患儿在肘伸直位时腕部收到纵向牵拉所致,如穿衣或跌倒后,患儿前臂于旋前位被人用力向上提拉,即可造成桡骨小头半脱位。桡骨小头半脱位的损伤机制,一般认为系幼儿桡骨头发育不全,桡骨头与桡骨颈的直径几乎等粗,环状韧带松弛。当肘关节在伸直位时突然受到牵拉,肱桡关节间隙加大,关节内负压骤增,关节囊和环状韧带被吸入肱桡关节间隙,桡骨头被环状韧带卡住,不能回归原位,形成桡骨小头半脱位。但亦有学者认为系由于桡骨头的后外侧较平,当前臂处于旋前位被牵拉时,部分环状韧带紧张,而产生桡骨小头半脱位。概言之,桡骨小头的解剖特点、关节囊松弛、受伤时前臂的体位、关节腔内负压增大、外力作用等是引起桡骨小头半脱位的主要因素。

◎ **案例选介**

案① 刘某,女,2岁。

初诊:1998年10月1日。

家父因患儿左上肢不能抬举,哭闹不止而就诊,病史追问时,患儿在荡秋千时,突然哭闹,不明原因。

检查:肘关节畸形、肿胀、耸肩,肘关节轻度屈曲,前臂旋前贴胸,不敢捡物。

X线摄片:左肘关节未见明显骨质异常和脱位现象。

诊断:左桡骨小头半脱位。

许勇手法

嘱家长抱患儿正坐,术者手置于桡骨小头外侧,另一手握其腕上不,右手稍加牵引至肘关节伸直位,旋后位,屈曲肘关节,手感到桡骨小头的滑动,闻及轻微的弹响后,小儿立即停止哭闹,肘部活动正常,能上举取物,复位一次性成功。

许勇按语

小儿桡骨小头半脱位整复后,一般不需要特殊处理,但需嘱家属近期内避免用力牵拉患肢。许氏在 60 余年的临床实践中,整复桡骨小头半脱位近万例。据统计,半脱位患者均为儿童,年龄 1～7 岁不等,尤以 2～5 岁最多,左侧脱位占 68%,右侧脱位占 31.3%,男童占 56.6%,女童占 43.4%,其损伤原因大部分无直接外伤史,占 94.1%,6.9% 的患儿为外伤或跌伤所致。其 2～48 小时内就诊者占 86.7%。就诊时间与年龄明显相关,13.3% 的患者就诊在 48 小时后的,均为 1 岁以下儿童。

小儿肘关节损伤疾病较多,在诊疗上应注意与肘关节损伤、肱骨髁上骨折、肱骨外髁骨折、桡骨小头骨折、桡骨小头脱位、肱骨内髁骨折、尺骨鹰嘴骨折、上桡尺关节分离等相鉴别。上述关节损伤多有直接或间接暴力外伤史,局部骨骼与关节解剖结构可见变异。临床上对桡骨小头半脱位的诊断不应依靠 X 线检查,但如怀疑肘关节其他损伤时,X 线检查很是必要。同时应注意与牵拉肩进行鉴别,两者临床表现相似,桡骨小头半脱位的压痛点在桡骨小头处,而牵拉肩的压痛点在肩部。

6. 掌指关节脱位(dislocation of metacarpal phalangeal joint)

掌指关节脱位,系掌骨头与指骨基底部发生移位。以拇指掌指关节脱位常见,食指掌指关节脱位次之,第 3～5 掌指关节脱位少见。

○ **脱位机理**

掌指关节脱位可分为背侧脱位和掌侧脱位,以背侧脱位多见。外力作用于拇指使掌指关节极度背伸,使附着在掌骨远端的掌板撕脱,力量继续作用进而导致掌骨头由破裂处脱向掌侧,近节指骨基底脱向掌骨头背侧。第 2—5 掌指关节脱位较拇指掌指关节脱位少见,亦以背侧脱位多见,侧方和前方脱位较少见。常由过伸暴力引起,掌指关节被过度背伸扭曲而发生。掌骨头向掌侧移位,指骨基底部向背侧移位,屈指肌腱被推向掌骨头尺侧,蚓状肌脱向桡侧,掌板移至掌骨头背面,掌骨颈掌面被掌浅横韧带卡住。

○ **案例选介**

案1 邱某,男,19 岁,学生。

初诊:1986 年 3 月 4 日下午 5 时来诊。

主诉:右拇掌指关节肿痛、畸形 1 小时。患者于当天下午参加篮球运动时,右拇指端触球猛力过伸致伤。伤后经队友按摩复位未效,右拇掌指关节运动障碍,遂来院门诊。

检查:右拇掌指关节呈背伸畸形,拇指外形缩短且局部肿痛,掌指关节屈伸功能丧失。

X 线检查:右拇掌指关节背伸脱位。

诊断:右拇掌指关节脱位。

许勇手法

患者取坐位,肩外展,屈肘掌心向上。术者用左手掌心及四指握持患者腕掌部,令其屈腕,拇指置于脱位之掌指关节背侧;右手拇、食指捏持患指之指间关节两侧(指间关节宜屈曲,使屈拇长肌腱放松)轻度牵拉掌屈,并在左拇指推顶下使脱位的近节指骨基底部恢复掌指关节,掌腕关节背伸位固定。

许勇按语

掌指关节脱位以拇掌指关节背侧脱位居多,在伤后整复时注意避免腕背伸及指间关节过伸位下用力牵引复位,因为当过伸位牵拉时拇长屈肌腱处于紧张状态,势必将撕脱的掌韧带压迫在掌指关节间隙中,其结果造成拇掌关节指关节复位障碍。当复查 X 线摄片时发现"已复位"的掌指关节间隙增大呈半脱位状。对于这种情况,应在无痛下采用屈腕放松拇长肌腱,通过手法使近节指骨重新向背侧扩大移位,令卡压在掌指关节间隙的掌侧韧带囊松解,然后再适度牵引并推挤拇指近节指骨基底部的背侧,并使拇指掌屈,多能使之复位。

案② 唐某,男,35 岁。

主诉:左手拇指被机件砸伤,肿痛 1 天。局部肿痛,拇指功能障碍,于1999 年 9 月 6 日来院诊治。

X 线摄片:右手第 1 掌骨基底部粉碎骨折,并向桡侧成角畸形成掌腕关节脱位。

治疗:行手法整复,拇指外展杉木片固定。

固定器材制备:取宽 2~2.5 cm、厚 1.5~2.5 cm、长 20~25 cm 的弹性较好的杉木片一块,修剪四角,在距一端 7 cm 处以酒精灯烤成 30°角弯形,以绷带包缠;准备 2 cm 宽、15~20 cm 长胶布 3 条,与杉木片等宽的 10 层方形棉纱压垫 1 块,绷带 1 卷。

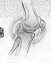

许勇手法

患者坐位,伤肢放松,助手以双手握住病人患侧腕部,术者一手握住患侧拇指持续牵引,在逐渐外展拇指的同时,术者另手向掌侧轻轻按压向桡背侧移位之骨折部,听到咔嚓声,即见成角畸形矫正。继在第 1 掌骨基底部向桡背侧挤压。矫正侧方移位及掌腕关节脱位。复位后术者用手按压骨折及脱位部,令病人屈伸拇指,活动良好即复位成功。绷带包绕拇指、手掌手背及前臂下端,置棉纱压垫于骨折端,胶布固定之;放置预定的外展杉木片,务使其凸角抵住鼻烟窝,以三条胶布分别固定第 1 掌骨头部、腕部及杉木片的前臂端。再以绷带缠绕加固。固定后拍 X 线摄片,示骨折、脱位已全部复位。令其行掌指关节功能锻炼。

内治:按骨折三期分治用药。治疗 3 周,X 线摄片显示有中等量骨痂生长,解除固定物,加强功能锻炼并外用熏洗药 1 周,功能完全恢复正常。

许勇按语

临床上,第 1 掌骨骨折或腕掌关节脱位屡见不鲜。多年来,用传统手法及用外展杉木片固定法治疗第 1 掌骨骨折合并腕掌关节脱位,收到满意疗效。

外展杉木片固定法的特点是:① 突角为 30°～45°,为最适合拇指生理要求之角度,因而固定可靠,再移位的可能性较小;② 紧贴皮肤之包衬绷带有平均加压作用,又能防止胶布直接贴于皮肤而致接触性皮炎;③ 外展杉木片远端不超越掌指关节,以利于掌指及指间关节功能锻炼;④ 腕部及前臂远端固定胶布不可过紧,以防阻碍血运,以固定掌骨头最为合适。固定后应留诊观察 1 小时左右,待局部无剧痛、麻木、青紫等,患肢悬吊胸前做功能锻炼方能令其回家,嘱其每隔 4～5 日复诊调整固定物 1 次。愈后解除固定物,外用熏洗药及练功,对伤指功能的完全恢复具有特殊作用,不可忽视。

许氏对各种骨折都强调整复后疗法,这是以最大限度恢复患肢功能为治疗目的积极治疗思想。此法操作简便,合乎生理要求,固定可靠,便于随时调整,又便于制动关节,强调功能锻炼,有利动静结合和功能恢复,能缩短疗程,且易于推广。

7. 髋关节脱位(dislocation of hip joint)

髋关节脱位占人体大关节脱位的第 3 位,多为强大暴力所致,故常见于活动能力强的男性青壮年。

◎ 脱位机理

髋关节脱位根据脱位后股骨头所处的位置，即髂坐线（Nelaton线）的前、后或线上，分为前脱位、后脱位和中心性脱位3种类型。

髋关节后脱位：多因撞车、塌方等严重暴力而受伤。患者髋关节处于屈曲、内收、内旋位，此时股骨头部分已越出髋臼后缘，并绷紧关节囊的后壁，同时股骨颈的内缘与髋臼的前缘形成杠杆的支点。如此时膝前暴力沿股骨干纵轴上传冲击髋关节，或下腰部遭受外力通过传导冲击髋关节，均会引起股骨头的杠杆支撬力，并迫使股骨头冲破髋关节囊后壁的薄弱点（髂骨韧带与坐股韧带之间的间隙，部分为闭孔外肌覆盖）而脱出。

髋关节前脱位：临床较少见，多为从高处坠落，中途大腿内侧被横杆阻挡，或骑马跌落等骑跨伤而致脱位。当髋关节急骤强力外展外旋时，大粗隆与髋臼上缘相撞形成支点，由于杠杆支撬力作用迫使股骨头向前下方薄弱处（髂股韧带与耻骨韧带之间的间隙）冲破关节囊而脱出。

髋关节中心性脱位：多由传导暴力所致，如车撞、砸伤、侧方挤压暴力等。当暴力撞击大粗隆外侧或髋关节轻度外展外旋位，膝前方受暴力打击，暴力上传导致股骨头撞击髋臼底造成髋臼骨折，如暴力较大可致股骨头冲破髋臼底，连同骨折片部分或完全进入盆腔，形成髋关节中心性脱位。

◎ 案例选介

案① 刘某，男，50岁。

主诉：1973年月1月24日挖土时，塌方砸伤右髋，当时肿胀疼痛。

诊查：左脉弦，右脉虚大。右髋部及右大腿中段肿胀严重，局部压痛明显，大粗隆后上移，臀后能触到似股骨头突起物，下肢外旋、内收，股骨中上段有骨异常活动及骨擦音。

X线摄片：右股骨中上段骨折，近折端前屈内收，股骨头脱出于髋臼后上方，髋臼后缘有一骨折块。

辨证：右髋关节后上脱位合并右股骨中上段骨折。

治法：全麻下手法复位。患者取健侧卧位，患腿屈髋屈膝各90°，一助手用一宽布带围绕右大腿根部向后做反牵引，一助手双手持膝关节向前用力牵拉；术者立患者身后，一手持骨盆髂嵴处向后牵拉，一手推大粗隆及脱出的股骨头向前，当即听到复位声，臀部突起消失。

X线摄片复查：髋关节复位良好。

复位后使患者仰卧位,患肢放在板式架上,做股骨髁上牵引。内服许氏接骨Ⅰ号方活血消肿止痛。5天后复诊,局部肿消大半,以许氏正骨传统的"牵拉推按复位法"正复骨折。术后床边X线摄片:复位良好,局部用夹板固定,内服许氏接骨Ⅱ号方。病历50天,骨折临床愈合,去牵引物,局部夹板维持固定,开始功能锻炼活动,用舒筋利节许氏下肢熏洗方中药外洗。4个月后功能全部恢复正常。

许勇按语

股骨上段骨折合并髋关节后上脱位,常因骨折症状掩盖了脱位的典型症状而误诊。在治疗上,因骨折而外力不易传递,故髋关节脱位的复位不易成功。本手法直接作用于大粗隆,因此复位成功率较高。

案❷　张某,男,36岁。

初诊:1984年5月11日下午5时。

主诉:1小时前从2米高处坠跌,中途大腿被钢管阻挡,致左髋关节肿胀、压痛、活动受限。

体格检查:左髋关节轻度屈,呈外展外旋畸形,粘膝征阴性。在髂坐线的前方,即闭孔或耻骨上肢处,扪及脱出的股骨头。

左髋关节正侧位X线摄片显示:左髋关节后脱位。

许勇手法

地上预铺好床垫床单,患者仰卧位于地上,一助手用两手压在髂前上棘处以固定盆骨。第二位助手提起患肢,使患肢呈屈髋微屈膝位,小腿脚踝处夹于助手腋下,两手置于膝关节上下,固定患肢并做拔伸。术者两手也置于患者腿膝部做拔伸牵引,而将一足蹬于患者腹股沟处,在牵引患肢的同时,将脱出的股骨头向下向外蹬,当股骨头移至髋臼时,在牵引下屈曲髋关节,这时股骨头能滑入髋臼,使复位成功。

许勇按语

髋关节前脱位在临床上并不多见,采用仰足足蹬法整复髋关节前脱位,每每奏效。本法的特点是:患者取位较低,术者与一助手均取立位,这样易于发力。术者足将脱出的股骨头向下向外踝蹬,在屈髋时不但能防止股骨头再度脱出,而且踩于腹股沟的足,在屈髋时成为杠杆作用的支点,使股骨头能顺利地滑入髋臼。本法在复位的过程中,髋关节的活动度较小,因而能避免手法复位对周围组织带来新的损伤。

8. 膝关节脱位(dislocation of knee joint)

膝关节脱位临床上并不多见,但其损伤的严重程度和涉及组织之广,却居各类骨关节损伤之前茅。

○ **脱位机理**

膝关节伸直时,周围的肌肉、韧带均处于紧张状态,故膝关节保持稳定;而膝关节屈曲时,周围的肌肉、韧带均较松弛,故膝关节屈曲位时,关节的稳定性相对较差。因而膝关节在屈曲位受伤时,发生脱位的概率稍大。一般,临床上只有在遭受强大暴力作用的情况下才会发生脱位。

膝关节脱位,根据其脱位的程度可分为不全脱位和完全脱位。完全脱位常伴有广泛的关节囊及韧带的撕裂,或伴有关节内撕脱骨折,甚至腘窝部血管、神经和腓总神经等损伤。如根据脱位后胫骨上端移位的方向,则可分为膝关节前脱位、后脱位、侧方脱位及旋转脱位等4种类型,各有其特有的损伤机制和创伤解剖特点。

表 3-1 各类型膝关节脱位的损伤机制与创伤解剖特点

类型	损伤机制	创伤解剖特点
前脱位(较多见)	受伤时,膝关节处于屈曲位,暴力从前向后作用于股骨下端	股骨髁向后急骤移位,突破关节囊的后侧,胫骨上端脱位于股骨下端的前方
后脱位(较少见)	受伤时,膝关节处于屈曲位,暴力从前向后,作用于胫骨上端	胫骨上端向后脱出,多合并严重的交叉韧带、内侧副韧带、内侧关节囊的撕裂伤,或发生肌腱断裂或髌骨撕裂骨折。常并发腓总神经损伤,腘窝后血管损伤少见
侧方脱位	膝关节受到来自侧方的暴力,或间接暴力传达到膝关节,引起膝关节的过度内翻或过度外翻,关节囊两侧破裂及韧带的断裂而形成侧方脱位	胫骨上端向侧方脱出,以外侧脱位较多见,且常合并腓总神经损伤。此外,关节囊及内侧副韧带断裂后常嵌入关节内,导致复位困难;内侧脱位较少见。常合并对侧胫骨平台骨折
旋转脱位(少见)	受伤时膝关节微屈,小腿固定,旋转暴力使股骨发生旋转,迫使膝关节承受扭转应力而发生脱位	根据脱位后胫骨上端所处的位置,可分为前内、前外、后内和后外4种类型

伤后膝关节剧痛,压痛明显,严重肿胀,功能丧失。不全脱位者,由于胫

骨平台与股骨髁之间不易交锁形成弹性固定,因而常能自行复位而无明显畸形。完全脱位时,弹性固定明显,且存在不同程度和类型的畸形:前脱位者,膝关节微屈,髌骨前侧凹陷,皮肤形成横行皱襞,腘窝部饱满,可触及突起于后方的股骨髁部,于髌腱两侧触及向前移位的胫骨平台前缘,外观呈台阶状变形;后脱位者,膝关节前后径增大,膝关节处于过伸位,胫骨上端下陷,并局部出现皱褶,腘窝处可触及胫骨平台后缘高突处,于髌腱两侧可触及向前突起的股骨髁部;侧方脱位者,则有明显的侧方异常活动,于膝关节侧方可触及突起的胫骨平台边缘;旋转脱位者,膝部出现明显畸形,患侧小腿呈内旋或外旋畸形,膝内侧关节间隙处出现皮肤凹陷及皱褶,腘窝部后外侧可触及骨性突起。并发腘窝部血管损伤者,可引起血管栓塞,而使肢体远端缺血或坏疽;如出现腓总神经损伤时,可出现足背伸功能丧失和足背外侧痛觉消失等表现。

X线摄片检查可明确脱位的类型及并发骨折的情况。结合临床查体或行MRI检查则可明确并发韧带损伤的情况,如前脱位常合并后交叉韧带断裂,后脱位则多引起前交叉韧带断裂,或前、后交叉韧带同时断裂,或合并内侧副韧带断裂。

○ 诊断与鉴别诊断

临床上根据患者的受伤史、临床表现及X线检查等,即可做出诊断。但诊断时必须注意防止漏诊膝部血管、神经损伤,以及并发的骨折、韧带和半月软骨损伤。此外,尚需与膝部骨折进行鉴别诊断。一般而言,借助临床查体和X线及MRI等检查手段,鉴别不致出现偏差。

○ 治疗

整复宜在腰麻或硬膜外麻醉下进行,患者取仰卧位,近端助手双手握住患侧大腿下方,远端助手握住踝部进行对抗牵引。

① 前脱位:于膝关节轻度屈曲位,沿肢体纵轴做对抗牵引。术者一手托股骨下端向前,另一手推按胫骨上端向后,如闻及弹响声则提示已复位。

② 后脱位:术者一手托胫骨上端向前,一手推按股骨下端向后,听到复位响声即提示复位成功。

○ 案例选介

案❶ 单某,男,46岁。

初诊:1989年11月20日。

主诉:上午在工地半蹲位焊接时,右大腿下段被重物所击,致膝关节肿胀,压痛,畸形,活动受限。

查体:右膝关节肿胀,畸形,弹性固定。

X线检查:右膝关节前脱位。

许勇手法

患者取仰侧位,助手双手握住患侧大腿下方,远端助手握住踝部进行对抗牵引,术者一手托股骨下段向上端提,一手推压胫骨上端向下,随即闻及弹响,X线摄片复查而告复位,用许氏金黄散外敷,前后石膏托外固定。

口服许氏舒筋活血Ⅰ号方7剂。药用处方:独活10 g、当归10 g、生地15 g、丹皮10 g、西红花1 g、银花10 g、泽兰10 g、泽泻10 g、猪苓10 g、车前子10 g(包煎)、地鳖虫10 g、制乳香10 g、制没药10 g、生甘草3 g。

复诊:1989年11月27日,肿减痛缓,诸证悉减,再服许氏舒筋活血二号方继服14剂,告痊愈。

许勇按语

对于闭合性膝关节脱位,血管神经状况评估后应及早进行复位,如条件许可,应在诊室内立即复位,然后再去摄片,不应在摄片过程中膝关节处于脱位状态;对于开放性膝关节脱位,则应冲洗清创后再行复位,否则一旦复位后,膝关节就很难彻底清创,容易导致感染。

一旦诊断明确,就要优先评估患者的血管、神经状况,排除骨筋膜间室综合征。其手法和顺序,我们在临床中摸索了一套观察处置的方式:如动脉搏动正常,应密切随访;如动脉搏动疑似不正常,应做动脉造影检查;如动脉搏动异常,血液灌注好,则需要做动脉造影;如组织灌注较差,应立即急诊手术探查。

9. 踝关节骨折脱位(fracture and dislocation of ankle joint)

踝关节负重量大,损伤机会多。踝关节骨折脱位是常见的关节内骨折,多发于青壮年。

○ 脱位机理

(1)骨折机理

踝关节骨折脱位多由间接暴力引起,如从高处坠下、下楼梯、下斜坡及崎岖不平的道路等,易引起踝关节损伤。根据外力作用方向及受伤时的体位不同,可分为以下几种类型:

① 内翻型损伤:患者从高处坠下,足外侧先着地,或行走时足底内侧踏于

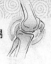

凸出部,引起足踝部强力内翻,此时踝关节受到由外下方向内上方的弧形暴力,外侧副韧带首先紧张产生撕裂,或形成外踝撕脱性骨折。如暴力继续作用,迫使距骨体内移而撞击内踝,则可发生内踝斜形骨折及距骨体内移。若受伤时踝关节同时处于跖屈位,则可导致距骨向后撞击胫骨后唇而骨折,但临床较少见。

②外翻型损伤:患者从高处坠下,足内侧先着地,足踝部处于外翻位,踝部受由下方向外上方的弧形暴力作用,迫使足踝部强力外翻。因内侧副韧带坚强不易断裂,故易产生内踝撕脱性骨折。如暴力较大且继续作用,则可使距骨撞击外踝,导致下胫腓韧带撕裂,引起胫腓骨下端分离。腓骨下段在距骨的继续撞击下发生骨折,距骨向外侧脱位。

③外旋型损伤:患者自高处跳下或在平地急转躯干,致肢体出现不协调运动,如小腿不动而足部强力外旋,或足部不动,小腿强力内旋,踝关节受到由前内向后外弧形暴力作用。距骨体在外旋暴力作用下,首先撞击外踝内侧,致腓骨下段斜形或螺旋形骨折,骨折远端向上方轻度移位。暴力继续作用,使距骨体继续外旋,强力牵拉内侧副韧带,导致内踝撕脱性骨折。暴力进一步作用,距骨再向后。外旋转,撞击后踝致其骨折,使之向后上方移位,距骨也随之向后、外脱位。

④纵向挤压(垂直压缩)型损伤:患者从高处坠下,足底着地,暴力自足底向上传导,与身体重力交会于踝上部。如踝关节处于中立位,可形成胫骨下段"Y"形成"T"形骨折,粉碎性骨折,或同时合并外踝、后踝甚或前踝骨折,但临床少见。

(2)分型与特点

表3-2 踝部骨折脱位的类型及骨折线特点

	内翻型	外翻型	外旋型	纵向挤压型
Ⅰ度(单踝骨折)	外踝撕脱骨折或内踝斜形骨折	内踝骨折	腓骨下段斜形或螺旋形骨折	背伸位:胫骨下端前缘骨折 跖屈位:后踝骨折伴半脱位
Ⅱ度(双踝骨折伴距骨半脱位)	内、外踝骨折合并距骨向内侧移位或脱位	内、外踝骨折合并距骨向外侧移位	内踝、腓骨下段骨折合并距骨向外侧移位	中立位:胫骨下端粉碎性骨折及外踝骨折

	内翻型	外翻型	外旋型	纵向挤压型
Ⅲ度(三踝骨折伴距骨全脱位)	三踝骨折,距骨向内后脱位	内踝、腓骨下段骨折,下胫腓关节脱位,距骨向外侧脱位	三踝骨折,距骨向后、外侧移位或脱位	少见,粉碎严重时可形成
骨折线	外踝:横行;内踝:向上内斜形	外踝:斜行;内踝:横行	Ⅰ型:骨折线由前、内、下方斜向后、外、上方;Ⅱ型:骨折线横行,后踝由前下向后上方斜行	粉碎性:骨折线呈"T"形或"Y"形。腓骨下段由前上向后下斜行,后踝为后上向前上斜行

◎ 案例选介

案❶ 赵某,男,51 岁。

初诊:1986 年 9 月 3 日。

主诉:左踝扭伤肿痛,活动受限 4 天。4 天前,因跑跳时不慎将左踝扭伤,肿胀疼痛,不能活动,被送至当地医院就诊,经拍片检查诊断为三踝骨折伴脱位,给予手法复位夹板固定,两次复位均未成功,因踝周肿胀,水疱严重,无法再次复位治疗,故转至我院骨伤科门诊进行治疗。

查体:一般情况好,舌质淡红,苔薄白,脉弦。左踝部肿胀严重,周围皆是张力性水疱,疼痛明显,踝关节外旋畸形,有明显的异常活动。

X 线摄片:左足三踝骨折,旋后外旋型,外踝向外后错位 1/2,内踝随距骨向外后错位,后踝骨折占关节面的 1/3,向后上错位,胫距关节半脱位。

诊断:左足三踝骨折脱位。

治疗:

左踝水疱消毒穿刺后纱布包扎,小夹板临时固定。

内服许氏接骨Ⅰ号方,处方:生地 15 g、当归 15 g、赤芍 10 g、西红花 1 g、制乳香 10 g、制没药 10 g、银花 20 g、连翘 15 g、猪苓 10 g、泽泻 10 g、车前子(包煎)10 g、生甘草 6 g,三剂。

复诊:1986 年 9 月 6 日,左踝肿减痛缓,顿觉轻松许多,行手法复位。

许勇手法

患者取仰卧位,左髋膝关节屈曲 45°~60°,近端助手抱住小腿上段,远端助手两手分别握住足背和兜住足跟,对抗牵引以纠正重叠移位。术者一手顶住内踝上方,另一手将足由外向内挤压,助手将踝关节强力内翻,骨折远端内旋,使骨折脱位复位,术者两手置于内外踝处,相对用力以纠正下胫腓关节分离。外敷许氏金黄散,小夹板固定。

X 线复查:内踝、后踝骨折近解剖对位,外踝骨折向后错位一皮质,胫距关节无脱位。

继服许氏接骨Ⅱ号方 2 周,嘱其加强功能锻炼。6 周后摄片复查,三踝骨折脱位复位良好,骨折线模糊。10 周后弃拐行走。12 周后从事农业劳动,仍感踝关节轻微疼痛。两个月后复查:左踝关节功能完全恢复正常。

许勇按语

踝关节的关节面较髋关节及膝关节的关节面小,但负重量及活动量很大,故易受损伤。踝部骨折为关节内骨折,如治疗不当,易发生创伤性关节炎。故要求尽量达到解剖复位,并较早地进行功能锻炼,才能获得满意的疗效。固定早期,应主动背伸踝部,活动足趾;同时,在保持有效夹板固定的前提下,辅以被动活动,主要做踝背伸和跖屈活动,不做旋转和翻转活动,并逐渐加大主动活动范围;3 周后可打开外固定,对踝部进行按摩、理顺筋络(尤其是肌腱部)。对于应用袜套悬吊牵引法的患者,应多行踝关节的主动屈伸。

第三节　杂病治验

1. 头颅损伤(trauma of encephalon)

头颅损伤亦称脑髓损伤,是头部内伤的重症,包括脑挫裂伤、颅内血肿、脑干损伤等。脑挫裂伤是暴力打击致脑组织的器质性损伤,由于损伤部位、范围和程度的差异,轻者临床表现及预后同脑震荡,重者治疗则颇为棘手。脑干损伤是指中脑、脑桥和延髓损伤,涉及生命中枢,故预后极差。

○ **损伤机理**

病因

① 直接暴力:头部直接受到暴力作用,如拳头、石块、木棒等打击,或头部碰撞在坚硬物体上,或子弹、骨折片贯穿所致。

② 间接暴力：身体其他部位受到力的冲击，如高处坠下，足部、臀部着地，力量经脊柱传至颅底；或行驶中的车辆突然急刹车，脑部由于惯性的冲力而受伤，使脑组织在一定范围内发生出血和损伤。

病理

脑挫裂伤是脑组织的实质性损伤，按其病理形态改变可分为脑挫伤和脑裂伤。前者只有脑皮质表面散在出血点，局部静脉瘀血和水肿；后者在损伤部位还可见软脑膜和脑组织的断裂及严重的出血。因挫伤、裂伤可同时存在，故常称为脑挫裂伤。

由于脑组织的挫裂出血，故脑脊液内混有血液。由于脑挫裂伤是器质性损伤，因此不论其损伤的程度如何，随着时间的推移，在损伤部位将出现一系列的继发性病理过程，包括神经细胞的变性、坏死，脑组织出血、水肿、液化及神经胶质增生等，最后在脑内遗留固定的痕迹，甚者可出现神经损伤的定位症状。

颅内血肿形成的初起，人体有一定的代偿能力，早期表现为颅内血管的收缩，脑血流量减少，脑脊液产生的速度减慢，脑室排空，脑脊液经脑池、蛛网膜下腔的吸收速度加快，使脑的体积相应缩小，此时颅内压可无显著升高。若血肿进一步发展，必然导致代偿性功能失调，造成颅内压增高，脑静脉回流阻滞，严重时脑脊液循环通路梗阻，脑组织受压移位进入颅脑裂隙，形成脑疝，压迫脑干，并使颅内压进一步升高。这种恶性循环如不及时干预，脑疝压迫脑干较久后，终致生命中枢衰竭而死亡。

脑干内有许多重要颅神经核、网状结构和运动、感觉神经的传导束，是生命中枢。原发性脑干损伤常可见到脑干不同部位的挫裂、出血、水肿、局部缺血性坏死、软化等。继发损伤常见于颅内血肿、脑水肿。脑干损伤病情凶险，预后不佳。

○ **案例选介**

案① 包某，男，36岁。

初诊：1972年11月3日。

主诉：外伤头痛一年。

病史：1971年12月因严重外伤，有短时间内的昏迷，经脑外科检查后，诊断为颅底骨折、脑震荡。住院手术治疗，半年后出院，但头痛反复发作，记忆力减退，共济失调，并有忧郁感。诊见：时感头痛，以右半侧为甚；记忆力差，说话每每不能自控；步行摇摆不稳，心情郁郁不乐；夜寐不易入睡，睡则惊恐多梦。脉沉细,苔薄白尖红。

诊断:脑震荡后遗症。

病因外伤而起,瘀滞脑髓,神明失朗。

方以化瘀为主:炙川芎 6 g、赤白芍(各)9 g、桃仁 9 g、红花 9 g、乳没药 (各)4.5 g、川牛膝 9 g、生地 12 g、当归 9 g、珍珠母 30 g(先煎)、夜交藤 30 g、鲜石菖蒲 9 g。

二诊:1972 年 12 月 6 日。服上药一月,头痛已好转,但精神兴奋,喜谈善说。脉实,苔厚腻。痰浊内滞,神明易蒙。改以化痰为主。处方:川连 3 g、炒枳壳 9 g、姜竹茹 9 g、茯苓 9 g、姜半夏 9 g、陈皮 9 g、炙甘草 3 g、赤白芍(各) 9 g、鲜石菖蒲 9 g、礞石滚痰丸 9 g、生铁落 30 g(先煎)。

疗效:上药服至 1973 年 1 月 3 日,痰浊已化,但头痛时作,步履不稳,再改方以化瘀为主。调理至 1973 年 4 月 23 日,头痛偶或有之,行为已稳,睡眠已安,大便正常,说话能自主,形神开朗,回原单位工作。

许勇按语

先用桃红四物汤以化瘀,后用黄连温胆汤以化痰,最后以化瘀方收功。脑震荡后遗症或表现瘀阻,或变现痰浊,但以瘀阻为主,可能因外伤后脑髓气血瘀滞有关。本病以活血化瘀为治疗原则,再结合辨证施治,似有一定的疗效。

案②　聂某,男,11 岁。

初诊:1993 年 3 月 18 日。

主诉及病史:外伤后左侧面瘫、耳聋、斜视 2 月余。患者于 2 个月前被车撞倒,头部严重摔伤,左脑后颅骨骨折,昏迷数分钟后被送往医院,当时头痛欲裂,24 小时内曾多次吐血,左侧面瘫、左眼向内斜视、左耳听力丧失,经 CT 检查显示颅内血肿,住院一个月,经保守治疗后症状好转,未出现肢体瘫痪,上下肢活动自如,头痛亦明显减轻,呕吐及吐血已止,但面瘫、斜视、耳聋症状突出。

诊查:来诊时,左侧面瘫,左鼻唇沟消失,口角下垂,吃饭饮水时左口角漏水,左眼睑不能闭合,左眼向内斜视,视物成双影,左耳全聋,听不到任何声音。

望诊:神清合作,营养略差,左鼻唇沟消失,口角下垂,左面颊略肿胀,左眼向内斜视约 40°,舌尖红,伸舌时舌尖偏左,苔薄。

闻诊:语言较清楚,但不流利。

切诊:脉细滑。

诊断：脑外伤后遗症（左面瘫、斜视、耳聋）。

辩证：气血瘀滞，经筋失养。

治法：活血化瘀，疏通经络，针灸治之。

取穴：① 睛明、攒竹、球后、太阳；② 听宫（听会）、恩聋；③ 下关、地仓、颊车、迎香、颧髎、风池、合谷、足三里、三阴交、太冲。

方解：本症以局部取穴配合远端循经取穴，睛明、攒竹、球后、太阳为主治眼病之常用要穴；恩聋、听宫（听会）为治疗耳聋、耳鸣之局部取穴；下关、地仓、颊车、迎香、颧髎、风池主治面瘫，风池又可治各种眼病及耳聋等症。合谷为手阳明大肠经原穴，足三里为足阳明胃经合穴，手足阳明经循行于面部，故为远端循经取穴。同时，阳明经又为多气多血之经，针之可促使气血通畅，荣卫调和，消除气血之瘀滞，太冲为肝经原穴，肝经之脉系目系，上巅顶，故可平调肝气，疏通经络，为治疗头目诸病之常用穴。

治疗手法：上述睛明与球后穴，听宫与听会穴交替使用，其他各穴基本每次都用，地仓与颊车穴对刺，下关穴直刺 1.2～1.5 寸，风池穴向对侧眼球方向刺 1 寸左右，使针感向头顶或前额方向扩散，余穴常规刺法，以得气为度，留针 30～40 分钟，每隔 10 分钟运针一次，隔日治疗 1 次。

治疗过程及效果：第一次治疗后患儿自述左耳出现耳鸣现象加重，但仍不能听见说话声；治疗 5 次后，耳鸣现象减轻，已能听到大声说话的声音，且视物重影现象好转；治疗 10 次后，左耳听力明显好转，已能听到近处正常说话声，左眼斜视明显减轻（20°左右），视物重影亦进一步好转，看 30 cm 距离的物体基本没有了重影，左侧面瘫亦略好转。

许勇按语

睛明与球后穴的刺法眼区穴位容易出血，故需熟练掌握针刺技术方可深刺，为了避免出血及刺伤眼球，针睛明穴选较细（32 号粗细）的毫针从目内眦上外方进针，直刺 1～1.5 寸，若遇到较硬的阻力，或患者有刺痛感时，不可强力捻转，应将针略退些许，调整方向再进针，以免刺伤血管及眼球，进针到一定深度，患者有酸胀感时，可小幅度捻转后留针，不可提插，出针时应缓慢退针，并用消毒棉球按压针孔片刻，以防出血。

恩聋穴在耳根与乳突连接处，大约与耳轮脚相平而略下的耳背处，相当于耳迷根穴处，但在针刺时要用指腹细心触摸有凹陷处进针，针尖向耳鼓膜方向刺入 5～6 分，然后用刮柄手法，使患者耳内有痒感传向鼓膜方好，此穴不必深刺，如无此感觉时可调换针尖方向，务必使达到预期的针感方能有效。

根据个人经验,对脑外伤或手术后遗症,如肢体瘫痪、语言不利、小便障碍等,若能及时针灸治疗(在两个月之内开始治疗),往往能收到很好的效果,但若半年或一年后再行治疗则疗效多不理想。

2. 胸部扭挫伤(soft tissue injury of chest well)

胸部扭挫伤在临床上是一种常见病,多发生于体力劳动者,以搬运工人更为多见。当胸部突然闪扭或因暴力跌仆撞击而致胸部气血或经络损伤者,称为胸部扭伤或挫伤。此外当持重屏气或强力任重而引起胸部气血或经络损伤者,则称为胸部摒伤或努伤。此症亦多见于搬运工人或举重运动员。无论扭挫伤或屏伤皆以伤气血为主,本节合而述之。

胸部扭挫伤是以胸壁软组织损伤为主的一种疾患。胸壁软组织包括胸部固有肌(又称呼吸肌,包括肋间外肌、肋间内肌、肋间筋膜、胸横肌)、肋间神经、血管、淋巴等组织。此外,在胸壁前后,还有作用于肩关节及肩胛骨的肌肉。肋间外肌由后上向前下斜行,均止于相邻的下一肋间的上缘,有提肋而助吸气的作用。在肋软骨至胸骨侧缘部,该部无肋间外肌而由肋间外韧带所替代。肋间内肌的纤维恰与肋间外肌相反,是由后下方向前上方或由上方斜行,均止于相邻的上一肋骨的内侧面和外下缘,有降肋而助呼气的作用。胸膜肌贴于前壁的内面,起于胸骨,止于肋骨,有降肋而助呼气的作用。因此,上述肌群的损伤,对胸部呼吸功能可有程度不同的障碍。肋间神经、血管,在胸后壁同位于肋骨下沟内,至前壁它们分开,且分别行于肋骨上、下缘,故伤后有时疼痛可沿着神经走向放射。

○ **损伤机理**

胸部扭挫伤多为气血损伤之症。如《杂病源流犀烛·跌仆闪挫源流》曾指出:"跌仆闪挫,卒然身受,由外及内,气血俱伤病也"。一般胸部闪扭致伤者,多以伤气为主,导致气机阻滞,运化失职,经络瘀塞不通,不通则痛。胸部暴力致伤者则以伤血为主,多因脉络破损,血溢于脉络之外,以致瘀血停积于胸胁而出现肿胀。因为气血是相辅相成、互相联系和互相影响的,故胸部闪挫伤在临床上往往以气血两伤并见为多。但有时气先伤而后及于血,或血先伤而后及于气。如《难经·二十二难》所载:"气留而不行者,为气先病也,血壅而不濡者,为血后病也。"因此,胸部扭挫伤可引起气滞血瘀,气血失和,以致瘀血乘肺而出现喘咳等症。如《素问·脉要精微论》曾载有:"当病坠若仆,因血在胁下,令人喘咳。"

胸部屏伤一般以伤气为主,但亦有伤血者。由于持重屏气或强力任重,引起胸腔内压突然骤增,因而呼吸道内的气体压迫其内在的薄弱环节之处,以致呼吸系统某一部位的损伤或破裂。因此,胸部屏伤亦可导致气滞血瘀之症。关于胸部屏伤,清·尤怡在其所著的《金匮翼·卷二》一书中曾载有:"劳伤吐血者,经所谓用力太过,则经络伤是也,盖络脉之血,随经上下,往来不休,若络脉有伤损之处,其血因得渗漏而出矣。"这就说明了胸部屏伤可造成阳络破裂或肺络破损出血,以致产生咳血、咯血之症。《正体类要》指出:"伤经络则为吐血、衄血、便血、尿血……此脏腑亏损,经隧失职。"

胸部屏伤多为用力过度屏气而引起胸腔内压骤然增高,高压之气压迫气道,致使其薄弱部位损伤出血,败血离经,瘀积气道。或因负重超过了本身的负担能力,强力忍受,导致气机不利,络脉损伤,因而产生气滞血瘀。《血证论》曾指出:"盖人身气道不可有壅滞。内有瘀血,则阻碍气道,不得升降,是以壅而为咳……须知痰水之壅,由瘀血使然,但去瘀血,则痰水自消。"因此,气道本身气滞血瘀,则可阻碍气机之出入,有十灰散、四生丸;以凉血止血并重的有止血宁痛汤。

应用本法应注意防止寒凉太过,因血喜温而恶寒,寒则气血凝滞而不行,故在治疗一般出血不多的损伤时常与消瘀和营之药同用。若出血太多,则需辅以补气摄血之法以防气随血脱。

胸部扭挫伤有内治、外治、手术治疗等方法。

(1) 内治法:① 和营止痛法。胸部内伤之后,虽经消下等法治疗而气滞、血瘀未尽者,因再用攻下之法又恐伤正气,故使用和营止痛之法。本法是以活血祛瘀与和营生新之品合用,具有活血止痛、祛瘀生新之功。临床上常用的方剂有和营止痛汤、橘术四物汤、定痛利血汤等。② 补血益损法:内伤伤血各证均可导致血虚,故有"阴血者,难成易亏"之说,"虚者补之"常用补血药有当归、熟地黄、白芍、阿胶、紫河车等。临床上常用的方剂有当归补血汤、四物汤、人参养荣汤等。

(2) 外治法:外用药物,胸部内伤而局部出现瘀肿疼痛者,宜消瘀退肿,行气止痛,常用药膏有许氏黑膏药、活血止痛膏、消瘀止痛药膏等。如局部出现红肿热痛者,宜消瘀清热、解毒退肿,可敷许氏金黄散、清营退肿膏等。陈伤隐痛及风寒痹痛者,可用蒸热的药物在患处腾烫,有温经散寒、祛风止痛的作用,常用方如腾药、熨风散等。

(3) 推拿按摩:胸部气血或经络损伤,可酌情选用各种手法进行按摩推拿。若胸胁内伤而产生气闭欲绝者,可急用手法开锁通关,以使患者迅速复苏。凡人体中有"八锁"把关,把关之处均为阳气运行之门户。由于胸部为清阳汇聚之所,故开锁通关能使阳气散布全身,从而达到回阳之效。人体中的"八锁"是指金、银、铜、铁各二把锁,左右对称。所谓开锁就是用手指强力拿捏锁部(筋络),使之开锁行气,通关回阳。应用此法常可达到立竿见影之效。

表 3-3　伤科"八把锁"

名称	部位	附注
金锁	左、右锁骨上部之大筋各为一把锁	相当于肩井穴位
银锁	左、右锁骨前下方大筋各为一把锁	相当于腋灵穴位
铜锁	左、右腰眼部之大筋各为一把锁	相当于带脉穴位
铁锁	左、右腹股沟间处之大筋各为一把锁	相当于脾关穴位内下方

(4)针灸疗法:胸部内伤可作针刺治疗,取阿是穴或循经取穴,一般以泻法为主,留针 5~10 分钟,有行气止痛的作用。病情严重可手术治疗。胸部开放性损伤或内脏破裂,或较大血管出血不止者,则应根据损伤的情况而选用各种不同的手术进行治疗。

◎ **预防与调护**

饮食有节,运动有常,避免寒凉、劳努伤挫;伤后多卧床休息,静息调养,不可心烦动怒;多饮水排尿,适度功能锻炼,鼓励咳嗽排痰。

◎ **案例选介**

案❶　姜某,男,48 岁。

初诊:1997 年 5 月 20 日。

因与人纠纷,被拳头打伤右胸部,疼痛一天,求治我科。

检查:左胸锁骨中线第 6~7 肋处青紫 3 cm×4 cm,肿胀,压痛,活动受限,咳嗽,呼吸时疼痛加剧。

X 线摄片:未见肋骨骨折征象。

诊断:右胸部软组织挫伤。

以许氏胸肋Ⅰ号方为主药,用柴胡 10 g、桃仁 10 g、西红花 1 g、枳壳 10 g、青皮 6 g、陈皮 6 g、制乳香 10 g、制没药 10 g、木香 10 g、厚朴 10 g、地鳖虫 6 g、甘草 3 g、金橘叶 7 片,服 7 剂,疼痛明显减轻。

5 月 27 日复诊,细查其症,伤侧胸部隐隐作痛,舌质红,少苔,脉涩而细,上方加生地 15 g、麦冬 10 g、天花粉 10 g、川楝子 10 g、玄胡索 10 g，再服 7 剂，疼痛大减，守方 4 剂而愈。

许勇按语

此案为素体血虚，遭受外伤，气滞血瘀，郁而成火，再损肝阴，经脉瘀滞又失濡养，初诊仅顾瘀滞而活血祛瘀，并偏于辛温，未顾及失养其由，所以治疗效果不佳，二诊加入生地、麦冬、天花粉等养阴柔肝之品，佐少量川楝子疏肝泄热，理气止痛，加玄胡索活血行气，散瘀止痛，又清肝火，与甘草相配酸肝养阴，缓急止痛，全方滋阴疏肝，和血止痛，药已对症，故取得满意疗效。

案2 蔡某，男，24 岁，运动员。

初诊：1990 年 5 月 4 日。

主诉：1 天前参加篮球比赛，在赛场上争抢球时，对方的肘部撞上右胸部，当时正值比赛高潮，故不觉甚痛，晚饭后胸肋疼痛逐渐加剧，至整夜不能入睡，胸肋痞闷，心中烦躁，呼吸咳嗽时疼痛加剧。

检查：右胸部无明显肿胀，瘀斑，压痛，苔薄白，脉弦紧，胸廓挤压痛阴性。

X 线检查：未见明显骨折征象。

以许氏胸肋 I 号方为主加减。处方：柴胡 10 g、瓜蒌根 10 g、当归 12 g、穿山甲 4 g、酒大黄 6 g、桃仁 10 g、川楝子 10 g、玄胡索 10 g、青皮 6 g、陈皮 6 g、甘草 3 g，连服 10 剂而瘥。

许勇按语

许氏胸肋 I 号方为中医伤科临证治疗胸部扭挫伤的首选方。如《医宗金鉴·正骨心法要旨》云：“凡跌打损伤之证，恶血留内，则不分何经，皆以肝为主。盖肝主血也，故败血凝滞，留滞于肝经，行其郁结，用酒大黄使其不致直下，随柴胡出表入里，以成搜剔之功。”当归能行血中之气，使血各归其经。山甲直逐络中之瘀，使血各从其散。血瘀之处，必有伏阳，故以花粉清之，痛甚之时，气脉必急，故以甘草缓之，桃仁之破瘀，红花之活血，去者去，生者生，痛自舒而元之复矣，可见许氏胸肋一号方配伍之精当，疗效之神速。

3. **肩周炎**（periarthritis of shoulder）

肩周炎是以肩关节初起周围疼痛、活动受限，久则肌肉萎缩、关节僵凝为主要症状的病证。其病名较多：因睡眠时肩部受凉引起的称“漏肩风”或“露肩风”；因肩部活动明显受限，形同冻结而称“冻结肩”；因 50 岁以上的中老年人多见，故又称“五十肩”；此外，本病还称“肩凝风”“肩凝症”等。一般女性多于男性，右肩多于左肩。

○ 病因病理

肩周炎病因至今不清，一般认为本病主要是由于肩关节周围的软组织发生的一种范围较广的慢性无菌性炎症反应，引起软组织的广泛性粘连，限制了肩关节的运动所致。临床上多与肩关节周围组织的退变如冈上肌肌腱炎、肱二头肌肌腱炎、肩峰下滑囊炎、肩袖破裂、创伤或因病造成的肩部长期固定不动，以及慢性劳损、感受风寒湿邪等因素有关。

肩周炎的病理过程可分为三期：急性期：早期为急性期，病变主要位于关节囊。肩关节造影显示关节囊紧缩，囊下皱褶互相粘连而消失，肱二头肌长头腱与腱鞘间有薄的粘连。粘连期：急性期以后随着病变程度加剧进入粘连期，此期除关节囊严重紧缩外，关节周围软组织受累，退行性变加剧，滑膜充血、增厚、组织缺乏弹性。喙肱韧带挛缩限制了肱骨头外旋，造成肩周组织挛缩，肩关节滑膜、关节软骨间粘连，肩周软组织广泛性粘连，进一步造成关节活动严重受限。缓解期：约经 7～12 个月后炎症逐渐消退、疼痛消失、肩关节功能逐渐恢复为缓解期。

中医认为中老年人因肝肾亏虚，气血不足，筋骨失健，风寒湿邪乘虚侵袭，痹阻经脉，致筋结肩凝，肩关节疼痛、活动不利，久则气血运行不畅，筋肉失养，致肩部肌肉萎缩。另外本病亦常见于肩部外伤后的患者，局部瘀血内阻，经行不畅，致经脉痹阻而致本病。

○ 案例选介

案❶ 杨某，男，48 岁，教师。

初诊：1965 年 11 月 12 日。

主诉：左肩疼痛，活动受限半年。曾经应用各种疗法无效，近 1 周天气转冷，左肩部夜间疼痛加重，晨起洗面、穿衣等活动明显受限。

检查：形体略瘦，唇色暗红，舌淡红边有齿印、苔薄润，脉细缓；左肩部三角肌呈轻度萎缩，耸肩肌力正常；左臂外展、前屈、后伸、内旋等动作均受限，肱骨大、小结节及结节间沟压痛明显；肩背部喜温，予以轻度揉按自觉舒适痛减。

X 线检查：左肩关节腔隙略变窄，未见骨折及脱位征。

诊断：左肩关节周围炎（粘连期），证属肝肾不足、血不荣筋。

手法治疗：患者取坐位。术者站患侧，用双手在患者肩部轻力揉按，使肌肉放松、皮温略高。继后术者右手掌压肩，左手托肘臂部进行适度背伸外展，并旋转肩关节,以松解肩部关节囊的粘连。动作要求柔和无痛为度,其运动范围由小至大,禁用暴力,以防加重损伤。施用手法时可将肩关节作一定位置的停留,配合拍打肩部手法,有利关节活动范围的增加。手法治疗时间每次10分钟左右,每天1～2次,治疗1周。

药物治疗:根据患者病情及舌脉分析,证属肝肾不足,血不荣筋,痹阻经络。用许氏舒筋活血Ⅱ号方加白芍12 g、乌蛇60 g。4剂,每天1剂,水煎服。左肩按摩后,外敷百灵膏以温经通络,并嘱睡眠时腋下放软枕以防肩臂内收。

11月18日二诊:患者诉经过上述治疗,左肩疼痛减轻,夜间能安睡,胃纳、二便正常。继按上述治疗方案,四周后功能恢复如常。

许勇按语

肩关节周围炎(简称肩周炎)常见于中老年人,故又名"五十肩",属"肩痹"范畴。凡年近半百,肝肾渐虚,筋骨每失涵养则不耐操劳。临床上常见肩部软组织退变,劳损失治而成。如肱二头肌长头肌腱在结节间沟磨损粘连,及冈上肌、冈下肌、肩胛下肌等肱骨止点上炎症或肩峰下滑囊炎等均是引致肩关节活动障碍而形成肩周炎的主要原因。部分肱骨骨折或肩关节脱位固定时间过长者,也可诱发本病。该病早期以许氏舒筋活血Ⅱ号方加减治之,并配合患肩部理疗、屈肘收展活动多可取效。倘若病程迁延日久,湿邪痰瘀痹阻而发生粘连者,治疗多不能短期取效,须辨虚实多少,以舒筋活血Ⅱ号方加减治之。该方可兼顾湿邪瘀滞及久病体虚之体,具有扶正祛邪、滋养肝肾、通络祛湿之功,而无耗气伤阴之弊,故尤适用于中老年筋骨劳损之痹痛。治疗期间,肩部配合外用温通类膏药对止痛有一定的作用。

治疗本病,应排除肩袖损伤,不宜在肱骨结节间沟对肱二头肌长头腱行弹拨手法。手法治疗时患者可采取侧卧位,术者力度宜缓稳柔和,以气至病所无痛为度,切忌暴力、猛力以希冀1次手法松解粘连获效,老年人筋弱骨脆尤易被重手所伤。

凡久治无效就诊者,应注意是否兼有颈椎病、糖尿病、肿瘤等隐患。

案❷ 施某,女,54岁。

初诊:2010年3月13日。

病史摘要:半年前,患者无明显原因出现右肩部疼痛不适,时轻时重,遇冷加重,得温痛减,未予重视,常自行口服吲哚美辛、布洛芬等。近3个月来自觉疼痛加重,肩关节活动受限,洗脸、梳头、穿衣等均发生困难,经盐城某医院行推拿、封闭、针灸、火罐等治疗均未见明显效果,故来我院就诊。检查:形体

第三章　许氏骨伤临证集锦

较瘦,面色稍苍白,神疲乏力,舌淡,苔薄白,脉沉细。右肩部三角肌轻度萎缩,喙突部、上臂后部、肩峰下等处有压痛,肩部各方面活动受限,尤以后伸、上举、内旋活动受限为著。

诊断:冻结肩(肩关节周围炎)。

治疗:按冻结肩理筋手法操作,每日一次,内服舒筋活血Ⅱ号方,外用舒筋活络洗剂熏洗患肩部,练滑车拉绳、手摇纺纱等动作。

二诊:一周后,右肩部疼痛明显减轻,右肩活动范围增大,但上举和后伸动作仍有轻度受限。继按上法治疗,加强功能锻炼。

三诊:二周后,内服改用蠲痹汤,外敷改用热敷散。患者右肩部无疼痛,活动正常。

许勇按语

肩关节周围炎是肩关节周围肌腱损伤变性引起肩部疼痛与活动障碍的一种病变,因其好发于中老年,尤其以50岁左右年龄组的发病率为最高,故又有"老年肩""五十肩"之称。另外,根据该病普遍具有患肩关节僵硬和遇热痛减、遇冷痛甚等特点,因此还要被称为"冻结肩""肩凝症""粘连性肩关节炎""漏肩风""肩凝风"等。发病多与肩部外伤、长期制动、肩部受风寒、年老体衰气血不充等因素有关。现代医学认为,随着人的年龄由中年步入老年,体内许多组织都不同程度地产生退行性改变。在肩关节易出现冈上肌肌腱钙化、肱二头肌长头腱磨损、结节间沟骨质增生、肩峰下滑囊炎等情况。由于这些病理变化,使得肩关节周围软组织的弹性降低、质脆,甚至继发局部无菌性炎症反应,肌腱或韧带挛缩、粘连、钙化等情况。尤其是肩关节囊,它与邻近软组织的粘连是造成肩关节活动障碍的主要原因。其主要临床表现是肩关节疼痛及功能活动受限。因其病程长、疗效慢,所以治疗方法也是多种多样。我们认为不管治疗方法有多少种,但手法治疗是最有效的方法之一。早期肿痛明显时,应限制肩关节活动,肿痛消减后才采用手法治疗。另外,要鼓励患者树立信心配合治疗,积极自觉的功能锻炼也十分重要。

4. **腰椎间盘突出症**(prolapse of lumbar intervertebral disc)

腰椎间盘突出症是指由各种原因造成纤维环破裂,髓核突出,压迫或刺激神经根或硬膜囊产生的以腰痛及下肢放射痛为主要表现的病症。通常为腰椎间盘发生退行性变以后,在身体内外因素的共同作用下,脊柱的动力性和静力性平衡遭到破坏,致使纤维环破裂,髓核突出刺激或压迫神经根、血管或脊髓等组织所引起的腰痛,以及伴随下肢放射痛为主症的腰腿痛疾患。本

· 93 ·

病是门诊最常见的腰腿痛疾患之一,多见于 20～50 岁的青壮年,男性多于女性,突出部位多发生在腰 4—腰 5、腰 5—骶 1 间隙。近年来发病率呈逐步上升趋势,发病年龄向两极发展,中老年人及青少年也越来越多,成为严重影响现代人健康的重要疾病之一。

○ 发病机理

椎间盘是连接各椎体的主要结构,又是脊柱活动的枢纽,位于相邻两椎体之间,由纤维环、髓核和软骨板三部分组成。椎间盘退变是本病发生的基本要素,在此基础上受到其他诱因,如外伤、慢性劳损以及感受寒湿等因素的作用,使纤维环在薄弱的部位发生破裂,髓核由破裂处突(脱)出,突(脱)出的髓核和碎裂的纤维环组织进入椎管,压迫脊髓圆锥、脊神经根或马尾神经,引起坐骨神经痛或股神经痛。据统计,约 1/3 患者有腰部扭伤史,1/3 有受凉史,其他与脊柱畸形、长期震动、妊娠、遗传等因素有关。

对腰椎间盘突出后产生症状的机理主要有三种观点:机械压迫学说、化学性神经根炎学说、自身免疫学说。

中医学将腰椎间盘突出症归属于腰痛或痹证的范畴。病证具有本虚标实的临床特点。引起腰痛的原因有风、寒、湿、热、闪挫、瘀血、气滞、痰饮等,而其根本原因在于肾虚。痹是气血闭塞不通所致的肢体痛,骨节错落、风寒湿邪外袭、气血虚弱、运化乏力是其原因。因此,本病的病因病机在于肝肾不足,筋骨不健,复受扭挫,或感受风寒湿邪,经络痹阻,气滞血瘀,不通则痛。病延日久,则气血益虚,瘀滞凝结而缠绵难愈。

○ 案例选介

案① 姜某,女,68 岁。

初诊:2011 年 10 月 8 日。

主诉:间断性腰痛 4 年余,加重伴左下肢放射痛 3 日。

病史:患者腰痛绵绵,遇寒后加重,平素自服腰痛宁胶囊或温敷局部疼痛可缓解,3 日前因气候变化,腰痛复发。诊见:腰部冷痛,难以转侧,伴左下肢放射痛,畏寒,手足不温,倦怠乏力,纳眠尚可,大便日 1 次,质可,小便调,舌质淡暗,苔白腻,脉沉细无力。腰椎 MRI 示:腰 3—腰 4、腰 4—腰 5 椎间盘膨出,黄韧带增厚,关节突增生、肥大,继发椎管狭窄;腰 5—骶 1 椎间盘膨出;腰椎退行性变。证属肾阳不足,寒邪外袭,血脉凝滞。治以温经散寒,活血通络。以麻黄附子细辛汤化裁。

处方:生麻黄6g、熟附片12g(先煎)、细辛9g、仙灵脾12g、鸡血藤30g、川牛膝30g、蜈蚣2条、车前子12g(包)、炙甘草6g。每日1剂,水煎服。嘱其避免劳累、注意保暖。

复诊:服上方7剂,腰痛减轻,左下肢放射痛明显改善,畏寒、手足不温等情况也较前好转,舌、脉同前。上方熟附片减至9g。每日1剂,水煎服。

三诊:服上方10剂,腰痛及左下肢放射痛偶有发生,余症皆不明显,舌质淡略暗,苔薄白,脉沉细。每日1剂,水煎服。

四诊:守方治疗2周后,诸症基本消失。嘱其注意生活起居,避免腰部受凉。

许勇按语

《伤寒论》301条云:"少阴病,始得之,反发热脉沉者,麻黄附子细辛汤主之。"本方为治疗阳虚外感证之经方,然我们认为,只要病在少阴,证属阳虚寒凝者,皆可用之。阳虚寒凝之腰痛用之,亦可取得较好疗效。本案患者年近七旬,肾中阳气已虚,阳虚生寒,不能温煦血脉,血液运行不畅,凝滞而形成瘀血,故发生腰痛。复因起居不慎,感受风寒之邪,更伤阳气,致使疼痛加重,选用麻黄细辛附子汤恰能切中病机。方中以麻黄发散在表之寒邪,附子温散深入少阴之寒,细辛辛温走窜,既能助附子以解里寒,又能佐麻黄解外寒;唯温肾之力似嫌稍弱,故予仙灵脾以助肾阳,伍以川牛膝、鸡血藤、蜈蚣等活血通络止痛以治标。综观本方,配伍严谨,标本并重,通彻表里,使阳复寒散,血脉通畅,而沉疴得愈。

案❷ 卜某,男,47岁。

初诊:2013年9月2日。

主诉:腰部酸软疼痛2月余。

病史:2个多月前因劳累后出现腰部酸软疼痛,于他处就诊(具体不详),疗效不佳。诊见:腰部重着疼痛,阴雨天或劳累后加重,夜间下肢肌肉时抽搐,肢软乏力,纳差,食后腹胀,大便稀溏,日2~3次,舌质淡黯,舌体略胖,苔白厚腻微黄,脉沉滑。腰椎CT:腰4—腰5,腰5—骶1椎间盘膨出。患者为职业司机,平素饮食不规律,有慢性胃炎病史。证属脾肾亏虚,湿热下注,瘀血阻络。治宜标本兼顾,予培补脾肾,清热利湿,活血通络。以许氏壮腰止痛Ⅱ号方化裁。

处方:炒杜仲12g、骨碎补15g、黄芪25g、苍白术各15g、薏苡仁40g、川牛膝20g、黄柏12g、川芎15g、川木瓜30g、鸡血藤30g、鹿角胶15g(先煎)、白芍 15 g、车前子 12 g(包)、炙甘草 6 g。

复诊:服上方 10 剂后,腰痛大减,夜间下肢肌肉抽搐基本消失,唯仍纳少,腹胀甚,体倦,大便日 1~2 次,仍稀溏,舌质淡、略黯,苔薄白腻,脉沉细略滑。四诊合参,湿热、瘀阻之象已减,而脾肾亏虚未复,上方黄柏减为 9 g,加厚朴 12 g,黄芪增至 30 g,以增强健脾行气化湿之功。

再诊:守方治疗 15 日,诸症基本消失,嘱其注意生活起居,适当进行体育锻炼。

许勇按语

肾为先天之本,脾为后天之本,肾所藏之精,有赖于脾胃运行之水精微的不断充养和培育,而脾主运化的功能,亦赖于肾精的资助。两脏在生理状态下相互促进,在病理状态下相互影响。本案患者脾肾两脏皆虚,运化失司,水液代谢障碍,湿浊内生,郁久化热,壅滞于腰部,阻遏气机,经气不通,故腰部重着疼痛;湿热下注,浸淫筋脉,则下肢肌肉抽搐;腹胀、纳差、便溏等均为脾肾亏虚,水湿内困之象。治宜培补脾肾以治本,活血化瘀,清热利湿以治标。方中以黄柏、薏苡仁清热利湿,川牛膝兼有活血之功,且可引药下行;炒杜仲、骨碎补、黄芪等培补脾肾;川芎、鸡血藤、川木瓜活血化瘀通络;白芍酸入肝经,养血柔筋,合川木瓜以舒筋活络。诸药合用,攻补兼施,使脾肾健旺而湿化、热清、络通,则腰痛自愈。

5. 股骨头缺血性坏死(ischemic necrosis of head of femur)

股骨头缺血性坏死,又称股骨头无菌性坏死,是指由于不同的病因,导致股骨头的血液循环障碍,引起以骨细胞为主的股骨头内活性成分坏死为主要病理改变的一种疾病。

本病类似古代医学文献所称髋部的"骨痹""骨蚀"。本病发病以儿童和青壮年多见,男性多于女性。发病率较高,而且目前有上升的趋势,已成为骨伤科常见病之一。

○ 病因病理

导致本病的病因有很多,一般将其分为创伤性与非创伤性两类。创伤性以股骨、颈骨折最常见,还有髋关节脱位、髋臼骨折和粗隆间骨折、髋关节外伤等;非创伤性以激素性和酒精中毒性较多见,还可发生在放射治疗、减压病、戈谢病、胰腺疾病、高尿酸血症、结缔组织疾病、脂蛋白异常、白血病、血友病等疾病中。但同样情况下存在着很大的个体差异。

创伤性股骨头缺血性坏死的发病原理是由于外伤时供应股骨头血液循环的主要血管损伤,而圆韧带血管的供血范围有限,故极易发生股骨头缺血性坏死。文献报道其发生率高达23%～86%。一般而言,股骨颈骨折后发生股骨头缺血性坏死者,儿童和青壮年的发生率较老年人高,原因是儿童和青壮年发生股骨颈骨折所受的暴力较老年人大,骨折错位明显,局部血管损伤严重;骨折线愈靠近股骨头,坏死率愈高,因外骺动脉沿股骨颈后上方头下横线远侧进入头部,因此骨折线如在该横线近侧或通过横线者,则该血管断裂,坏死率增高,通过股骨颈后上方斜形骨折线者,坏死率最高;原始移位程度重者,坏死率亦增高;骨折后复位和内固定质量的好坏,以及复位和内固定的时间,都将影响坏死率和坏死程度。

激素引起股骨头缺血性坏死的发病原理和激素引起本病的真正病理机制仍不清楚。目前有以下3种学说:① 脂肪栓塞学说。长期服用肾上腺皮质激素可造成高脂血症,使脂肪在肝脏沉积,这在临床、尸体解剖及动物实验中已得到证实,因此认为脂肪肝是脂肪栓塞的来源,脂肪栓塞阻塞关节软骨下的骨微血管,造成骨缺血而发生股骨头缺血性坏死。② 凝血机制改变学说。长期服用肾上腺皮质激素可使血液处于高凝状态,刺激血小板大量生成,或发生血管炎,形成血栓,造成骨微循环障碍及骨内高压,而致股骨头缺血性坏死。③ 骨质疏松学说。长期使用激素最突出的副作用是引起骨质疏松症,使骨生成速度减慢,骨吸收增加。由于骨质疏松,易因轻微压力而发生骨小梁细微骨折,受累骨由于细微损伤的累积,对机械抗力下降,从而出现塌陷,最终导致股骨头缺血性坏死。长期服用激素造成股骨头缺血性坏死是一个综合因素,有些已经得到组织病理学的证实,还有一些生物化学方面的变化需进一步探讨,其真正病理机制尚待进一步研究。

酒精中毒所致股骨头缺血性坏死的病理机制亦不清楚,有学者认为酒精中毒患者常合并有高脂血症、脂肪肝、胰腺炎等疾病,这些疾病可引起脂类代谢紊乱,脂肪栓塞,进而造成股骨头缺血性坏死。临床资料表明,各种酒类均可致病,其中以烈性酒最易致病,且病变更严重。

中医学对股骨头缺血性坏死的认识中医学根据脏腑学说、气血学说、经络学说认为,由于肾阴不足,肾水匮乏,水不胜火,热伐其精,髓减骨枯;或肾阳不足,失却温煦,肾不主骨,髓失所养;或创伤后骨断筋伤,气滞血瘀,脉络瘀阻,骨失濡养;或平素嗜酒,过食肥甘;或长期服用激素;或内积宿疾而致湿热蕴结,脉络堵塞,筋骨失养等,均可导致股骨头缺血性坏死的发生。

○ 案例选介

案① 赵某,女,53 岁。

初诊:2009 年 2 月 20 日。

病史摘要:2 月前,患者无明显原因出现右髋关节疼痛,休息后疼痛缓解,稍劳累则疼痛加重,在当地诊所诊断为风湿性关节炎,给予口服吲哚美辛、泼尼松、布洛芬等药物,疗效不显。后疼痛逐渐加重,疼痛放射至膝部,跛行,不能久立,下肢活动受限。查见:体胖,面色黧黑,跛行,需人搀扶,舌质暗红有瘀斑,苔白腻,脉沉弦。X 线摄片显示:右侧股骨头密度改变,关节间隙变窄。CT 片:右侧股骨头密度改变,部分坏死。

诊断:右侧股骨头缺血性坏死。

治疗经过:入院后按中医辨证属骨痿,证属肾虚骨痿,寒湿阻络,血行不畅,给予益肾养骨,活血通脉药物治疗。具体方药:熟地黄 30 g、骨碎补 30 g、菟丝子 20 g、透骨草 20 g、郁金 15 g、川续断 15 g、怀牛膝 15 g、延胡索 12 g、独活 12 g、鹿角胶 10 g(烊化冲服)、制附子 15 g、苍术 15 g、制乳香 9 g、制没药 9 g、肉桂 6 g。每日一剂,水煎,早晚两次分服。嘱患侧绝对不负重。

二诊(3 月 13 日):自诉疼痛减轻,查舌苔脉象同前,上方加狗脊、香附、威灵仙各 15 g,地鳖虫粉 2 g(胶囊吞服)。

三诊(3 月 27 日):疼痛明显减轻,效不更方,嘱服 30 剂。

四诊(4 月 24 日):疼痛基本消失,自诉能下床活动,上方减制乳香、制没药、地鳖虫、肉桂,改隔日 1 剂,以巩固疗效。嘱仍应卧床制动。

五诊(5 月 22 日):疼痛完全消失,右下肢外展、内旋功能恢复正常。拍 X 线摄片示:右侧股骨头骨质硬化消失,关节间隙相对变窄。

许勇按语

股骨头缺血性坏死,中医认为本病多因素体虚弱,肾精亏耗,骨失所养,骨骼痿弱为其本,外伤或长途跋涉,关节反复损伤,外邪乘虚侵入骨内,寒凝血滞,经脉受阻,气血凝滞致使骨失温煦濡养为其标;也有因服激素引起者。本病初期髋关节疼痛较轻,逐渐加重,疼痛可放射至膝部,跛行,行久或活动后疼痛明显加重,患肢外展、内旋受限,卧床休息疼痛减轻。我们认为本病因病程长,邪入筋骨,故治宜益肾填精,强筋健骨,祛寒除湿,活血通脉。方中的熟地黄、菟丝子、鹿角胶补血益精填髓;川续断、怀牛膝、骨碎补、透骨草补肝肾、强筋健骨;肉桂、独活祛风寒、胜湿止痛;郁金、延胡索、制乳香、制没药活血祛瘀止痛。诸药共奏益肝肾、填精髓、强筋健骨、祛寒除湿、活血通脉之功效,故用于治疗股骨头缺血性坏死症Ⅰ～Ⅱ期疗效较佳,至于股骨头大部分成死骨或有碎骨及股骨头塌陷严重者,宜采用人工关节置换术。

案2 田某,男,15岁。

初诊:2008年7月1日。

主诉:右股骨颈骨折已有2年,曾行内固定。右髋酸痛加重1月,胃纳二便尚可。

X线摄片显示:右股骨头干骺端密度增加,骺外侧端密度降低。

中医诊断:骨痹。

西医诊断:股骨头缺血性坏死。

辨证:气虚血瘀,筋骨失养。

治法及方药:补气活血,补肾健骨。炙黄芪12g、党丹参(各)12g、全当归9g、赤白芍(各)12g、大川芎12g、左秦艽9g、炒羌活9g、川牛膝12g、骨碎补12g、地鳖虫9g、续断9g、鸡血藤12g、补骨脂12g、生薏苡仁15g、炒白术12g、炒防风12g、炙甘草6g、大红枣9g,14剂。

二诊(2008年7月15日):药后诸恙平稳,无不适,胃纳二便正常。苔薄,脉细。再前法。上方去左秦艽,加淫羊藿12g、肥知母9g。14剂。

随访1个月后患者诸症已除,嘱避免劳累。患者自行配前方服用1年,未有症状出现。

许勇按语

股骨头无菌性坏死属"骨蚀"范畴。中医认为骨坏死的发病与先天禀赋不足,后天失养,跌扑损伤,气滞血瘀,饮食不节,肥甘化热,痰湿瘀阻,营卫不调,风寒湿入,脾肾阳虚,水湿内停,肝肾阴亏,髋骨失养有关。我们认为小儿脏腑娇嫩,气血未充,为稚阳之体,易实易虚,若因先天不足,素体虚弱,髋关节受跌扑扭闪或活动过多,虚邪深入筋骨,寒凝于里,经脉受阻,而致气血凝滞,营卫不通,从而引起股骨头部失去正常的气血温煦和濡养,造成无菌性坏死。

首诊时,以炙黄芪、全当归、党丹参气血双补,全当归、赤芍、大川芎、鸡血藤活血养血,生薏苡仁、炒白术健脾利湿,川牛膝、骨碎补、续断、白芍、补骨脂补益肝肾,左秦艽、炒羌活、地鳖虫、炒防风祛风通络,甘草、大红枣调和诸药。诸药共奏行气活血、祛风通络、健脾化湿、补益肝肾之功。二诊时,加入淫羊藿、肥知母以补肝肾、强筋骨。用药一年痊愈而功。

6. 慢性骨髓炎(chronic osteomyelitis)

慢性骨髓炎症状一股限于局部,常反复急性发作,病程迁延不愈,不易根治。

○ **发病机理**

慢性骨髓炎大多由急性血源性骨髓炎演变而来,少数病例一开始就表现为慢性感染,而无明显的急性期症状,这是身体抵抗力强或致病菌毒力弱所致,又称为"原发性慢性骨髓炎",开放性骨折所致者即属此类。

慢性骨髓炎的致病菌与急性骨髓炎相同,不同的是多合并其他细菌感染,如白色葡萄球菌、大肠杆菌、绿脓杆菌等。无论是急性血源性骨髓炎转变而来,或者病变开始即呈慢性过程,其病理变化基本相似。局部形成死骨、无效腔和窦道,病理表现以增生、修复为主。

急性骨髓炎可导致骨滋养血管栓塞和骨坏死,坏死的松质骨被逐渐吸收掉,坏死的密质骨其交界部分先行吸收,最终脱落成为死骨。死骨脱落后处于完全游离状态,浸泡在脓液中的死骨吸收非常缓慢,甚至停止吸收。为了使感染局限化,病灶周围的骨骼逐渐致密、硬化,骨膜细胞增生活跃,大量纤维骨出现,形成骨性"包壳",死骨更难自行消除,这样便形成充满死骨、脓液、炎性肉芽组织及瘢痕结缔组织等病变物质的"无效腔"。无效腔本身的血液供应更差,机体的抗感染能力和药物很难进入病变部位。包壳并非正常的骨结构,其有许多壁龛状开口,内与腔内死骨相通,外与软组织及皮肤沟通形成窦道,可供脓液及死骨排出体外。无效腔和死骨的存在使机体始终处于炎性反应状态,往往在患者抵抗力降低或窦道引流不畅时,无效腔内的炎性物质积聚而导致急性炎症发作,这种状态造成窦道时闭时开,经久不愈。其周围软组织常有多处窦道,大量瘢痕增生,皮肤色素沉着及局部血液循环很差。窦道附近皮肤因长期受炎性分泌物刺激,有发生鳞状上皮细胞癌的可能。小块死骨可被吸收或经窦道排出体外,大块死骨不能被吸收,成为窦道不愈的主要原因。

儿童的慢性骨髓炎可因干骺端和骨骺受累,出现骨的发育异常。

○ **案例选介**

案❶ 陈某,男,16 岁。

初诊:2010 年 2 月 26 日。

病史摘要:患者于 2 年前因感冒发热后出现右小腿肿胀、疼痛,6 天后右小腿上段破溃流脓,经当地医院治疗,肿胀消退,但仍遗留一小创口。以后这小创口反复肿胀流脓,今来我院治疗。检查:患儿神清,无痛苦表情,面色苍白,舌质淡红,苔白,脉细数。右小腿上段内侧可见一窦口,约 2 cm×1 cm 大小,流出少量脓液,窦道周围瘢痕肿硬。右膝关节活动正常。X 线摄片:右胫骨上段慢性骨髓炎(虚寒肿痛型)。

治疗经过:入院后即用消毒水清洗创口,外敷骨疽膏。内服托里定痛汤加减,每日一剂,服 10 剂后见创口流出米粒大小死骨 4～5 块。改服附骨疽方加减 10 剂,创口已愈合,拍 X 线摄片复查见:右胫骨上段未见死骨。患者要求出院,让其带附骨疽方加减 14 剂回家,以巩固疗效。

许勇按语

慢性化脓性关节炎中医称附骨疽,是整个骨组织的慢性化脓性疾病。其特点是:① 病程长,可达数月甚至数年;② 反复发作,缠绵难愈;③ 感染的骨组织硬化、增生、坏死,往往会形成死骨、死腔、窦道、反复流脓。本病绝大多数是由急性骨髓炎治疗不及时或不彻底转变而来,少数为开放性骨折合并感染所致。我们认为:慢性骨髓炎由于长年不愈,反复发作,耗损正气,导致全身正气虚弱,总的病机应是本虚标实。中医学也认为"夫附骨疽者,乃阴寒入骨之病也,但人之气血生本壮实,虽形寒冷,则邪不入骨,凡入者皆因体虚之人"。所以治疗应标本兼治,局部与整体相结合,内治与外治相结合,方能取得较好疗效。内治法,根据病情发展不同阶段辨证施治,可分为毒热炽盛型、气血两虚型、虚寒肿痛型和肝肾亏损型。毒热炽盛型治宜清热解毒,托里透脓,方用托里透脓散合五味消毒饮加减;气血两虚型治宜补益气血,扶正托毒,常用十全大补汤、人参养荣汤、八珍汤加减;虚寒肿痛型治宜补血温中,托里定痛,方用托里定痛汤加减。肝肾亏损型治宜滋补肝肾,阴虚者,养阴清热,方用青蒿鳖甲汤加减;阳虚者,温阳散寒,方用阳和汤加减。本例患者属虚寒肿痛型,方用托里定痛汤加减,因辨证准确,故疗效较好。外治法我们总结有以下几种:① 化腐生肌法:创面处理早期,坏死组织没脱落,局部疼痛,坏死组织界限不清,促进气血旺盛,托毒外出。用生肌玉红膏,原则是温补,不宜寒凉。② 清热解毒法:毒邪炽盛,感染明显,红肿痛热,用清热解毒,凉血定痛,可用许氏金黄散外敷。③ 祛腐生肌法:坏死组织没有脱落,界限不清,剪除不尽,可选用降丹,分甲、乙、丙、丁种,一般用丙种降丹,不要上在血管、神经、肌腱,也不要贴在有活力的外露骨段骨的肉芽岛上,可用于窦道内,用棉花作成药捻。④ 生肌长肉法:具有温补气血,畅通经络,促进局部生长旺盛,经络是气血通行之道,毛细血管通行之道,为脏气通行之道,畅通经络,可生肌。生肌玉红散,坏死组织脱落后,玉红散改为生肌膏外敷。⑤ 生肌收敛法:促进早日愈合创面,珍珠散、珠母粉,与生肌膏同时采用。⑥ 平胬生肌法:肉芽组织水肿,降丹白灵药,平胬生肌。

案2 郑某,男,34 岁。

初诊:2007 年 3 月 10 日。

主诉:左下肢骨折后破溃 1 年余。

病史:患者 1 年前因车祸胫骨下段骨折,经外院骨科内固定骨折处,取出钢钉后内踝上 10 cm 处形成溃疡已 1 年余,四处求医,疮面未曾收口,故来我科求治。

体检:内踝上 10 cm 处有一 1 cm×1 cm 破溃,疮面色灰白,肉芽浮肿,疮底渗出较多,探针可及骨质,疮周肤色黯滞,按之较硬。

X 线摄片显示:慢性骨髓炎,未见碎骨。

刻诊:内踝上破溃,深及骨质,渗出较多,疮周肤色黯滞,行走正常,踝关节处酸痛,精神可,纳寐安,二便尚调,舌苔薄腻,脉细。

中医诊断:附骨疽(湿热留滞,肾虚血瘀)。

西医诊断:慢性骨髓炎。

治则与处方:清热利湿,活血补肾。

处方:蒲公英 30 g、黄柏 10 g、忍冬藤 30 g、川牛膝 15 g、当归 15 g、赤芍 15 g、丹参 30 g、薏苡仁 30 g、茯苓 15 g、补骨脂 15 g、骨碎补 15 g、川续断 15 g、淫羊藿 10 g、陈皮 6 g、络石藤 15 g、苍术 15 g、伸筋草 15 g、甘草 6 g。14 剂。

外治:清理疮口去除腐肉以保持引流通畅,予红油膏掺九一丹化腐生新。

二诊:经上法加减内服外治后,下肢酸痛缓解。

查体:疮面清洁,肉芽新鲜,渗出液较清。

内治:健脾补肾为主,兼以清热利湿。

处方:黄芪 30 g、川柏 10 g、忍冬藤 30 g、紫花地丁 15 g、半枝莲 15 g、当归 30 g、牛膝 15 g、赤芍 15 g、茯苓 15 g、白术 12 g、补骨脂 15 g、川续断 15 g、淫羊藿 15 g、骨碎补 15 g、薏苡仁 30 g、甘草 6 g。14 剂。

外治:外治改生肌散或庆大霉素纱条交替每日填塞伤口,保持引流通畅。

经上法治疗 2 月后,伤口愈合。后 3 个月内伤口曾反复两次浅表破溃,再经上述内外兼治终告痊愈。

许勇按语

慢性骨髓炎早在《内经》中已经有了病名和病因记载,至隋代《诸病源候论》称之为"附骨痈""附骨疽"沿用至今。本患者由于开放性骨折,复感邪毒,邪热蕴结,凝滞筋骨为患。患者外伤后,病久体虚,肾气不足,加之邪毒留恋,皮肉腐蚀,损筋坏骨。此附骨疽生于两足内踝近臁处,乃足三阴经脉络循行之处,气血不足而疮疡难以愈合。初诊,邪毒留恋,内治以祛除湿热之邪为主,辅以补肾健脾;方中蒲公英清热解毒;黄柏清热燥湿,专清下焦湿热;薏苡仁、茯苓清利湿热;忍冬藤既清热解毒,又能清经络中湿热之邪;当归、赤芍、丹参活血化瘀;牛膝功擅苦泻下降,既能引药下行,又能活血祛瘀;辅以补骨脂、骨碎补、淫羊藿、川续断等补肾生髓之品。外治法以去腐为主,保持引流通畅。

7. 风湿性关节炎(rheumic arthritis)

风湿性关节炎是一种常见的急性或慢性结缔组织炎症,属变态反应性疾病,是风湿热的主要表现之一。

风湿性关节炎的病因尚未完全明了,目前认为与人体溶血性链球菌感染密切相关,与病毒感染也有一定关系。本病多见于儿童及青年,以急性发热及关节疼痛起病,典型表现是轻度或中度发热,游走性多关节炎,主要侵犯大关节,如膝、踝、肩、肘、腕等关节,往往一处关节炎症消退,另处关节起病。关节红、肿、热、痛,部分病人也有几个关节同时发病,不典型的病人仅有关节疼痛而无其他炎症表现。急性炎症一般于2~4周消退,不留后遗症,但常反复发作。X线关节摄片骨质无异常,血清类风湿因子阴性,抗链球菌溶血素、抗链激酶及抗透明质酸酶阳性。若风湿活动影响心脏,则可并发心肌炎,甚至遗留心脏瓣膜病变。本病大抵属于中医学"痹证"的范畴,根据感邪的不同,又有风寒湿痹、风湿热痹等名称。

◎ 案例选介

案1 风痹

李某,男,12岁,学生。

初诊:1976年8月27日。

症状及实验室检查:全身关节游走性疼痛已一周。以四肢肘、膝关节为主,局部轻度肿胀,天气变化则加剧。伴有胃纳差,精神疲乏。舌质淡红,苔薄白,脉象细缓。查抗"O"1:800,血沉45 mm/h。

此为风痹,其主要特点为痛处游走不定。因风为阳邪,其性善窜,所以走动无常,寒湿之邪阻于筋骨,故见关节微肿而痛。治以祛风为主,佐以散寒祛湿通络。

处方以风灵汤加减(经验方):海风藤 15 g、威灵仙 10 g、防风 12 g、荆芥 10 g、薏苡仁 15 g、防己 12 g、川牛膝 10、海桐皮 15 g、山楂肉 12 g、怀山药 12 g。

上方服四剂症状明显减轻,胃纳转佳,故去山楂肉、山药,加路路通 9 g、七叶莲 9 g、肿节风 9 g,以加强通络止痛和祛湿的作用。又服四剂,关节肿痛大减,仍守方加黄精以扶正气,共服药十六剂,自觉症状消失。复查抗"O"及血沉均正常。于 1977 年 6 月追访病未复发。

案2 寒痹

肖某某,女,42 岁,工人。

初诊:1973 年 6 月 25 日。

症状及实验室检查:从 1971 年春季开始患风湿性关节炎。反复发作,时已两年,髋膝关节疼痛,皮色不变。下肢膝关节特别怕冷,局部要加盖护膝垫保暖,倘遇天冷天雨痛更难忍,步伐艰难,不能上班已四月,舌质淡红,苔薄白,脉弦细而紧。抗"O"1:1600,血沉 30 mm/h。

此为寒痹。其主要特点是疼痛有定处,痛较剧。因寒为阴邪,其性凝滞,故痛有定处,局部怕冷。风、寒、湿邪相搏,阻滞经络骨节,不通则痛,变天则剧。治以散寒止痛为主,佐以祛风除湿。

方以乌头汤加减:桂枝 15 g、川乌(制)9 g、黄芪 15 g、白术 12 g、麻黄 6 g、白芍 12 g、豹皮樟 15 g、干姜 6 g。

服七剂,关节疼痛大减。膝关节自觉转暖,能慢步行走。复诊时,加虎骨 15 g、蕲蛇 9 g,再服十剂,抗"O"降至 1:300,血沉仅为 10 mm/h。嘱病者服药二周,以巩固疗效。追查一年半无复发。

案3 着痹

黄某,女,49 岁,工人。

初诊:1976 年 12 月 3 日。

症状及舌苔脉象:于 1976 年 12 月 3 日就诊,患者左侧腰腿疼痛牵引左小腿亦痛,不能行走,卧床已两月余。曾服中西药治疗无明显效果。伴有怕冷,胸闷。天冷则加剧。舌质淡红无苔,脉象细数无力。

检查:于腰椎 4—腰 5 左侧棘突旁有明显压痛,左腿沿坐骨神经部位亦有压痛。左侧直腿抬高试验30°时即剧痛。腰部X线拍片:腰椎肥大性改变。

此证疼处固定,兼有怕冷,亦属寒痹。治宜驱寒通络为主,疏风利湿为辅。方以乌桂鹿片汤加减(经验方):制川乌9g、制草乌9g、桂枝15g、鹿角片12g、白芍15g、五加皮15g、五爪龙30g、蕲蛇15g、白术15g。

服药三剂即觉有效,疼痛减轻。服药十剂后明显好转,胃纳增加。仍觉怕冷,逐将方中桂枝加到20g。药后病情大有好转,可以下床行走十米左右。后因缺川乌、草乌及蕲蛇,改用熟附子12g、千年健30g、肉桂6g。服十二剂。至1977年2月1日来诊时,关节疼痛减轻大半。可以下床行走一段路。仍觉下肢痠麻,怕冷,见风则痛剧,脉沉细,舌质淡红苔白薄。此寒邪尚未完全祛散,兼有气血虚亏,治宜温散寒湿,补益正气。处方:熟附子12g、桂枝30g、鹿角片15g、干姜10g、当归12g、白芥子6g、五加皮15g、麻黄6g、白芍15g、黄芪30g。共服药三十多剂,至5月17日复诊,诸证俱除,行走自如,检查腰腿部均无明显压痛。左腿可直腿抬高大于90°亦不觉痛。此证已临床治愈,嘱其续服药两周,以资巩固,并加强锻炼以增强体质。

案4 湿痹

安某,女,33岁。

初诊:1976年8月12日。

症状及实验室检查:症见全身关节疼痛,以双膝踝关节为甚,肿胀重着,步履艰难,疲乏无力,食欲不振,寐不安。脉沉细,舌质淡红,苔白厚腻。查血沉33mm/h,抗"O"1:1000。

证属湿痹。因湿邪重浊黏滞,故其特点为肢体重着,关节疼痛,局部肿胀。治宜祛湿为主,佐以疏风散寒。方拟防己术瓜汤加减(经验方):防己15g、木瓜12g、薏苡仁30g、宽筋藤15g、海风藤15g、石楠藤15g、独活10g、秦艽10g、椿根12g。

服上方四剂后,关节肿痛减轻,继服十六剂,至8月30日来诊时,关节痛大减,肿胀消退,但胃脘有时作痛。舌苔白厚,脉沉弱,仍守上方去石楠藤,加炒白术12g、茯苓12、木香10g,健胃止痛、芳香化湿,再进四剂而诸恙具解。复查血沉及抗"O"均属正常范围。

案5 热痹

黎某某,女,40岁,工人。

初诊:1977年4月25日。

症状及实验室检查:患者过去曾患过风湿,近三天来左踝关节肿痛,继则右踝亦肿痛,伴有头晕眼花,四肢无力。两踝关节微红,局部灼热,行走困难。舌质红,苔薄黄,脉细数。查抗"O"1:625,血沉40 mm/h。

证属热痹。湿热痹阻,蕴于经络,关节红肿热痛为其特点,患者过去有过风湿病史,可能为风寒湿之邪郁久化热所致,近半年来患者在炉前工作,亦可能直接受湿热之邪而发病。治宜清热通络为主,佐以疏风胜湿。方拟热痹汤加减(经验方):地骨皮15 g、黄柏10 g、苍术12 g、防己10 g、海风藤12 g、天仙藤15 g、威灵仙12 g、椿根15 g、银花15 g。

上药服四剂,关节肿痛明显减轻,觉腰痛,于上方中加薏苡仁15 g、怀牛膝12 g,服药十二剂,自觉症状基本消失,踝关节肿胀全消,行走自如。但觉下肢乏力,舌质淡红,苔少,脉细略数,此湿热之邪基本已清,而有气血不足之象,改用鸡血藤15 g、宽筋藤15 g、秦艽10 g、黄柏10 g、苍术10 g、怀牛膝12 g、生地12 g、路路通15 g。服八剂而愈。查抗"O"及血沉正常。于8月中旬追访,病未复发。

许勇按语

中医痹证,包括范围较广,类似现代医学之风湿性关节炎和类风湿性关节炎等疾病。为临床常见病多发病之一。其发病原因,内因为素禀不足,肝肾亏损,气血两虚等正气不足。外因多为久居湿处,雨水浸渍,汗出入水,饮酒当风等使卫阳不固,风寒湿或热邪乘虚而入,痹阻肌腠筋骨,致生痹证。如《素问·痹论》所述:"风寒湿三气杂至,合而为痹也,其风气盛者为行痹,寒气胜者为痛痹,湿气胜者为着痹也。"又说"阳气多,阴气少,病气盛,阳遭阴,故为痹热。"

临床上一般分为风寒湿痹和热痹(或称风热湿痹)两大类型。由于风、寒、湿之邪偏盛不同,又可分为行痹(风痹),痛痹(寒痹)和着痹(湿痹)三型。这样分型,有利于抓住矛盾的主要方面,集中兵力打歼灭战。

根据个人经验,应用中草药治疗痹症,有较好疗效,副作用少,巩固时间较长的特点。在临床实践中体会到,防风汤(宣明论方)和风灵汤(海风藤、威灵仙、路路通、吊子风、羌活、独活、天仙藤)治疗风痹有效。乌头汤(金匮)和乌桂鹿角汤(制川乌或草乌、桂枝、鹿角片、干姜、白芍、千斤拔、豹皮樟、生姜、大枣),治疗寒痹效佳。薏苡仁汤(类证治裁)和防己木瓜汤(防己、木瓜、苡仁、臭茉莉、宽筋藤、血风藤、五加皮、牛大力、生姜)治疗湿痹效果好。而治疗热痹用热痹汤(土地骨、黄柏、老桑头、七叶莲、苍术、银花藤、救必应、苡仁、怀牛膝等)加减,效果良好。至于痹症日久不愈,形成气血不足,肝肾两亏,湿痰瘀血瘀积于内,引起关节变形强直,功能障碍,治宜从脾、肝、肾三脏着手,扶正驱邪,辨证论治,不可拘泥于一方一药,方能奏效。

为了提高疗效,应在辨证论治的基础上,适当选用藤类药(如海风藤、石楠藤、宽筋藤、鸡血藤、血枫藤等);虫类药(如蜂房、蕲蛇、白花蛇、蜈蚣、全蝎等);骨类药(如虎骨、豹骨、猴骨等)和引经药等配方,可以收到相得益彰之效果。

8. 类风湿关节炎(rheumatoid arthritis,RA)

类风湿关节炎是一种以关节滑膜慢性炎症为特征的自身免疫性疾病。主要表现为对称性、慢性、进行性多关节炎,因关节滑膜的炎症、细胞浸润、增生,形成血管翳,侵犯关节软骨、软骨下骨、韧带和肌腱等,造成关节结构破坏,最终导致关节畸形和功能丧失。因其发病率、致残率均高,病势缠绵,且病因病机尚不清楚,迄今尚无根治的办法,严重危害人类健康。本病多见于中年女性,男女之比为 1∶(3~4),30~50 岁年龄组发病率最高,我国 RA 的患病率为 0.32%~0.36%。

类风湿关节炎属中医学"痹证"范畴,但历代又有"历节病""痛风""鹤膝风""鼓槌风""骨痹""顽痹"等称谓,表明类风湿关节炎不同于一般痹证,在病因病机上有其特殊性。

○ 发病机理

西医病因病理:现代医学认为,RA 是自身免疫性疾病在局部关节的表现。近 40 年来随着内分泌学、酶学、组织化学,特别是免疫病理学的进展,虽为进一步探讨本病原因和发病机理创造了比较好的条件,但至今病因仍然不明确。目前公认的观点是,RA 的发病可能是一种受抗原驱动的"激发—连锁反应"的过程,为多种致病因素相互作用而致;感染和自身免疫反应是 RA 发病和病情迁延的中心环节,而内分泌、遗传和环境因素等则增加了 RA 的易感性,且免疫系统"下丘脑—垂体—肾上腺轴"这一环路在 RA 的发病机制中起重要调节作用。作为病因而论,与以下几方面可能有关:感染因素、遗传因素、内分泌失调、环境因素、细胞因子或其他因素(寒冷、潮湿、疲劳、外伤、吸烟、精神刺激等)。归纳起来,RA 发病机制有两种学说,即分子模拟学说和模糊识别学说。

从病理角度来看,RA 主要侵犯关节滑膜,可以认为关节滑膜炎是该病的原发病变,而滑液、软骨、软骨下骨、关节囊、韧带和肌腱的病变都是其继发病变,是类风湿肉芽肿由关节内向关节周围蔓延腐蚀的结果。病变早期滑膜充血和水肿,滑膜细胞与毛细血管增生,血管周围 CD_4^+ 细胞及 B 细胞、单核细胞浸润;进而滑膜增生,肉芽肿侵袭关节囊,囊腔肿胀,囊壁松弛,关节易发生病理性半脱位或脱位;随后肉芽组织逐渐被纤维结缔组织和瘢痕替代,使关节囊挛缩,又造成关节畸形改变。其后类风湿肉芽肿布满整个关节面,形成血管翳,干扰关节软骨摄取来自滑液的营养,同时肉芽肿自关节边缘侵入软骨下骨,使关节软骨面失去依托和血运,从而加速软骨基质中的蛋白聚糖和胶原的降解,破坏关节软骨,逐渐形成关节纤维性强直,甚至骨性强直。在病变的演变发展过程中,关节附近的骨骼由于失用而出现骨质疏松,肌腱、韧带、腱鞘也发生类似的肉芽组织侵袭破坏,可更进一步造成关节挛缩,使关节功能丧失。重症患者,也常出现关节以外的病理改变,如贫血、皮下结节、心脏、肺脏、肾脏和眼部等脏器病变,以及血管炎,神经组织病变。

中医病因病机:类风湿关节炎属中医学"痹证"范畴,明代秦景明《症因脉治·痹证》论其病因是:"营气不足,卫外之阳不固,皮毛宣疏,腠理不充,冒雨冲寒,露卧当风,则寒邪袭之而成。"李中梓《医宗必读·痹证》描述本病后期出现"在骨则重不能举,尻以代踵,脊以代头"的严重畸形与功能障碍。其病因病机是:内因多为脾胃肝肾气血阴阳不足,卫外不固,而以肾虚为本;外因为风寒湿热邪气侵袭关节、肌肉、筋骨,阻滞经络,气血运行不畅而致血停为瘀,湿凝为痰,痰瘀互结,闭阻经络,深入骨骱,而致关节肿胀、畸变。故本虚标实是本病的病机特点,痰瘀贯穿疾病的始终。

◎ 案例选介

案① 刘某,女,32 岁,农民。

初诊:1965 年 6 月 6 日。

主诉双手掌指关节肿痛,活动受限半年。当地医院诊断为类风湿性关节炎。经用激素治疗近 3 个月,症状时缓时重。近 1 周因胃部不适停药,掌指关节及腰骶部疼痛发硬,早晨起床有一定困难,今天下午由家人扶行至本院门诊。既往无肺结核、肝炎等传染病史可载。诉发病前曾因农忙外出小住 3 个月,患病以来饮食、二便正常。

检查:满月脸,神倦乏力,舌淡胖、苔白润,舌尖稍红,脉细;胸背部皮肤可见散在痤疮,心、肺检查无特殊;双手掌指关节肿胀,尤以 2—4 掌指关节及近指间关节肿痛明显,皮温略高,屈伸受限;脊柱轻叩痛,腰骶部压痛,仰卧屈髋试验(+),膝、踝关节活动尚可。实验室检查可见血沉 96 mm/h,抗"O"500 U 以下,类风湿因子(+),血白细胞 $6×10^9$/L,血红细胞 $4×10^{12}$/L,血红蛋白

85.8 g/L,血小板 356×10^9/L。血糖及肝、肾生化检查正常。

X线检查:双手掌指关节周围软组织呈肿胀阴影,近节指间关节诸骨密度增高,未见骨质破坏,关节腔未见变窄;双侧骶髂关节骨质密度略高,边缘模糊,双髋关节未见骨质破坏。

诊断:中医诊为痹证(气虚血瘀,湿邪留滞),西医诊为类风湿性关节炎。

治疗:

首诊:根据上述舌脉,治以益气通阳,祛湿通痹。用仲景桂枝芍药知母汤加减:党参 30 g、桂枝 10 g、麻黄 5 g、知母 12 g、白芍 12 g、秦艽 15 g、白术 6 g、豨莶草 15 g、泽兰 15 g、甘草 6 g。4 剂。水煎服,煎至药汁 1 碗,蜂蜜 1 匙调服。嘱用药渣复煎成外洗液,温洗双手关节。服药期间忌食烧鹅、酸竹笋、腊肉、腊肠、通心菜。

6 月 11 日二诊:服药后关节晨僵略有改善,手足喜温,舌脉同前。守上方加入淫羊藿 10 g,露蜂房 6 g 以加强温通消肿之功。6 剂。

6 月 19 日三诊:服药后胃纳、二便正常,原有疲倦、畏寒情况略有改善,舌胖嫩、苔白腻之象减轻,脉弦略细。此温阳化湿开痹已见端倪,效不更方。固守上方,酌减麻黄、桂枝用量,另加女贞子 10 g,以平补阴阳,养护元气。

6 月 25 日四诊:精神转佳,舌淡红、苔薄黄,脉弦细;双手掌指关节及近节指间关节肿胀未退但晨僵现象减轻,腰骶部仍酸楚沉重。此阳气渐复,湿热外现之象。拟重用益气利湿之品,处方:党参 30 g、五爪龙 30 g、忍冬藤 30 g、薏苡仁 30 g、桂枝 6 g、知母 12 g、赤芍 15 g、秦艽 15 g、甘草 6 g、萆薢 15 g,6 剂。每天 1 剂,水煎服,服时加蜂蜜 1 匙。

7 月 2 日五诊:治疗近 4 周,病情稳定,胸背部痤疮已退,提示原使用激素后之副作用渐消;双手关节肿胀减轻,并已能抓拢,晨僵时间缩短。守上方加减调养近半年,各掌指关节及近节指间关节肿痛全消,活动灵活,晨僵缓解,腰骶部无板紧不适,体力正常,前述各项检查指标恢复正常,随访 2 年未见病情复发。

许勇按语

类风湿性关节炎属中医"痹症"范畴。早期以掌指关节及近节指间关节在不明原因下多个关节肿胀疼痛,活动不利,也可见于脊柱小关节及骶髂关节病变。临床以关节肿痛不移、晨僵、关节屈伸不利为特点,经用激素治疗可得到缓解,病人用后多欲罢不能。但激素副作用大,不能长期使用。对于经激素治疗的病人其早期湿热实证多不明显,而多表现虚寒夹瘀,诊治上不可忘记湿浊之邪尚存,须辨清虚实寒热错杂。治虚不忘通络祛邪,祛湿不宜过温伤阴,盖此症之湿邪入络如油入面,常表现为湿久成痰,痰久成瘀,瘀痰阻络成虚。故非一清一利即解,宜抽丝剥茧,缓攻缓补,即用药不宜太过峻猛。常用清热祛湿通络之品有忍冬藤、桑枝、川萆薢、知母、泽泻、羚羊角骨、薏苡仁等;温通经络有桂枝、威灵仙、羌活、五加皮;益气养血有党参、五爪龙、鸡血藤、牛大力;祛瘀消肿常取蜂房、全蝎、穿山甲、泽兰、三七等。皆取诸药性味平和而不伤胃,可攻可守。该病程多缠绵难解,治疗上应根据患者个体特点,如早期湿热偏盛用忍冬萆薢汤加减,后期寒湿痰瘀偏胜用桂枝芍药知母汤加减治疗,多获良效。

案2 张某,男,51岁。

初诊日期:2012年10月9日。

主诉:手指、腕关节肿痛3年余。

病史:患者工作环境长期潮湿,3年前出现手指、腕关节疼痛,始则痛处游走,久而手指、腕、肘关节肿痛,僵硬变形。经某市医院诊断为"类风湿性关节炎",多方治疗未奏效,遂来我院就诊。刻诊:手指、腕、肘多个关节肿大畸形,有晨僵,形体消瘦,身重乏力,自汗畏风,舌质淡而紫黯,苔薄白腻,脉沉缓。证属脾肺气虚,湿瘀互结,痹阻经络。治宜补益脾肺,祛风除湿,化瘀通络。方以防己黄芪汤合当归芍药散加减。

处方:黄芪30 g、木防己15 g、白术15 g、茯苓15 g、泽泻12 g、当归20 g、川芎15 g、晚蚕砂12 g、桂枝15 g、白芍12 g、乌梢蛇12 g、鸡血藤30 g、炙甘草6 g。每日1剂,水煎400 ml,分2次温服。

二诊:服药15剂,手指、腕关节肿胀疼痛减轻,晨僵亦缓,身重乏力、自汗畏风消失。效不更方,原方继服。

三诊:服药40余剂,关节疼痛已除,手指、腕关节晨僵消失,关节肿胀明显好转。遂改用七味通痹口服液服用,经巩固治疗4个月,关节疼痛未再反复。

许勇按语

《素问·阴阳应象大论》云:"地之湿气,感则害皮肉筋脉。"本案患者因久居湿地,兼脾肺气虚,卫外不固,湿邪乘而袭之,日久阻碍营卫运行,瘀血内生,以致湿瘀互结,痹阻经络,留滞筋骨,故关节肿胀疼痛难愈,进而损伤骨骼,则关节畸形。遵《金匮要略·痉湿暍病脉证并治》"风湿,脉浮身重,汗出恶风者,防己黄芪汤主之"之训,故以防己黄芪汤为主方。本例患者虽无"脉浮"之象,但又不可拘泥于"脉浮",只要具备风湿表虚证的证候与病机特点仍当用该方治之。防己黄芪汤益气固表而不恋邪,祛风除湿而不伤正,使风湿俱去,则表虚得固。方中用木防己,取其味苦辛,偏于祛风而走外,祛风胜湿以止痛,其与汉防己之味苦,偏于利湿走里,重在利小便以消肿有所不同。加桂枝、白芍既能祛风胜湿,又能调和营卫;乌梢蛇外达皮肤,内通经络,透骨搜风;合当归芍药散以健脾利湿,活血化瘀,加鸡血藤以增强活血化瘀,通络止痛之功;晚蚕砂性味甘温,燥湿、祛风、和胃化浊、活血定痛之功兼备,长于舒筋活络,治湿痹拘挛疼痛。诸药相伍,益气固表与健脾理中并用以扶正,祛风除湿与化瘀通络兼顾以祛邪,俾风湿、瘀血俱除,而肿痛自止。

9. 强直性脊柱炎(ankylosing spondylitis,AS)

强直性脊柱炎是一种原因不明的慢性进行性自身免疫疾病。以中轴关节慢性炎症为主要表现,主要侵犯骶髂关节、脊柱骨突、脊柱旁软组织及外周关节,严重者可发生脊柱畸形和关节强直,也可累及内脏及其他组织。临床以逐渐出现骶髂关节、脊柱各关节的纤维化及骨性强直为特征,至晚期骨性强直后,病情即不可逆转。目前公认强直性脊柱炎属结缔组织性疾病。强直性脊柱炎是脊柱关节病引起的称为原发性强直性脊柱炎;其他脊柱关节病并骶髂关节炎为继发性强直性脊柱炎。通常所指的为前者。该病起因尚未明了,但比类风湿关节炎具有更强的家族遗传倾向。除心脏并发症、肾淀粉样变性和颈椎骨折脱位外,本病对患者寿命无明显影响。

本病属中医学"痹证"范畴。我国 AS 的患病率初步调查为 0.26%。男女之比为 5∶1,女性发病较缓慢且病情较轻,发病年龄通常在 13～31 岁,30 岁以后及 8 岁以前发病者少见。

◎ 发病机理

病因至今未明,经流行病学调查,一般认为是遗传因素和环境因素相互作用所致。已经证实 AS 的发病和 HLA-B27 密切相关,并有明显的家族遗传倾向。HLA-B27 基因属 MHC-I 类,根据 DNA 分型法,迄今已发现15 种亚型,其中 B2702、B2704 和 B2705 与 AS 正相关,而 B2706 和 B2709 与 AS 负相关,其原因可能是由于 B27 分子某些部位氨基酸序列的差异。环境因素一般认为和感染有关,如肠道细菌及肠道炎症。关于 HLA-B27 与 AS 相关的发病机制未明,可能与 HLA-B27 分子有关序列和细菌通过某种机制相互作用有关。分子模拟学说认为本病由于病原体如某些肠道革兰阴性菌和 B27 分子存在共同的抗原决定簇,免疫系统在抗击外来抗原时不能识别自我而导致自身免疫病。受体学说认为 B27 分子有结合外源性多肽的作用,从而增加机体患病的易感性而致病。其他一些因素,包括外伤、甲状腺疾病、铅中毒、上呼吸道感染、淋病、局部化脓性感染、内分泌及代谢缺陷、过敏等都曾被人认为是致病因素,但均缺乏有力的依据。

AS 的病理性标志和早期表现之一为骶髂关节炎,脊柱受累到晚期的典型表现为竹节状脊椎。外周关节的滑膜炎在组织学上与类风湿关节炎难以区别。复发性、非特异性炎症主要见于滑膜、关节囊、韧带或肌腱骨附着点。肌腱末端病为本病的特征之一。肌腱、韧带、关节囊等骨附着部位出现炎症、纤维化以至骨化,为本病基本病变。本病变多始于骶髂关节,逐渐上犯腰、胸、颈椎、肩、髋、肋椎、胸骨柄体等关节,耻骨联合也常被累及,约有 25% 的患者同时累及膝、踝等关节。该病导致滑膜肥厚和关节软骨的腐蚀破坏较轻,很少发现骨质吸收和关节脱位,但关节囊和韧带的骨化却很突出,加之关节的软骨面钙化和骨化,极易发生关节骨性强直,结合部的炎性肉芽组织既能腐蚀结合部的松骨质,又可向韧带、肌腱、关节囊内蔓延。在组织修复过程中新生的骨质生成过多过盛,不但足以填补松骨质的缺损,还向附近的韧带、肌腱、关节囊过渡,形成韧带骨赘。这种病变的结局是导致关节发生骨性强直的重要原因。因主动脉根部局灶性坏死可引起主动脉环状扩张,以及主动脉瓣膜尖缩短变厚,从而导致主动脉瓣关闭不全。

中医学认为本病的病因与机体肾虚督空、感受风寒湿等六淫邪气有关。肾虚督空、先天禀赋不足、后天失于调养,皆可使肾精空虚,督脉失养,筋骨不得温养而发病;淫邪阻闭,风寒湿诸邪入侵机体,凝滞于筋骨关节,阻闭气血,致使肢节失去濡养,萎废变形。

◎ 案例选介

案❶ 严某,男,32 岁。

初诊:2014 年 6 月 18 日。

主诉:腰骶部疼痛反复发作 7 年余,加重半年。

病史:患者 7 年前劳累后出现腰骶部疼痛,服用"消炎痛"症状可以缓解。近半年来腰骶部疼痛逐渐加重,遂来我科就诊。诊见:腰骶部僵硬疼痛,转侧不利,面色潮红,头晕目眩,耳鸣,手足心热,舌质红少苔,脉细数。相关检查:HLA-B27 阳性,血沉 47 mm/h,C 反应蛋白 96 mg/L。骶髂关节 CT 示:关节间隙变窄,并可见部分融合。证属肝肾亏虚,督脉失养。治宜补益肝肾,填精益髓。方予地黄强督笑痛方化裁。

处方:熟地黄 18 g、山茱萸 15 g、桑寄生 20 g、菟丝子 30 g、地龙 12 g、乌梢蛇 12 g、制马钱子 0.8 g、川木瓜 20 g、当归 15 g、赤芍 15 g、白芍 25 g、炙甘草

9 g。日 1 剂,水煎 400 ml,分 2 次温服。制马钱子研末分 3 次冲服,连服 7 天。

复诊:服药 15 剂,腰骶部僵硬、疼痛减轻,手足心热改善,面色潮红、眩晕、耳鸣等症皆好转,舌脉同前。效不更方,继予上方。

三诊:服药 30 剂后,仅感腰骶部酸胀不适,面色潮红消退,眩晕耳鸣偶作,手足心热不甚,舌质淡红,苔薄,脉沉细。继服 14 剂以巩固疗效。后复查血沉、C 反应蛋白皆恢复正常,HLA-B27 仍阳性;复查双侧骶髂关节 CT 片,前后对照无明显变化。遂将上方作为丸剂内服,以善其后,半年后随访疼痛未作。

许勇按语

患者腰骶部疼痛反复发作 7 年余,逐渐加重,且舌质红少苔,脉细数,显系肝肾亏虚,督脉失养所致。即如《难经》云:"督之为病,脊强而厥。"强督笑痛方为许氏治疗本病之经验方,地萸强督笑痛方系该方加熟地、山茱萸、桑寄生而成。原方减人参、鹿茸,虞其温燥伤阴。方中熟地黄甘温质润,补阴益精以生血,为滋阴养血之要药;熟地黄以补为主,山茱萸以敛为要,两药伍用,一补一敛,强阴益精,大补元阴;桑寄生味苦、甘,性平,质厚而柔,归肝、肾经,苦能燥湿,甘能补益,既祛风湿又长于补肝肾,强筋骨,对痹证日久伤及肝肾阴精,筋脉失养的腰膝酸痛、筋骨无力者尤宜。菟丝子补益肝肾;川木瓜舒筋壮骨;久痛入络,予地龙、乌梢蛇,以通络止痛;马钱子虽有毒,然"其开通经络,透达关节之力,实远胜于它药"(《医学衷中参西录》)。当归、赤芍养血活血;白芍、炙甘草酸甘化阴,缓急止痛,且炙甘草兼制马钱子之毒副作用。

案❷　周某,男,22 岁。

初诊:2019 年 9 月 11 日。

主诉:腰骶部疼痛反复发作 1 年余,加重 1 周。

病史:患者 1 年前无明显诱因出现腰骶部疼痛,活动后症状减轻或消失,因未影响工作、生活,未予重视。近 1 周前上述症状加重,并伴右膝关节肿痛,即来我科就诊。刻诊:腰骶部疼痛,转侧不利,右膝关节肿痛,活动受限,阴雨天时上述症状加重,体倦乏力,纳少,大便溏薄,每日 1～2 行,畏寒肢冷,小便调,舌质黯淡,苔白厚腻,脉沉弦细。相关检查示:HLA-B27 阳性,血沉 56 mm/h,类风湿因子(一)。腰椎及双侧骶髂关节正、侧位 X 线摄片报告:腰椎无异常,双侧骶髂关节间隙无变化,诊断为强直性关节炎。证属脾肾阳虚,寒湿痹阻,久痛入络。治予温肾强督,健脾化湿,活血通络。方以姜术强督笑痛方加减。

处方：人参 9 g、鹿茸 3 g、狗脊 15 g、独活 15 g、地龙 12 g、乌梢蛇 12 g、制马钱子 0.8 g、川木瓜 20 g、当归 15 g、鸡血藤 20 g、白芍 15 g、干姜 15 g、苍术 15 g、白术 15 g、薏苡仁 30 g、炙甘草 6 g。日 1 剂,水煎 400 ml,分 2 次温服。制马钱子研末分 3 次冲服,连服 7 天后停用。人参用文火煎 50 分钟兑服。

二诊：服药 15 剂后,腰骶部疼痛及膝关节疼痛基本消失,仅略感右侧髋关节酸痛,舌质黯淡,苔薄白腻,脉沉细。上方继服至 21 剂时,复查血沉恢复正常,HLA-B27 仍阳性。遂以姜术蠲痹笑痛方为丸药内服,3 个月后随访,疼痛未作。

许勇按语

本案患者脾肾阳虚,肾督亏虚,腰府失养,骨髓不充,不荣则痛;寒湿痹阻,气血失和,加之久痛入络,不通则痛,故患者腰骶部疼痛。其治疗自当温肾强督与健脾化湿,活血通络兼顾。本方系强督笑痛方加干姜、苍术、白术而成,方中鹿茸为壮元阳、益督脉、强筋骨之要药,宜从小剂量开始,不宜骤然大量食用,以免阳升风动,或伤阴动血;人参大补元气,健脾益肾;狗脊补肾督,强腰膝,兼寓祛风胜湿之能,其与独活并用,祛风湿强腰膝之力倍增;干姜长于温中散寒,为温补中焦之要药,其与苍术、白术相配,温化寒湿,以绝寒湿之源;薏苡仁渗湿健脾,川木瓜化湿舒筋,两者合用则化湿通络以止痛;乌梢蛇搜风通络,为治疗顽痹之要药,其与地龙、制马钱子相配,通络止痛之力益增;当归与鸡血藤相伍,以养血活血通络;白芍配炙甘草,意在缓急止痛。诸药合用,则筋骨健,脉络通,而痛自止。

10. 痛风(metabolic arthritis)

痛风是一种古老的疾病,痛风又称"帝王病""富贵病"。研究表明,埃及金字塔发掘的木乃伊的关节中就含有尿酸盐。另外,被称为西方医学之父的希波克拉底(公元前 460 年—公元前约 375 年)也曾留下关于痛风的记录。

有资料显示,在欧洲历史上,马其顿亚历山大大帝和法国的路易十四、拿破仑等帝王都曾罹患痛风。痛风也因此被称为"帝王病"。痛风也常见于爱好美食的贵族阶层,所以又被称为"富贵病"。在英国,18 世纪时人们就发现痛风多发生于生活优裕的达官贵人,这些人常以耳郭痛风结节的大小来炫耀自己的身份。根据以往的数据,我们可以发现,在战争年代,痛风患者数量有所下降,这是因为战争时期人们的生活比较艰苦。20 世纪 60 年代以后,亚洲地区痛风患者急剧增多,其原因在于饮食习惯欧美化,大量摄入动物性蛋白质和动物脂肪。西医学对痛风的机理、病理变化等尚无明确定论，中医认为可能与饮食不节、外感风寒湿热有关。

○ **案例选介**

案1 刘某，男，65岁。

初诊：2012年4月3日。

主诉：足踝、足趾痛半月余。

病史：患痛风30余年，反复发作，时轻时重。近8年来，曾多次测血压偏高，未予诊治。平素喜食海鲜、肥甘厚腻之品，于半月前突见右足踝关节、第一趾跖关节红肿热痛，活动障碍，自服双氯芬酸、头孢拉定等药物，疗效欠佳。刻诊：右足踝关节、第一趾跖关节红肿热痛，触痛明显，活动障碍，常半夜痛醒，伴体倦乏力，头身困重，胃纳尚可，大便时干时稀，小便短黄，夜尿频数。查：左耳郭可见一处"痛风石"，血尿酸528 μmol/L，血压140/96 mmHg。舌质淡黯，舌体胖，有齿痕，舌苔白腻微黄，脉细滑而数。诊为"痛风病"。证属气虚血瘀，湿浊化热，痹阻经络。治宜益气活血，化浊清热，通络止痛。方拟补阳还五汤合四妙丸化裁。

处方：黄芪40 g、当归15 g、桃仁12 g、红花12 g、赤芍20 g、地龙12 g、川芎15 g、苍白术各15 g、黄柏10 g、川牛膝18 g、薏苡仁40 g、土茯苓40 g、萆薢20 g、山慈菇15 g、炙甘草6 g。10剂，水煎服。且嘱其长期严格遵循饮食疗法的要求。

复诊：服药后，患者右足踝关节、第一趾跖关节疼痛完全消失，余症亦大有减轻，血尿酸328 μmol/L，血压138/86 mmHg。故以缓治之，原方土茯苓减至30 g，萆薢减至15 g，去赤芍，加白扁豆30 g，杜仲12 g，以固其本。经调理6周左右有基本康复，随访半年疼痛未作。

许勇按语

《本草纲目》曰："气者血之帅也。气升则升，气降则降；气热则行，气寒则凝。"本案痛风病程日久，耗损正气，气虚血瘀，且饮食不节，脾失健运，湿浊内生，郁而化热，浊毒与瘀血互结而痹阻经络，属本虚标实之证。故以补阳还五汤合四妙丸化裁，加土茯苓、萆薢、山慈菇、炙甘草，以益气活血，化浊清热，通络止痛。方中山慈菇、土茯苓、萆薢为辨证与辨病论治相宜之品。山慈菇含秋水仙碱等，可清热解毒，化痰消肿散结，如《本草再新》谓其"治烦热痰火，疮疗瘰痘，瘰疬结核"；土茯苓清热利湿，泻浊解毒，张山雷谓其"利湿祛热，能入络搜剔湿热之蕴毒"，萆薢祛风，利湿祛浊，通络止痛，即《本经》所云：其"主腰背痛，强骨节"。诸药合用，共达标本兼治，益气活血，化浊清热，通络止痛之效。

案❷ 蔡某，女，61 岁。

初诊：2013 年 11 月 3 日。

主诉：左足第一跖趾关节红肿热痛反复发作 3 月余，加重 2 天。

病史：患者有糖尿病史 20 余年，形体略胖，平素空腹血糖控制在 7～8 mmol/L。第一跖趾关节红肿热痛反复发作 3 月余，自认为系糖尿病并发症，未予治疗，2 天前进食鱼虾后出现左第一跖趾关节疼痛加重，活动受限，自服止痛片后症状改善不明显，遂来我院就诊。诊见左第一跖趾关节疼痛，活动受限，昼轻夜重，影响睡眠，伴见倦怠乏力，时口干欲饮，纳呆胸闷，小便短赤。

查体：左足第一跖趾关节局部色红、灼热、肿胀，触之痛剧，舌质淡，边尖红，舌体胖，苔黄腻，脉沉细略数。血尿酸 620 μmol/L。诊断为"痛风性关节炎"。证属脾肾气阴两虚，浊毒瘀血互结，郁而化热，痹阻脉络。治宜益气养阴，解毒化浊，清热通络。方以参芪地黄汤合四妙丸加减。

处方：黄芪 30 g、党参 25 g、山药 30 g、山茱萸 18 g、熟地黄 12 g、牡丹皮 12 g、茯苓 15 g、泽泻 15 g、黄柏 12 g、苍术 15 g、薏苡仁 30 g、山慈菇 15 g、土茯苓 30 g、萆薢 20 g、川芎 30 g、川牛膝 30 g、赤芍 20 g。日 1 剂，水煎 500 ml，分 2 次温服。

复诊：服药 7 剂后，疼痛明显减轻，灼热、肿胀不甚，余症亦减轻，舌脉同前，效不更方，继予原方 7 剂，以巩固疗效。

三诊：局部疼痛已消失，仍略有肿胀，轻微乏力，口干不甚，舌质淡黯，舌体稍胖，苔薄黄腻，因患者不愿再服汤剂，故予知柏地黄丸善后。

许勇按语

本案罹患消渴多年，脾肾气阴皆虚，肾为水脏，司开合，为先天之本；脾主运化水湿，为后天之本。脾肾亏虚，水液不运，日久影响气血运行，浊毒、瘀血内生，郁而化热，结聚关节、经络为患。本案为本虚标实之证，脾肾亏虚为本，浊毒瘀血为标。故治宜益气养阴，解毒化浊，清热通络。参芪地黄汤为六味地黄丸合党参、黄芪而成，共奏培补脾肾，益气养阴之功。苍术燥湿健脾，黄柏苦寒，清下焦湿热，解湿热疮毒，两药相合截其源流，去除浊毒；薏苡仁甘淡微寒，既可健脾利湿，又长于祛除肌肉筋骨之湿邪；土茯苓甘淡平，具有解毒除湿,通利关节之用,《本草再新》谓其:"祛湿热,利筋骨";萆薢分清化浊,祛风除湿,疗疮解毒;山慈菇清热解毒,化浊消肿散结。三药合用,使浊毒从小便而解。川芎为血中之气药,能活血行气;川牛膝活血通络止痛,又可引诸药下行,直达病所;赤芍化瘀止痛。诸药合用,既可培补脾肾,又可化浊解毒、清热利湿、活血止痛,而达标本兼顾之效。

11. 骨与关节结核(tuberculosis of bone and joint)

骨与关节结核,中医又称"流痰""骨痨",是结核分枝杆菌侵入骨或关节而引起的慢性化脓性破坏性病变;骨与关节结核是一种继发性结核病,原发病灶为肺结核或消化道结核。在我国,以原发于肺结核者占绝大多数。骨与关节结核可以出现在原发性结核的活动期,但大多发生于原发病灶已经静止,甚至痊愈多年以后。在原发病灶活动期,结核分枝杆菌经血液循环到达骨与关节部位,不一定会立刻发病。它在骨与关节内可以潜伏多年,待机体抵抗力下降,如外伤、营养不良、过度劳累、糖尿病、大手术等诱发因素,都可以促使潜伏的结核分枝杆菌活跃起来而出现临床症状。骨与关节结核的好发部位是脊柱,约占50%,其次是膝关节、髋关节与肘关节。可见,骨与关节结核的好发部位都是一些负重大、活动多、易于发生创伤的部位。

◎ **发病机理**

骨与关节结核的最初病理变化是渗出性炎症改变,之后会出现增生性或坏死性病变。骨与关节结核可分为单纯性滑膜结核、单纯性骨结核和全关节结核,以单纯性骨结核多见。椎体结核可分为中心型和边缘型两种;椎体破坏后形成的寒性脓肿可以有两种表现:椎旁脓肿和流注脓肿。关节结核在发病的最初阶段,病灶均局限于骨组织或滑膜组织,关节面软骨完好无损,关节功能多无明显障碍。如果早期结核病变被很好地控制,则关节功能不受影响。如果病变进一步发展,结核病灶会穿破关节面,进入关节腔,使关节软骨面受到不同程度损害,称为全关节结核。全关节结核必定会导致不同程度的关节功能障碍。如全关节结核不能被控制,便会出现继发感染,甚至破溃产生瘘管或窦道,此时关节已完全毁损。骨与关节结核,由于毒素释放的影响,使周围小血管栓塞,致周围病变坏死,易形成寒性脓肿。

中医学认为,本病为儿童先天不足、肾气未充所致;青少年则为劳倦内伤,以致肾亏络空,感受痨虫;成人房事劳倦、遗精带下,以致肾精亏损、痨虫乘虚而入。其形成与脏腑虚弱、气血亏虚有关,其中肾虚为本,痨虫易感;虚处留邪,痰浊凝聚为标,久而化热,消灼气血津液,蚀骨腐筋。

○ 案例选介

案❶ 张某,男,17 岁。

初诊:2006 年 7 月 6 日。

患者于 6 个月前,出现右髋部疼痛,开始时疼痛轻微,以后逐渐加重。前 3 个月出现潮热,盗汗,胃纳差,此后身体逐渐消瘦,由原来的 35 kg 减少至 27 kg。1 个月前,右髋部疼痛加剧,曾就诊于当地卫生院,先以扭伤外敷膏药,未见效,以后又以右髋炎症给予青霉素抗感染治疗,未见效。遂来我院门诊求治。

检查:消瘦疼痛面容,面色苍白,舌质淡,苔薄白,脉细数,右腹股沟肿胀,皮肤不红,不热,局部压痛,被动活动右髋关节时疼痛明显,右髋关节活动受限。

X 线摄片:右侧髋臼外上部骨质模糊,右股骨头中央部可见米粒大死骨 3～4 块。

化验:血沉 65 mm/h。

诊断:骨痨(右髋关节结核)。

治疗经过:入院后即给补肾养血、温通经络、散寒化痰,方用阳和汤加当归、党参、川牛膝 5 剂,每 2 天外敷流痰膏,5 天后右髋部肿痛明显减轻。嘱患者继续卧床休息,并增加营养。继续给阳和汤 10 剂,患者右髋部仅有轻度疼痛,且可以小范围活动右髋关节。以后用八珍汤 7 剂,局部继续使用流痰膏。3 周后患儿可下地扶拐行走,再继续用八珍汤 7 天,局部流痰膏。4 周后 X 线片复查:右股骨头小死骨已吸收。准予出院。

许勇按语

关节结核乃结核菌经呼吸道或消化道侵入人体,形成原发灶,结核菌在原发灶进入淋巴血行播散到全身各脏器,特别是网状内皮系统包括骨关节,多数播散灶被吞噬细胞所消灭,而极少数播散灶潜伏下来,一旦人体抵抗力降低,潜伏感染灶中的结核菌繁殖,突破包围的组织而发病。中医称骨痨,所谓骨痨,因其病发于骨,消耗气血津液,导致形体虚羸,缠绵难愈而得名。成脓后,其脓腐状若败絮黏痰,且可流传他处形成寒性脓肿,故又名流痰。多因先天不足,肾亏骨弱,复感痨虫,痰浊凝聚,蚀伤筋骨关节所致。发生于骨与关节的痨病类疾病,起病缓、化脓迟,以溃后流脓清稀或夹败絮样物,不易愈合,多损伤筋骨,形成脓肿或窦道等为主要表现。发病以青少年最多,一般为单发,常发生在脊椎,其次为膝、髋及肘关节等。发病缓慢,可有下午低热,患处疼痛、压痛、叩痛及肌肉痉挛,关节活动受限。稍晚期形成不红、不热脓肿,称为寒性脓肿;破溃以后,形成窦道,继发混合感染可出现关节强直。骨痨是全身性感染和局部损害并存的慢性消耗性疾病。整体的强弱对病邪的消长和病灶的好转、恶化有直接的影响。因此治疗必须整体与局部并重,祛邪与扶正兼顾,内治与外治结合。我们认为骨痨是阴寒之症,治宜温经通络,代表方为阳和汤。对于四肢骨关节结核早、中期关节面未破坏者,使用阳和汤内服,流痰膏外敷,疗效较好,若严重的关节面破坏者,宜手术治疗。

12. 骨质疏松症(osteoporosis,OP)

骨质疏松症是以骨量减少、骨的微细结构破坏为特征,致使骨脆性和骨折危险性增加的一种全身性骨骼疾病。骨质疏松症分为原发性、继发性和特发性三大类,本节主要讨论原发性骨质疏松。

◎ 发病机理

骨质疏松症的发生往往是多种原因综合作用的结果。关系比较密切的危险因素有:性激素不足、增龄、营养失调、运动量不足、吸烟、过量饮酒、低体重(体重指数<20)、髋部骨折家族史等。破骨活动相对强于成骨活动、骨重建处于负平衡,是骨质疏松症发生发展的基本病理环节。女性绝经后,体内雌激素水平下降,可以引起钙调节激素如降钙素和维生素D的活性产物分泌量异常,正常的调节机制发生紊乱,使过多的骨重建单位被激活,骨转换速度快,破骨细胞活性在总体上强于成骨细胞,所以,当每一个骨重建单位完成时,都会有不同程度的骨质丢失。若干个负骨平衡的骨重建周期后,骨小梁变细,变薄或断裂,骨强度下降,就发展为绝经后骨质疏松症,又称为高转换型骨质疏松症。人进入老年期后,整体机能状态趋于降低,消化吸收功能下降,加之运动量不足等原因,易引起钙摄入量不足,为了维持血钙平衡,甲状旁腺激素会动员骨骼中的钙进入血液循环,从而导致骨质的丢失。但此时骨转换的速度比较慢,骨质丢失的速度也慢,所以把这类老年性骨质疏松症又称为低转换型骨质疏松症。

古代中医学文献中无骨质疏松之名,按骨质疏松症主要临床表现,中医学中相近的病证有"骨痿""腰痛"和"骨痹"。《灵枢·邪气脏腑病形》说:"肾脉微滑为骨痿,坐不能起,起则目无所见。"《素问·痿论》说:"肾气热,则腰脊不举,骨枯而髓减,发为骨痿。""骨痿者,生于大热也。"产生"肾气热"的原因是"有所远行而劳倦,逢大热而渴,渴则阳气内伐,内伐则热舍于肾"。即烦劳过度,耗损肾阴,水不胜火,虚火内盛,二者互为因果,终致虚者愈虚,盛者愈盛,肾精匮乏,髓无以生,骨失所养而发骨痿。中医学认为,腰为肾之府,腰痛的病因虽多,但终与肾虚有关。痹证之因为"风寒湿三气杂至",但"邪之所凑,其气必虚",对于骨痹而言,当责之肾虚。可见与骨质疏松症相近的骨痿、腰痛、骨痹之证,其本皆为肾虚。至于疼痛的原因,中医学认为"不通"和"不荣"均可引起疼痛,肾阴亏虚,骨失濡养,虚火内盛,灼伤脉络,可致疼痛;肾气不足,鼓动乏力,气虚血瘀,闭阻经脉,亦可引发疼痛。

○ **案例选介**

案① 闫某,女,64岁。

初诊:2009年2月9日。

病史摘要:5年前患者出现腰背部反复酸痛,劳累时疼痛,休息后减轻。3年前开始腰背部疼痛逐渐加重,且出现驼背畸形。3个月前出现腰背痛剧烈,并向胸胁两侧放射,并出现形寒肢冷、膝酸脚软、倦怠。曾在当地医院治疗,疗效不佳,遂来我科门诊。

检查:神疲倦怠,面色苍白,舌淡苔白,脉沉细无力。胸背部轻度驼背畸形,在胸腰段范围内脊椎叩击痛明显。

X线摄片:胸腰椎椎体普遍骨质疏松,胸椎11、12及腰椎12椎体有轻度楔形改变。

诊断:老年性骨质疏松症。

治疗经过:以补肝益肾强筋壮骨为法,方用许氏腰痛二号方,以熟地、白芍、当归、川芎、独活、桑寄生、牛膝、杜仲、鹿角胶、秦艽、细辛、茯苓、防风、甘草加狗脊15 g、续断12 g,内服7剂,患者胸腰背部疼痛减轻,后继续服用7剂,腰胸背部疼痛、畏寒肢冷等症状明显减轻,然后再内服补肾丸14剂,胸胁部疼痛亦除,患者行走正常。嘱回去后继续服用健步壮骨膏,并且加强关节肌肉锻炼,增加营养,摄入含高蛋白、高钙、高磷的食物。

许勇按语

骨质疏松症属中医学"骨痿""骨痹""骨枯""肾亏"或"腰腿痛"等病名范畴。根据其临床症状如全身或腰背疼痛、易发生骨折、驼背等,与"骨痹""骨痿"等的描写颇为相似,如《内经》谓骨痿是"骨枯而髓减"、骨痹是"肾枯不长"。后世对此病的描述还有"骨伤则痿""胫枯""骨中空虚""骨中髓少""髓布满"等。《素问·痿论》亦云:"肾气热,则腰背不举,骨枯而髓减,发为骨痿。"认为其发病根源皆在于肾,肾主骨生髓。由于各种原因导致肾(气、阴、阳)的不足,影响骨髓和血之化源,精不生髓,骨失髓血充养,发生骨骼脆弱无力之证。骨质疏松症的病机目前主要趋向于以下两个方面:第一,本病的发生与肾的关系最为密切,其病机关键在于各种原因所致肾虚。中医认为,肾为先天之本,藏精。《灵枢·本论》说:"肾藏精。"《素问·宣明五气篇》说:"肾主骨。"《素问·阴阳应象大论》说:"肾主骨髓""在体为骨。"《医精经义》说:"肾藏精,精生髓,髓主骨,故骨者肾之余也;髓者,肾精所生,精足则髓足,髓在骨内,髓足则骨强。"《景岳全书·痿证》也说:"肾者,水脏也,今水不胜火,则骨枯而髓虚,故足不任身,发为骨痿。"故肾与骨质疏松关系密切。骨的强脆是肾中精气所决定的。因而肾精衰少是骨质疏松的基础。给予补肾壮阳,方用骨质疏松方以及补肾丸治疗,疗效明显。

案❷　杨某,女,75岁。

初诊:2013年8月12日。

主诉:腰背酸痛,眩晕失眠1月余。

病史:患者自述素患"高血压病",经常眩晕失眠,1个多月前于活动时不慎扭伤腰部,致腰背部酸痛,未予重视,以致疼痛日甚,遂来我院就诊。

刻诊:腰背部酸痛,转侧不利,时眩晕耳鸣,五心烦热,夜寐不安,溺黄便干,舌质红少苔,舌苔薄黄,脉象弦细数。骨密度测定示:轻度骨质疏松。血压145/90 mmHg。证属肝肾阴虚,水不涵木,肝阳上亢。治宜滋水涵木,平肝息风。予天麻钩藤饮加减。

处方:熟地黄18 g、枸杞子20 g、菟丝子20 g、龟甲胶12 g(烊化)、鹿角胶12 g(烊化)、山茱萸15 g、杜仲9 g、怀牛膝15 g、天麻12 g、钩藤12克(后下)、生石决明25 g(先煎)、益母草15 g、桑寄生30 g、夜交藤20 g、朱茯神15 g。日1剂,水煎500 ml,分2次温服。

二诊:服药15剂,腰背部酸痛、眩晕耳鸣、夜寐不安皆明显好转,原方继续服用。

三诊:服上方30剂,诸证悉除,血压120/75 mmHg。嘱其继续服用左归丸,以巩固疗效。经半年随访,除因血压波动,眩晕时作外,余无不适。

许勇按语

本例之腰背部酸痛,眩晕耳鸣皆以肝肾阴虚,精髓亏损为本。肾藏精,主骨生髓,肾阴亏损,精髓不充,封藏失职,诸症由生。故其治疗用左归丸为主滋水涵木以治本,方中重用熟地黄、山茱萸滋肾养肝,大补真阴;枸杞补肾益精,养肝明目;龟、鹿二胶,为血肉有情之品,峻补精髓,龟甲胶偏于补阴,鹿角胶偏于补阳,在补阴之中配伍补阳药,取"阳中求阴"之义;菟丝子、怀牛膝益肝肾,强腰膝,健筋骨;天麻、钩藤、石决明平肝息风;杜仲、桑寄生补益肝肾;夜交藤、朱茯神养心安神;益母草活血利水。诸药合用共奏滋阴补肾,填精益髓,平肝息风之效。

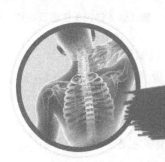

第四章
许氏骨伤效方撷萃

第一节　内服方

1. 接骨Ⅰ号

【组成】当归 10 g、赤芍 10 g、生地 15 g、川芎 6 g、桃仁 12 g、西红花 1 g、青皮 6 g、陈皮 6 g、乳香 6 g、没药 6 g、丹皮 10 g、地鳖虫 6 g、泽兰 10 g、泽泻 10 g、猪苓 10 g、忍冬藤 10 g、车前子 12 g(包煎)。

【功效】活血祛瘀、消肿止痛。

【主治】骨折初期，瘀血阻滞，经络不通，症见局部肿胀，压痛，瘀斑，发热口干，胸中烦满，夜寐不宁，尿赤便秘，舌质红，苔薄黄，脉弦数或滑数。

【用法】水煎 400 ml，分早晚温服。

◎ **许勇按语**

跌打损伤，脉络破裂，气血瘀滞，郁久发热，热伤津液，故发热口干，此热源于瘀血，故祛瘀有助清热，瘀热去则肿痛自消。方中以红花、桃仁、赤芍、当归、丹皮、川芎活血祛瘀，生地、泽兰、忍冬藤清气血分之热，乳香、没药、地鳖虫、陈皮、青皮行气疗折伤之疼痛，猪苓、泽泻、车前子消瘀血之肿胀，诸药相配，性味平和而祛瘀消肿之效尤佳。

骨折初期，气血两伤，瘀滞不去，经脉壅塞不通，则局部为肿为痛，易发生他症，瘀肿不去则新骨不生，骨折之内治大法是"瘀去、新生、骨合"，故骨折初期活血祛瘀，通络止痛为第一要法，然人有老、幼、刚、柔之别。临证处方，别犯"虚虚实实"之戒。

2. 接骨Ⅱ号

【组成】当归 10 g、赤芍 10 g、白芍 10 g、生地 12 g、川芎 6 g、地鳖虫 6 g、乳香 6 g、没药 6 g、猪苓 10 g、泽泻 10 g、自然铜 15 g(先煎)、续断 10 g、骨碎补 10 g、甘草 5 g。

【功效】祛瘀和营,接骨续筋。

【主治】骨折中期,瘀血尚未尽去,新骨还未生长。

【用法】水煎 400 ml,分早晚温服。

○ **许勇按语**

跌打损伤,经过早期治疗,不宜继续用攻破之法,以免损伤正气,此时瘀血未尽,气血欠通,筋骨始接还未续,须进一步祛瘀和营,才能接骨续筋。

接骨Ⅱ号方是根据骨折损伤的病理特点,并根据许氏骨伤多年的用药经验而组方,有祛瘀生新、调和气血、接骨续筋的功效,其组方用药的特点为攻补兼施、寓通于和,以期气血和、新骨生。

3. 接骨Ⅲ号

【组成】熟地 15 g、当归 15 g、白芍 10 g、川芎 10 g、续断 10 g、补骨脂 10 g、桑寄生 10 g、杜仲 10 g、党参 15 g、黄芪 30 g、茯苓 10 g、鹿角胶 10 g(烊化)、甘草 3 g。

【功效】益气养血,补肝益肾,强筋壮骨。

【主治】骨折后期,气血两亏或骨折迟缓愈合,老年骨折,损伤后期各种虚症,以形体虚弱,筋肉萎缩,肢体乏力,关节不利,舌淡,脉濡弱为施治的要点。

【用法】每日一剂,三煎,每次煎 400 ml,煎药时文火久煎,分早、中、晚三次空腹或饭前服用为宜。

○ **许勇按语**

骨折后期,气血虚弱,筋骨失养,则骨折愈合迟缓,筋骨痿软,方中以四物中的熟地、当归、白芍、川芎养肝补血,以四君子汤中的党参、茯苓、甘草加大剂量黄芪补益中气,以杜仲、桑寄生、续断、补骨脂、鹿角胶补肾壮骨,诸药相配,气血得以相生,脾胃得以健旺,关节得以滑利,筋骨得以充养。

骨折后期,气血不足,脾胃不健,肝肾亏虚,三者可因伤后失治致虚或年老体弱以及时间过久而成,用药上以气血同源、阴阳互根及脏腑等相关中医基础理论为指导。

本方以气血双补濡养四肢骨骼,强健脾胃以助生化之源,以补肝益肾达到筋骨强壮,遣方用药,经临床多年验证,对伤后气血两虚、骨折迟缓愈合的恢复有明显的促进作用。

4. 胸肋Ⅰ号

【组成】三七 6 g、当归 10 g、香附 10 g、枳壳 10 g、苏梗 10 g、厚朴 6 g、木香 10 g、玄胡索 10 g、苏木 10 g、陈皮 6 g、青皮 6 g、甘草 3 g。

【功效】活血祛瘀,理气定痛。

【主治】胸腹部扭挫伤早期,气滞于胸腹,瘀阻于经络,症见胸、腹部压痛,瘀斑或刺痛,痛处拒按,胸闷,腹胀,舌质暗红,脉弦细。

【用法】水煎 400 ml,分早晚温服。

○ **许勇按语**

本方适用于胸腹部挫伤的初期,方中三七既能止血又能散瘀,一药两用,许氏骨科视其为理伤之要药,用当归、玄胡索、苏木活血散结,香附、苏梗、枳壳、厚朴、青皮、陈皮理气止痛,除胸腹之胀满,甘草调和诸药。许氏常用此方治疗胸腹挫伤之初起,意在活血中辅以理气,理气中佐以活血之品,实之用药之妙,一举两得,但是值得注意的是此病有虚实之分,实者是伤后气滞血瘀,郁结不畅,虚者乃气血不足,筋脉失养而成,临证用药,尤须注意。

5. 胸肋Ⅱ号

【组成】当归 10 g、柴胡 6 g、桃仁 10 g、西红花 1 g、黄芩 10 g、枳壳 10 g、青皮 6 g、陈皮 6 g、郁金 10 g、天花粉 10 g、炮山甲 6 g、泽兰 10 g、金橘叶 7 片、甘草 3 g。

【功效】理气活血,通络之痛。

【主治】胸肋部跌打损伤,胸骨骨折、肋骨骨折、锁骨骨折,局部肿胀,压痛,转侧欠利,胸闷,腹胀,低热,口干,瘀血停于胁下,舌质红,苔薄黄,脉弦数。

【用法】水煎 400 ml,分早晚温服。

○ **许勇按语**

本方用于胸肋跌打损伤,胸骨骨折,肋骨骨折,锁骨骨折之瘀血停于胁下,疼痛难忍者。方中红花、当归、穿山甲、桃仁破瘀活血,瘀血郁久化热用柴胡、黄芩清半表半里及上焦之热,热伤津液以天花粉生津止渴,青皮、陈皮、枳壳、郁金、金橘叶理气除郁,解胸中之烦闷。

穿山甲破瘀之力甚强,用于瘀血停于胁下引起的剧烈疼痛,效果良好,但近年来,穿山甲为国家保护动物,药源稀缺,此物难得,现用三棱代替,效果亦佳,不妨一试。

6. 舒筋活血Ⅰ号

【组成】当归10 g、赤芍10 g、桃仁10 g、西红花1 g、乳香10 g、没药10 g、乌药10 g、续断10 g、苏木10 g、青皮6 g、陈皮6 g、桂枝6 g、甘草3 g。

【功效】舒筋活血,理气止痛。

【主治】跌打损伤,软组织受损之初期,四肢肿胀、瘀斑、疼痛,活动受限。

【用法】水煎400 ml,分早晚温服。

◯ **许勇按语**

舒筋活血Ⅰ号方主要用于跌打损伤初起,瘀血阻滞,血行不畅所致诸痛。西红花、当归、赤芍、桃仁活血通络以定痛,乌药、苏木、青皮、陈皮理血中之气滞,气滞则血瘀,气行则血行,乳香、没药辅佐活血消肿,桂枝通诸身之经络,续断为修复软组织损伤的要药,用之得当,疗效满意。

7. 舒筋活血Ⅱ号

【组成】当归10 g、牛膝10 g、荆芥10 g、防风10 g、桂枝10 g、五加皮10 g、海桐皮10 g、续断10 g、西红花1 g、青皮6 g、伸筋草10 g、羌活10 g、独活10 g、川芎6 g、甘草3 g。

【功效】舒筋活血,消肿止痛。

【主治】四肢损伤中后期,筋骨疼痛,局部肿胀,活动不利。

【用法】水煎400 ml,分早晚温服。

◯ **许勇按语**

四肢损伤中后期,气行尚未通畅,瘀血尚未散尽,筋骨尚未修复,方中用桂枝、青皮、红花、当归、川芎行脉中之滞,通组织之瘀,舒筋而活血,羌活、独活、牛膝、伸筋草通四肢经脉,其上肢甚者重用羌活,其下肢甚者重用独活、牛膝、五加皮、海桐皮、防风、荆芥祛风胜湿,除四肢之肿胀。

8. 壮腰止痛Ⅰ号

【组成】当归10 g、赤芍10 g、生地12 g、川芎6 g、西红花1 g、桃仁10 g、牛膝10 g、桂枝10 g、续断10 g、狗脊10 g、泽兰10 g、泽泻10 g、木通5 g、甘草3 g。

【功效】行气活血,壮腰止痛。

【主治】腰部急性扭伤、闪腰、岔气所致的腰痛如折,不能前后俯仰,左右转侧之腰痛难忍者,亦可用于胸腰椎骨折的早期,气滞腹胀,不得矢气,大便不解,腰痛难忍者。

【用法】水煎 400 ml,分早晚温服。

　○ **许勇按语**

　　腰部急性扭伤,或胸腰椎骨折初期,腰痛较为剧烈,疼痛如折,甚至出现腹胀,大便不通。方中用西红花、赤芍、川芎、桃仁、当归活血养血,生地、泽兰清热凉血。牛膝、续断、狗脊强腰补肾,泽泻、木通利水通络,方中生地、桃仁,既能活血凉血,又能通腑排便,大便通则气血行,气血行则诸痛减。

　　9. 壮腰止痛Ⅱ号

【组成】熟地 12 g、白芍 10 g、当归 10 g、川芎 6 g、独活 10 g、桑寄生 10 g、牛膝 10 g、杜仲 10 g、鹿角片 10 g、秦艽 10 g、细辛 3 g、茯苓 10 g、防风 10 g、甘草 3 g。

【功效】补肝益肾,强筋壮骨。

【主治】胸腰椎骨折损伤后期,腰椎间盘突出久治不愈,骨质疏松症所致腰膝冷痛,下肢麻木,腿足屈伸不利者。

【用法】水煎 400 ml,分早晚温服。

　○ **许勇按语**

　　《灵枢·经脉》:"是动则病腰痛不可以俯伸。"《素问·厥论》:"机关不利,腰不可以行。"许氏认为,肾虚是上述疾病的关键所在,是为本,寒、湿、热在肾虚的基础上乘而客之,应当以"补肾为先"。惟肾虚有阴虚、阳虚之别,临床应根据发病的缓急、病程的长短、疼痛的性质,详加辨识。

　　方中用四物汤中的熟地、白芍、当归、川芎养肝血,柔肝经,独活、桑寄生、杜仲、牛膝、鹿角片补肾壮骨,秦艽、防风、细辛祛风散寒,肝肾同补,筋骨强壮,诸症皆缓。

　　10. 颈椎Ⅰ号

【组成】葛根 12 g、桂枝 10 g、防风 10 g、白芷 10 g、狗脊 10 g、赤芍 10 g、细辛 2 g、秦艽 10 g、全蝎 4 g、桃仁 10 g、天麻 10 g、川芎 6 g、甘草 3 g。

【功效】活血通瘀,祛风通络。

【主治】颈部扭伤,落枕所致的颈部疼痛,颈部活动受限,不能前俯后仰,左右顾盼。

【用法】水煎 400 ml,分早晚温服。

　○ **许勇按语**

　　颈部过度屈曲,长期伏案,枕头过高,姿势不良,外感风寒或外伤是该类疾病的主要发病因素。张仲景《伤寒论》中早有论述,"项背强几几,葛根汤主之"。方中用桃仁、赤芍活血通络,葛根、桂枝、防风、全蝎祛风散寒缓解斜方肌、背阔肌痉挛,因颈项部主要为督脉、足太阳膀胱经、足少阳胆经循行之处,狗脊直入督脉经络,白芷直入太阳、少阳经络,治疗颈部疼痛,效果极佳,诸药共奏疏风通络,逐瘀止痛之功。

11. 颈痹颗粒

【组成】葛根 50 g、白芍 150 g、威灵仙 75 g、地龙 50 g、丹参 60 g、全蝎 20 g、狗脊 60 g、木瓜 60 g、桃仁 50 g、炮山甲 30 g、糖粉 100 g、糊精 200 g。

【功效】祛风散寒,疏通经络。

【主治】各种类型的颈椎病引发的颈部疼痛、僵硬、手麻、眩晕等症。

【用法】以颗粒剂的制作流程制成颗粒,每日二次,上午 30 g,下午 15 g,冲服。

○ 许勇按语

根据颈椎病的生理、病理特点及张仲景《伤寒论》中血痹证、风痹症的治疗方法,结合许氏伤骨科的长期临床实践。将葛根、白芍等 10 味中药根据国家标准制成颈痹颗粒,经药理药效学实验和急毒实验后用之于临床,再采用随机分组的方法,以颈复康颗粒作为对照药物,同步观察两药对颈椎病的疗效。临床观察发现,颈痹颗粒能显著降低全血黏度及血浆黏度,具有较好的改善微循环作用,可用于颈椎病各型治疗,尤为对神经根型、椎动脉型颈椎病有较好的疗效,总有效率 98%,与同类药相比,具有疗效快、病程短、改善症状明显,无毒副作用等优点,病人依从性好,服用简便。

12. 颅伤定痛汤

【组成】菊花 12 g、钩藤 15 g(后入)、白芍 15 g、牛膝 10 g、天麻 10 g、薏苡仁 20 g、酸枣仁 12 g、远志 10 g、茯神 10 g、柏子仁 10 g、丹参 12 g、朱染灯芯 0.2 g、木香 6 g、郁金 10 g、石决明 15 g、甘草 3 g。

【功效】祛瘀通络,安神定惊。

【主治】头面部外伤、额骨骨折、颅底骨折、颧骨骨折、鼻骨骨折等头部外伤所致的昏迷呕吐等症,或用于脑震荡后遗症出现的头昏、头痛、心悸、失眠、多梦、食纳减少等症。

【用法】水煎 400 ml,分早晚温服。

○ **许勇按语**

头面部外伤,初期多因瘀阻清窍,神明失用,气机逆乱而出现昏厥、头痛、近事遗忘等血瘀阻络之证,后期常因内伤日久,失于调治,血瘀内停导致清阳不升,浊阴难降,则头痛、头昏诸证流连不息,治疗以祛瘀安神为要。

本方为头部内伤的通用方,根据损伤后败血瘀结于脉络,心神失和,气机升降不调而设。方中重用菊花、钩藤、郁金、石决明、天麻相伍,性味虽平,但有平肝息风之功。瘀积于脑,有变端之祸,故用丹参、木香行气活血,去脑中之余血。薏苡仁、甘草健肝以和胃。酸枣仁、远志、郁金、茯神安神定志以除烦躁、心悸、失眠、多梦诸证,诸药合用,每有奇效,临床可随证加减。

13. 橘核荔枝汤

【组成】柴胡 30 g、升麻 10 g、橘核 10 g、荔枝核 12 g、制乳香 10 g、制没药 10 g、木香 6 g、川楝子 10 g、延胡索 10 g、桃仁 10 g、西红花 1 g、赤芍 15 g、郁金 10 g、青皮 6 g、小茴香 10 g。

【功效】疏肝通络,理气止痛。

【主治】睾丸挫伤肿胀,疼痛,瘀斑,小便不畅,有坠感等症。

【用法】水煎 400 ml,分早晚温服。

○ **许勇按语**

睾丸乃肝经循行环绕之处,损伤后,疼痛、瘀斑,坠胀感明显,方中以红花、桃仁、赤芍、制乳香、制没药破肝经之瘀,通肝经之络,木香、青皮理肝经之气,橘核、荔枝核、小茴香入肝经为治疗睾丸外伤的常用药,肝气主升,肝气不升时坠胀感明显者,以柴胡、升麻升举肝气,使肝气得升,气血流畅,诸痛均减。

14. 痹痛Ⅰ号

【组成】制附片 3 g(先煎)、制川乌 3 g(先煎)、桂枝 10 g、白术 10 g、苍术 10 g、蜈蚣 2 条、全蝎 4 g、制乳香 10 g、制没药 10 g、鸡血藤 10 g、炙甘草 6 g、生姜 3 片、大枣 5 枚。

【功效】温肾散寒,搜风通络。

【主治】伏邪痹病之肾虚寒凝,湿瘀阻络。肌肉关节疼痛反复发作,痛点固定不移,关节屈伸不利,得热痛减,遇寒痛甚或肢体痠楚疼痛,沉重、肿胀、举动无力,便溏。或关节肿大僵硬,皮肤瘀斑,舌质暗淡,有瘀斑瘀点,舌苔白腻,脉沉缓或沉紧。多见于西医学中的风湿性关节炎,反应性关节炎,强直性脊柱炎等结缔组织疾病。

【用法】附片、川乌先煎半小时后,将余药共煎,取液 400 ml,分早晚温服。

◎ **许勇按语**

本方由小活络丹化裁而成,原方为治疗风寒湿痹,肢体疼痛,麻木拘挛之专方,功擅温经活络,搜风除湿,化痰逐瘀。方中制川乌温经活血,祛风除湿,散寒止痛,蜈蚣、全蝎搜风通络为治拘挛之常用。制乳香、制没药善行走窜,功擅活血散瘀,以化瘀消肿为要。附子、桂枝以增强温肾散寒之力,附子味辛大热,纯阳之性,专助阳气,能补命门真火,补运相兼。鸡血藤养血活血,长于舒筋通络。甘草、大枣性平味甘缓急止痛,如此组方,标本兼治,相辅相成,俾正气复则邪自去,邪气去则正自复,经络气血皆通而痹自愈。

15. 痹痛Ⅱ号

【组成】桂枝 10 g、全蝎 5 g、桃仁 6 g、地龙 10 g、黄芪 15 g、苍术 10 g、五加皮 12 g、蕲蛇 10 g、海桐皮 10 g、油松节 10 g、猪苓 10 g、泽泻 10 g、独活 10 g、羌活 10 g、泽泻 10 g、生姜 3 片、炙甘草 6 g、大枣 5 枚。

【功效】搜风通络,散寒除湿,消肿止痛。

【主治】类风湿性关节炎,对称性的肘、腕、掌指关节、膝、踝和跖趾关节肿胀,疼痛,晨僵,关节畸形,活动受限。

【用法】水煎 400 ml,分早晚温服。

◎ **许勇按语**

《黄帝内经》认为"风寒湿三气杂至,合而为痹",东汉张仲景所述的"历节病",不可屈伸,疼痛,与类风湿性关节炎极为相似。痹痛Ⅱ号方中全蝎、蕲蛇搜风通络,桂枝、油松节、独活、羌活,温通四肢,引药直达病所,黄芪健脾,桃仁活血,共奏补气活血之功,苍术、五加皮、海桐皮辛温均为燥湿之品,猪苓、地龙、泽泻直通病所,消关节之肿胀。恐药性之猛,用甘草、大枣缓急止痛,调和诸药。此方用于类风湿性关节炎的初期,消肿止痛,效果极佳。

综览历代医家治痹用药之道,多以祛邪通络为原则,然伏邪痹病绝非祛邪诸法所能根除,究其所有,除了重视传统的"久痛多瘀""久痛入络",尚须重视久痹湿必伏之说,由于湿性重着黏滞,故临证治痹,风邪可祛,寒邪能散,热邪易清,而湿邪难除,痹痛Ⅱ号方重用大剂除湿之品,即寓此意。

16. 痹痛Ⅲ号

【组成】金银花 30 g、丹皮 10 g、生地 15 g、桃仁 6 g、牛膝 10 g、猪苓 10 g、泽泻 10 g、黄柏 6 g、车前子 10 g(包煎)、蜈蚣 2 条、全蝎 5 g、薏苡仁 20 g、地龙

10 g、木瓜 12 g、生甘草 6 g。

【功效】清利湿热,活血通络。

【主治】痛风、滑膜炎等湿热俱盛所导致的关节红肿、热痛,关节屈伸不利者。

【用法】水煎 400 ml,分早晚温服。

○ **许勇按语**

痛风一证,灵枢谓之贼风,《素问》谓之热痹,《金匮》名曰历节。许氏认为此病多为嗜酒或过食肥甘以致脾失健运,升降失常,助湿生热,湿热浊毒内聚所致。《外台秘要》高度概括了此病的病机与临床特点,所谓"热毒从脏腑中出,攻于手足,则赤热肿痛也"。湿热注于筋骨,则筋骨关节疼痛,着于下肢则见下肢,足趾红肿疼痛。本方以四妙散为基础方,方中以黄柏清热除湿,金银花、生地、丹皮、桃仁重在清热化瘀,清利湿毒,因此病来势凶猛,势如风过房塌,故以全蝎、蜈蚣息风,猪苓、地龙、泽泻、车前子、薏苡仁健脾除湿,以绝湿热之源,牛膝引药下行,木瓜舒筋通络,生甘草调和诸药,全方共奏清热除湿,搜风通络,消肿止痛之功,对痛风、急性滑膜炎、急性淋巴管炎等疾病,每用必奏效。

17. 痹痛Ⅳ号

【组成】仙茅 10 g、仙灵脾 10 g、淫羊藿 10 g、鹿角胶 10 g(烊化)、熟地 15 g、肉苁蓉 15 g、全蝎 4 g、蕲蛇 10 g、木香 10 g、牛膝 10 g、生甘草 6 g。

【功效】滋补肝肾,强筋壮骨,祛瘀止痛。

【主治】骨性关节炎所致的腰、膝疼痛,疲软乏力,无力行走,畏寒,肢冷,形体消瘦,关节肿胀,屈伸不利,食欲不振等症。

【用法】水煎 400 ml,分早晚温服。

○ **许勇按语**

老年性骨性关节炎本身是骨关节的退行性改变,随着人口寿命的延长及人口的老龄化,本病的发病率呈逐年上升趋势,从临床的关节疼痛、肿胀、酸楚、沉重、积液、屈伸不利等表现看,当属于"痹症"中的"骨痹"范畴,以"肾气虚"的内在因素为根本,以日常的小外伤积累为诱因。因此治疗本病当以肾气充盈,筋骨强壮为原则,故运用"肾主骨、生髓"和治肾亦即治骨的理论为指导。方中以熟地黄为主药,取其补肾中之阴之意,填充物质基础,淫羊藿兴肾中之阳以资生化动力,合肉苁蓉入肾充髓,鹿角胶补骨镇痛,为血肉有情之品,在补肝肾、填精髓的基础上,进一步畅通经络,行气活血,可收到"通则不痛"的功效,佐以木香调和脾气,以防补而滋腻之弊。以健脾、补肾、填精的方法,通过外源性的药物治疗,补充和延缓肾精的亏耗,进而延缓关节的衰老和退变。

中晚期骨性关节炎以培补肝肾为主,多选熟地黄、怀牛膝、杜仲、枸杞子、川断续、桑寄生、补骨脂等滋补肝肾,强筋壮骨,仙茅、仙灵脾以温肾壮骨,佐以活血化瘀、祛风散寒之当归、赤芍、白芍、防风、薏苡仁、川芎,具体用方施治时,须严格辨证,分型施治,方能取得满意的疗效。

18. 骨痨愈瘰方

【组成】生黄芪 30 g、山药 10 g、乳香 10 g、三七 10 g、没药 10 g、甘草 6 g、骨碎补 10 g、浙贝母 10 g、山楂 10 g、川牛膝 10 g、生百部 15 g、麦冬 10 g、白芍 10 g、砂仁 6 g(后入)、鳖甲 15 g、龟甲 15 g。

【功效】滋阴益气,补气活血,治痨杀虫。

【主治】骨痨。即现代医学中的骨与关节结核。

【用法】水煎 400 ml,分早晚温服。

◎ **许勇按语**

骨关节结核,是全身性结核菌感染继发于骨或关节而引起的化脓破坏性病变。中医学认为,先天禀赋不足,肾气不充,骨骼柔嫩脆弱;后天失调,如酒色过度,忧思劳倦,或带下多产,以致肾亏骼空;饮食失调,脾失健运,痰浊凝聚,或大病久病之后失于调治,耗伤气血津液,所有这些致正气亏虚,抗病力弱,体虚不复,痨虫乘虚而入,循经入骨髓,气血凝滞,而成本病。正虚是本病的根本原因,治疗以滋补脾肾之阴、益气补血为主,活血化瘀、治痨杀虫为辅,方中黄芪补气托毒,骨碎补活血止痛、补益肝肾,三七、乳香、没药行气止痛、活血化瘀入骨攻邪,龟甲、鳖甲育阴潜阳,百部、贝母抗痨杀虫共奏活血化瘀、补肾之效,以滋阴益气,治痨杀虫。

骨关节结核患者发病机制皆为正气亏虚,痨虫乘虚而入所致。正气亏虚责任脏腑归于脾肾两脏,以阴虚为主。病久阴虚火旺,暗耗气血,会出现气血阴阳俱不足,寒热虚实夹杂。治疗原则以整体和局部并重、祛邪与扶正兼顾、中西药结合的原则,具体以滋补脾肾之阴、益气补血为主,活血化瘀治痨杀虫为辅,而且病程较长,缠绵难愈,应药疗和食疗并举。对病灶内较大的死骨和冷脓肿及久不愈合的窦道在正规抗痨治疗 3 周以后,要及时进行手术清理,手术虽伤正气,但清理病灶可快速减少毒素的吸收对恢复机体正气缩短病程有积极作用。许氏的流痰膏外用也具有积极的治疗作用。

19. 健步壮骨膏

【组成】熟地 450 g、骨碎补 300 g、狗脊 360 g、续断 300 g、巴戟天 300 g、肉苁蓉 300 g、淫羊藿 300 g、杜仲 300 g、鹿角胶 300 g、葛根 300 g、香附 300 g、独活 300 g、白术 300 g。

【功效】补肾生髓,活血祛瘀,透络生骨。

【主治】各类骨坏死,骨质疏松症,骨折后期,慢性腰颈疼痛,痿软不适,行走无力等慢性老年性疾病。

【用法】将上方熬制成膏,每服二匙,口服二次。

◎ **许勇按语**

慢性老年性疾病、骨坏死、骨质疏松等症,大多为"本虚标实"之证,全方以补肾、活血、行气为要,由于肝主筋,肾主骨,肝肾同源,精血互生,故补肾常与补肝同用。方中熟地、狗脊、杜仲、巴戟天、肉苁蓉、淫羊藿大补肝肾,鹿角胶、骨碎补、续断既补肝肾,又强筋骨,此即《灵枢》"血和则筋脉流行,营复阴阳,筋骨劲强,关节清利矣"之理。佐用独活引药直达病所,白术、香附理气健脾,此乃肝、脾、肾三补,补而不腻。

《素问·长刺节论》云:"病在骨,骨重不可举,骨髓疲痛,寒气至,名曰骨痹。"治疗此类本虚标实症,尤当祛邪不伤正,扶正不恋邪,滋补肝肾而不腻胃助湿,同时必须强调卧床休息或拄拐而行,减轻骨骼负担,也是治疗本病的重要原则。

20. 筋骨痛浸膏

【组成】制川乌 60 g、制草乌 60 g、威灵仙 450 g、桂枝 350 g、透骨草 300 g、当归 600 g、续断 300 g、全蝎 100 g、油松节 300 g、牛膝 300 g、猪苓 300 g、乌梢蛇 300 g、秦艽 300 g、木瓜 360 g、泽泻 300 g、防风 300 g、防己 300 g、鹿角胶 450 g、熟地 600 g。

【功效】祛风湿,补肝肾,强筋骨,止疼痛。

【主治】风湿性关节炎、类风湿性关节炎、骨性关节炎所导致的关节肿胀、疼痛,四肢麻木不仁、活动受限、畏寒肢冷等筋骨不利之证。

【用法】上方按法制膏,每服二匙,每日两次。

◎ **许勇按语**

经云:"风寒湿三气杂至,合而为痹。其风气甚者为行痹,湿气甚者为着痹,寒气甚者为痛痹",综观本方药物组成,大多为祛风散寒,除湿通络之品,以期风息、湿除、痛解。此类疾病大多延年日久,深着筋骨,缠绵难念。方中用制川乌、制草乌、桂枝、透骨草、油松节、木瓜、防风、防己、威灵仙等药祛风散寒,除湿通络,全蝎、乌梢蛇搜风通络,治疗日久不愈的疼痛、麻木疗效颇佳。据现代医药研究,秦艽也是止痛用药,临床验证,止痛效果明显。久病必伤筋骨,以熟地、鹿角胶、续断、牛膝补肝肾,强筋骨,久病必气滞,气滞必血瘀,气滞必湿着,猪苓、泽泻直达病所,奏除湿通络之功,诸药合用,标本同治。

第二节 外用方

1. 黑膏药方

【组成】大黄 50 g、肉桂 30 g、白芷 30 g、细辛 20 g、丁香 20 g、生川乌 50 g、生草乌 30 g、方八 20 g、牙皂 50 g、皂角刺 50 g、红花 30 g、伸筋草 50 g、防风 30 g、桂枝 50 g、莪术 50 g、桑枝 3 尺、枣枝 3 尺、柳枝 3 尺。

【功效】温经散寒,通痹散结,活血祛瘀,理伤接骨。

【主治】跌打损伤各期,局部肿胀,疼痛,瘀斑,关节活动不利者,陈年劳损,筋骨退变,风湿旧患,腰背坠痛等证。

【用法】根据硬膏熬制方法,制成黑膏药备用,贴于患处。敷贴温度在45 ℃左右为宜,勿烫伤皮肤,孕妇忌用。

◎ **许勇按语**

黑膏药的制作,分取材、炼油、炸料、烘丹、溶丹、收膏、去毒、摊膏等步骤。黑膏药炼的好与差,与油温高低的把握、冬丹的多少、去毒的时间长短密切相关,应步步把关,遵守规程,方能炼出光泽亮、疗效好、过敏轻的膏药油。

伤后瘀结难散,风寒湿邪滞留关节,痹阻经络,肢体痰麻作痛,治当温经活络,方中用生川乌、生草乌、肉桂、细辛、防风、白芷、方八等药温散寒邪,祛风除湿。大黄、红花、莪术、伸筋草、桑枝、枣枝、柳枝活血通脉,消肿定痛。白芷、丁香、牙皂等辛香走窜,助诸药通行经络,行气破瘀,诸药组合炼油,与冬丹化合成膏,有通络散结,温运理伤之功。

黑膏药为许氏祖传验方,广泛用于筋骨痹证的治疗,因其疗效优良,深受广大患者的欢迎,得到了原国家中医药管理局局长王国强的高度重视,给予了较高的评价。

2. 治伤散

【组成】蒲公英 100 g、金银花 100 g、大黄 100 g、丹参 120 g、泽兰 100 g、苏木 100 g、刘寄奴 100 g、地鳖虫 100 g、制乳香 100 g、制没香 100 g、紫荆皮 100 g、老鹳草 100 g、山药 150 g、黄柏 100 g、黄连 60 g。

【功效】清热解毒,活血消肿。

【主治】肢体扭挫伤,金属利器伤,疮口皮肤化脓溃烂,以及痈肿,疮疖,湿疹,毛囊炎,水火烧烫伤等症。创口感染不宜用酒调敷,阴疽忌用。

【用法】上药共研细末,混合后作散剂合用。通常有三种用法:① 用时加水或醋、蜜、酒调成糊膏外敷;② 将上药加凡士林 2 000 g 调煮成软膏外敷;③ 取上药 50 g,装入布袋内,加水 2 000 ml,煮沸 15 分钟凉透后,用药液洗涤伤口,或湿敷创口。

◎ **许勇按语**

金刃所伤,邪毒内侵,瘀积脓生,痈肿、疮疡,热毒内蕴,壅于血脉所致,其病机皆由热毒瘀滞,浸淫肌肤而成。方中用大黄、黄连、黄柏、金银花、蒲公英、泽兰清热解毒,消肿散结,乳香、地鳖虫、苏木、刘寄奴、丹参、紫荆皮、老鹳草疏风散邪,透达营卫,消瘀散结止痛功效力专,山药调和药性,保护肌肤。各药相合,具有清热解毒,活血消肿之功,故临床也常用治关节扭伤,软组织挫伤之红肿热痛等症。

治伤散又称金枪散,早年用治各类刀伤、枪伤、创伤出血。于创口清洁后,用该散直接撒于患处,具有止血收敛,燥湿解毒作用,随着现代医学的发展,清创术的广泛应用,诸散现大多调成糊膏,用于早期闭合性扭挫伤。局部红肿以及痈肿疔疖的治疗,该药煎煮后,过滤药液直接敷于患处,治疗各类感染性创面效果亦佳。

3. 生肌橡皮膏

【组成】血余 20 g、生龟板 40 g、黄蜡 75 g、当归 20 g、生地 40 g、白蜡 75 g、生甘石粉 80 g、生石膏粉 50 g、橡皮粉 30 g、人工压榨大豆油 800 g。

【功效】祛腐生肌,解毒敛疮。

【主治】臁疮,压疮,背痈,各类损伤,溃后久不收口,手术后钢板外露,切口溃而不收,既可用于无菌创面,也可用于感染创面。

【用法】以法取膏后,摊于纱布上贴于患处,每二日换药一次。

◎ **许勇按语**

软膏剂系指药物细粉与适量的基质调和均匀,制成的易涂布于创面的半固体外用制剂，亦称油膏，根据其所选的基质不同又分为植物油膏、凡士林膏、醋膏、蜜膏、黄蜡膏、白醋膏等。

生肌橡皮膏既用黄蜡、白蜡，又用植物油熬制，其滋润力、附着力更强，方中生地、当归、生龟板养阴血，生肌肉；血余、生甘石粉清热解毒而敛疮，许氏前人的独到之处，是加入大象皮，其清热解毒，生肌敛疮的功效更强，为江苏省许氏独家首创，求购者众多。

软膏剂是以膏为基础发展起来的，"膏"字是"高""肉"二字的合体。据史书记载，膏剂最早见于长沙马王堆出土的帛书《五十二病方》，其中有 40 个外敷软膏方，说明软膏是当时治病的主要剂型。生肌橡皮膏，所用基质洁净，无杂质，无变味，对原材料要求极高，制作时，以成品外观细腻无渣，药物基质配合均匀，颜色一致，软硬适宜为佳，做到夏不化，冬不结。

4. 上肢熏洗方

【组成】防风 10 g、白芷 10 g、细辛 2 g、三棱 10 g、莪术 10 g、艾叶 20 g、油松节 10 g、伸筋草 20 g、桑枝 10 g、新鲜车前草 50 g（洗清）、苏木 10 g、钩藤 15 g、荆芥 10 g、红花 10 g、桂枝 10 g。

【功效】舒筋活血，消肿止痛。

【主治】用于上肢骨折、脱位、扭伤的后期、肩关节周围炎、风湿性关节炎、类风湿性关节炎、肢体活动不利、肌筋拘挛，肿痛难消，以及陈年旧患等痛证。

【用法】上药水煎 3 000 ml，去渣后，用药液先熏后洗患处，每日二次，每次约半小时。

○ 许勇按语

熏洗属外治法之一，是借药物的功效使药性从皮肤深入腠理，通过经络作用于局部或全身，达到活血祛瘀，消肿止痛，舒筋活络的目的。方中红花、桂枝、荆芥、防风、白芷祛风，苏木、桑枝、艾叶、三棱、莪术破瘀，油松节、钩藤、伸筋草、细辛舒筋而止痛，用大量新鲜的车前草消肿之力更强，共奏舒筋活络，消肿止痛之功。

近代医学研究表明，当受伤的肢体长时间的外固定或伤后失于治理，静脉血和淋巴液回流不畅，受伤的组织长期浸于浆液纤维性渗出之中，使纤维蛋白沉积于组织间隙内，易形成关节囊和周围组织粘连，引起关节功能障碍，此熏洗方能改善和加强局部血液循环，促进组织间液回流吸收，分解粘连，而达到消肿止痛，促进关节功能恢复的作用。

5. 下肢熏洗方

【组成】红花 10 g、白芷 10 g、细辛 2 g、甘松 10 g、山奈 10 g、牛膝 10 g、炮山甲 10 g、桑枝 10 g、艾叶 20 g、木瓜 12 g、防风 10 g、五加皮 10 g、透骨草 20 g、海桐皮 10 g、秦艽 10 g。

【功效】活血化瘀,舒筋通络。

【主治】用于下肢骨折、脱位、扭伤的后期、风湿性关节炎、类风湿性关节炎引起的下肢麻痹不仁,筋脉不畅的慢性筋骨痛。

【用法】上药水煎 3 000 ml,去渣后,用药液熏洗患处,每日二次,每次半小时。

◎ 许勇按语

方中红花、炮山甲、透骨草行血中之气,散血中之瘀,桑枝、白芷、木瓜、防风、细辛、秦艽疏通腠理,流通气血,和营定痛,艾叶、山奈、甘松温经止痛,解血脉中之瘀阻,消散局部之瘀肿,伤科要药之秦艽、木瓜舒筋活血,通络散瘀,海桐皮既能散瘀,更能消肿。全方温通活血而不耗血,祛瘀又能逐散风寒,生新又能续筋,合而奏之,血活则瘀散,瘀散则气行,气行则络通,血活筋舒,关节滑利,经脉通畅。

现代药理研究表明,活血药如红花等有明显的扩张血管,消炎镇痛的作用,使病变部位的微循环得以改善,损伤的组织才能得以修复。慢性筋骨痛证引起的疼痛、肿胀,功能受限,筋肉痉挛等症状明显改善。利用中药熏洗治疗,一方面取其温热效应,使局部毛细血管扩张,促进血液循环;另一方面能活血化瘀,温经散寒通络,缓解肌肉拘挛,对松解关节囊和韧带的挛缩,扩大关节活动度等方面,有十分积极的作用,但在使用时,应将水温控制在 38~42 ℃之间,以防过冷导致血凝,过热增大肿痛之势,用之得当,效果满意。

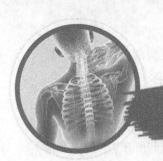

第五章
许氏骨伤成果例举

第一节　颈痹颗粒治疗颈椎病的临床与实验研究

一、理论研究

（一）中医学对颈椎病的研究

1. 中医对"痹"的认识

中医学中的"痹"病，并非某一疾病的专名，而是对一类疾病的概括，是据病理而命名，包含有多种具体疾病的病类概念。凡符合邪气阻闭，经气不利之病理者，均可用"痹"病加以解释，颈椎病亦属于中医"痹"病范畴。

中医学对"痹"病认识深刻，历史悠久。早在汉以前便有《五藏六府痹十二病方》（《汉书·艺文志·方技传》），可惜已佚。现存《黄帝内经》列有"痹论"专篇，并记载数十种痹的名称，为后世对痹的认识提供了宝贵的资料。东汉末年张仲景在《伤寒杂病论》中提到血痹、风痹、湿痹、历节等病的证治，其中治痹的许多处方，至今仍是临床常用的有效方剂。《中藏经·论痹》主张对痹按风痹、寒痹、湿痹、热痹、气痹进行辨证分型，并将一切痹阻不通、经气不利的病证如痛麻急缓、痿废偏枯、便闭昏昧等21种表现，均概括于"痹者，闭也"的病理范畴之内。唐宋以降论痹者，理论上多宗《素问·痹论》《金匮要略》等之说而加以演绎，对于痹的病理病机、证候辨析、治法处方、针灸、膏药、按摩、药酒等则代有发展，积累了丰富的经验。明清医家有鉴于痹之病证名称纷繁错杂，主张统一痹证、历节风、白虎病、痛风的病名。然诸多名实的异同，并未取得统一的意见。近代欧阳奇主编的《临床必读》，在内科疾病中划分有"痹痿病类"；张震在其主编的《中医疾病的整理研究》中，亦列有"痹病类"；王永炎主编的全国规划教材《中医内科学》更明确指出"痹病有五体痹、五脏痹、风寒湿痹与热痹，在《内经》有专论，应为一类疾病。"中华人民共和国国家标准《中医临床诊疗术语》则收有脑络痹、胸痹、高原胸痹、食管痹、肠痹、喉痹和三痹、筋痹、皮痹、脉痹、顽痹、肢痹等 29 种痹病名称。

广义的"痹",是泛指病邪闭(痹)阻肢体、经络、脏腑所致的各种疾病。《中藏经·论痹》说:"痹者,闭也。五脏六府,感于邪气,乱于真气,闭而不仁,故曰痹。"《景岳全书·风痹》亦说:"痹者,闭也,以血气为邪所闭,不得通行而病也。"因此,"痹"是一种病理变化,即邪气阻闭(痹)气血而经气不通利的病理。据此,则"痹"不限于现代通常所说的痹病或痹证,凡符合邪气阻闭(痹),经气不利之病理者,均可用"痹"加以解释。

狭义的"痹",是指将痹作为病名使用。《素问·痹论》所谓"风寒湿三气杂至,合而为痹也"便是明训。由于痹病有许多种,并各自有其表现特点,如"胞痹者,少腹膀胱按之内痛,若沃以汤,涩于小便"(《素问·痹论》);"病在筋,筋挛节痛,不可以行,名曰筋痹"(《素问·长刺节论》)。于是《素问·移精变气论》即有"五痹"之说,《汉书·艺文志·方技传》称有《五藏六府痹十二病方》之书。所以,"痹"并非一病之专名,而是根据病理而命名,包含有多种具体疾病的病类概念。

2. 痹病分类方法的探讨

一个好的分类方法,是对疾病认识的升华,也是进一步深入研究的基础,综合历代医家的说法,结合多年工作的体会,充分考虑临床的实用性,我们认为应从痹证的病因、部位、证候、特征进行分类。

(1) 按病因分类　中医的病因,种类很多,有外感的"六淫",有内伤的"七情",还有饮食、劳倦、虫兽、外伤等。这里的痹病的病"因",指的是感受风寒湿等病邪,即外"因"。自《内经》"风寒湿三气杂至合而痹"的经典论述之后,历代医家对外因致痹多有发挥。如近代认为:外感风寒湿致痹虽较常见,而内生风寒湿热等病邪致痹在临床上似乎更重要。以病因为主线,近代一般将痹病分为风痹、寒痹、湿痹、热痹,这里的风寒湿热直观上指的是病因,而更深一层表示的是痹病的临床表现特点,因为中医临床病因学的特点是"审证求因"。从病因辨证的角度,临床上将痹病分为风痹、寒痹、湿痹、热痹进行论治,这对大部分痹病可取得较好的疗效。但有些表现为口、眼、鼻干燥较突出的痹病(并不罕见),按上述进行论治,不能取得满意的疗效。这就说明,痹病的病因除了上述以外,还有没被人们认识的。现代名老中医路志正对此类痹病研究颇深,他根据多年的经验,提出了"燥痹"一名,指出:燥痹之发,缘由先天禀赋不足,阴液匮乏;或木形、火形之躯,阴虚火旺;天行燥邪或温热病毒,损伤津液;或寒湿内盛,郁久化热,化燥,灼伤阴津等,使机体阴液损伤,组织失充、失养,筋脉闭阻不通而成。这一观点,已被学术界广泛认同。"燥痹"一名的提出,完善了临床中医风湿病学的内容,是对中医风湿病学的重大贡献,使临床上"风寒湿热"痹不能包括的"燥痹"进入了应有的历史领域,解决了中医临床风湿病学中多年未决的问题。自此,从病因学角度已经有了风痹、寒痹、湿痹、热痹、燥痹五种。作者认为,可将其统称为"五因痹"或"五邪痹",它代表了痹病的病历学分类的完善和发展。至于"暑痹",目前尚未形成共识。

(2) 按部位分类

① 按组织分类:中医认为人有五体:皮、肉、脉、筋、骨,是痹病的主要病变部位。故临床有相应的皮痹、肉痹、脉痹、筋痹、骨痹,以上五种痹病,称为"五体痹"(《内经》也称"五痹")。五体痹在临床上有重要的意义,中国中医药学会风湿病学会专门多次对其进行研讨,统一了五体痹的概念、诊断标准、疗效评定标准等,为痹病的深入研究打下了良好的基础。

② 按脏腑分类:中医认为五体合五脏,五体痹进一步发展可深入脏腑,影响脏腑功能而形成肺痹、脾痹、心痹、肝痹、肾痹,其统称为"五脏痹"(首见于《证治准绳·杂病》)。对"五脏痹"历代重视不够,缺乏系统的整理,应引起足够的重视。

③ 按体表部位分类:《医林改错》曰:"凡肩痛、臂痛、腰痛、腿痛或周身痛,总名曰痹证。"所以,此类痹病名称一般称为某部位疼痛,如身痛、臂痛、颈痛、背痛、腰痛、骶痛、膝痛、足痛、腿痛等。此类痹病中,以颈、肩、腰、腿痛为重点,不少医院设立了颈肩腰腿痛专科,甚至有颈肩腰腿痛医院。因为按体表部位分类的痹病,与现代医学解剖学关系密切,故近年来按此分类的痹病的病因学、病理学、治疗学、康复学等方面发展较快,这是中医风湿病学领域中可喜的进展。

(3) 按证候分类 证候是中医特有的诊断概念,其对确立治疗原则或方法起着关键的作用。黄文东在《实用中医内科学》中依据痹病正邪盛衰的不同,将其分为虚痹、实痹两大类证候。但在临床上,瘀血、痰浊证候不但常见而且十分重要,在不少痹病的辨治过程中,有突出的地位。显然将痹病只分为虚实两大证候是不完整的,至少是与临床实际不符的。现代名老中医娄多峰根据多年的临床经验提出了新的痹病的病因病机:虚、邪、瘀,在治疗上将痹病分为正虚候、邪实候、瘀血(包括痰浊)候。在临床上依上述观点和方法诊治痹病,有以下优点:容易理解、操作简单方便、目的明确、疗效明显。作者认为,可将这一证候分类称"三因三候痹"或"三候痹"。它代表了现代人们对痹病病因、病机、诊治方面认识的提高。

(4) 按疾病特征分类 有些痹病在临床上有特有的征象,如历节风、鸡爪风、鼓槌风、狐惑、痛风等,其各有诊治规律,故将此类痹称为特殊痹病。在这里需要提出的是现代名老中医焦树德依多年的临床经验,提出"尪痹"一名,专门表示痹病日久、机体消瘦、骨节变形、肿大、僵化、不能屈伸、骨质受损的一组临床特征。在临床上,有的痹病,由于各种原因,确能渐形成"尪"的状态,此时的辨治,有其较特殊的规律。这种情况,在过去没有一个统一的命名。"尪痹"一名的提出,是对中医临床风湿学的重要贡献。

3. 痹病病因病机研究

从公元前6世纪起,中医学即有关四肢病的记载,指因受"风"而得的四肢关节疼痛的疾病,并把这一类关节肿痛、活动障碍、肌肉酸痛、麻木、沉重等症状统称为"痹证"。探讨痹病的病因病机,研究其特点,有利于指导临床。

(1) 六淫邪气 《黄帝内经·素问》"痹论篇"中有"所谓痹者,各以其时,重感于风寒湿之气也""风寒湿三气杂至合而为痹也"及"不与风寒湿气合,故不为痹"之说,认为风、寒、湿邪侵袭人体,注于经络,留于关节,致气血痹阻而为痹证。汉代医家张仲景在其所著的《伤寒论》中曰"伤寒八九日,风湿相搏,身体疼烦,不能自转侧,不呕,不渴,脉浮而涩者,桂枝附子汤主之"和"风湿相搏,骨节疼烦,掣痛不得屈伸,近之则痛剧,汗出短气,小便不利,恶风不欲去衣,或身微肿者,甘草附子汤主之。"指出了风湿留于肌表及风湿内侵,留著关节而致痹。此外,张仲景通过大量的临床实践,认为湿邪在痹证发病中起着非常重要的作用,在《金匮要略·痉湿暍病脉证并治第二》反复指出:"湿家病身疼发热""湿家之为病,一身尽疼,发热""湿家身烦痛"。

然而,历代医家对痹病外因的认识不只局限于风寒湿三气,外感六淫均可使肌肉、关节、经络闭阻而形成痹证。汉代华佗在《中藏经·论痹》说:"痹者,风寒暑湿之气中于人脏腑之为也",首次提出暑邪也为致痹之因。而《金匮翼·热痹》则曰:"热痹者,闭热于内也……腑脏经络,先有蓄热,而复遇风寒湿气客之,热为寒郁,气不得通,久之寒亦化热……"说明感受热邪,或郁而化热可致热痹。此外,火热毒邪也能致痹,如李中梓在《证治汇补》中云:"风流走不定,久则变成风毒,痛入骨髓,不移其处。或痛处肿热,或浑身壮热。"

(2) 正气虚衰 正气虚衰是痹证发生的内因。由于正气虚弱、易感受外邪而发病。《灵枢·五变篇》说:"腠理而肉不坚者,善病痹。"《类证治裁·痹

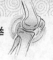

证》:"诸痹,良由营卫先虚,腠理不密,风寒湿乘虚内袭,正气为邪气所阻,不能宣行,因而留滞、气血凝涩,久而成痹。"正气虚可表现在营卫不调、气血不足、肝肾亏虚上。《素问·痹论》曰:"荣者,水谷之精气也,和调于五脏,洒陈于六府,乃能入于脉也,故循脉上下,贯五脏,络六府也。卫营,水谷之悍气也,其气慓疾滑利,不能入于脉也,故循皮肤之中,分肉之间,熏于肓膜,散于胸腹,逆其气则病,从其气则愈,不与风寒湿气合,故不为痹",指出风寒湿邪侵袭机体,营卫之气的逆调与否和痹证的发生有着密切的关系。张仲景在《金匮要略·中风历节病脉证并治》则更进一步论述了历节的病因与营卫的关系:"营气不能,卫不独行,营卫慎微,三焦无所御,四属断绝,身体羸瘦,独足肿大,黄汗出,胫冷。假令发热。便为历节也"。还指出:"少阴脉浮而弱,弱则血不足,浮则为风,风血相搏,即疼痛如掣。"说明气血不足,不能充养经络筋骨,风邪乘虚外袭,使经脉痹阻。故气血不足也是痹证发生的一个重要因素。此外,肾藏精主骨,肝藏血主筋,若肾精、肝血不足,外邪乘虚而入,痹病由是而生,如《金匮要略·中风历节病脉证并治》曰:"寸口脉沉而弱,沉即主骨,弱即主筋,沉即主肾,弱即为肝。汗出入水中,如水伤心,历节黄汗出,故曰历节。"

(3)饮食失常 《金匮要略·中风历节病脉证并治》中指出:"味酸则伤筋,筋伤则缓,名曰泄,咸则伤骨,骨伤则痿,名曰枯,枯泄相搏,名曰断泄。"说明饮食的偏嗜,可致肝肾亏虚,导致痹证发生。此外,饮食不节,或饮食不洁,脾之运化失权,水湿不化,蕴久化热,湿热由内而生,湿热之邪流注肢体关节而发生痹证。如《素问·痹论》曾说:"其窍干六府者何也?……此亦其饮食居处,为其本也,六府亦各有俞,风寒湿气中其俞,而饮食应之。"

(4)情志失调 肝喜条达,具有疏泄之功,肝之疏泄功能正常,则气机条达舒畅,气行则血行。如《血证论》曰:"肝属木,木气冲和条达,不致遏郁,则血脉得畅。"若情志失调,肝气郁滞,气机不畅,则血行受阻发生瘀滞而闭阻脉络,可致周身疼痛而发生痹证,表现在肢体上可出现关节和肌肉的疼痛、麻木、重着、屈伸不利。如《中藏经》所说:"气痹者,愁思喜怒过多,则所结于上……宜节忧思以养气,慎喜怒以全真,最为良矣。"说明了情志失调可引起气痹。《医学入门》则进一步指出:"痹者,气闭塞不通流也……周身掣痛麻者,谓之周痹,乃肝气不行也。"论述了肝气郁结不行,气机不畅可导致周身掣痛麻木而发生痹证。

(5)瘀血痰浊 瘀血和痰浊都是机体在致病因素作用下的病理产物,同时也作为病因而引起进一步的病理改变。瘀血是痹证中常见的病理变化,在实证中邪气阻于皮肉筋骨脉,或阻于脏腑,首先影响脏腑组织的气血运行,血行瘀滞则会形成瘀血症;在虚证中气虚、阳虚,乃至阴虚均可以引发瘀血证。清代医家王清任在《医林改错》中指出:"凡肩痛、臂痛、腰痛、腿痛。或周身疼痛,总名曰痹证","用湿热药不愈","用利湿降火药无功","用滋阴药又无效","因为胜风寒湿热,邪入于血管,使血凝而为痹"。明确了瘀血在痹证中的重要意义。痰浊是由水液输布障碍,水湿停滞,聚湿而成。在痹证中痰浊的形成有多方面的原因。清代医家喻嘉言在《医门法律·中风门》中曰:"风寒湿三痹之邪,每借人胸中之痰相搏。故治痹方中,多兼用治痰之药。"此外,脏腑功能失调,可致瘀血痰浊与六淫之邪合至,成为致病因素作用于人体,致脉络闭阻而成痹证,正如《医学传心录·痹证寒湿与风乘》所说:"风寒湿气侵入肌肤,流注经络,则津液为之不清,或变痰饮,或成瘀血,闭塞隧道,故作痛走注,或麻木不仁。"

4. 痹证治疗大法与方药

中医学有关痹证的治法和方药,起源于《内经》时代,随着时间的推移以及对痹证认识的发展,各个时代关于痹证的治法和方药又有各自不同的特点。

中医学中关于痹证的治疗方法基本建立在《素问·痹论》对痹证的病因病机论述的基础之上。《素问·痹论》云:"风、寒、湿三气杂至,合而为痹也,"所以历代医家在治疗痹证时多以"祛风""散寒""除湿"为基本治法。随着时间的推移以及对痹证的认识的发展,各个时代关于痹证的治疗方法又有各自不同的特点。

《内经》中记载的痹证的治疗方法主要是针刺及药物外敷等。《内经》认为痹证不仅会因感受风、寒、湿三气相对强度的不同,而产生不同的证型,而且会因感邪部位的不同而表现不同的主要症状。如《素问·痹论》云:"痛者,寒气多也,有寒故痛也……痹在于骨则重……在于肉则不仁,在于皮则寒。"所以应根据不同的症状,判断以何为主、邪在何处,而分别采用不同的针刺方法。如《灵枢·官针》云:"毛刺者,刺浮痹于皮肤也……短刺者,刺骨痹……"针刺治疗的基本思想是直达病所、通经活络。《灵枢·寿夭刚柔》云:"刺布衣者,以火焠之;刺大人者,以药熨之……用淳酒二十斤,蜀椒一升,干姜一斤,桂心一斤……用绵絮一斤,细白布四丈,并内酒中。置酒马矢煴中……以熨寒痹所刺之处,令热入至于病所,三十遍而止。"可见当时已经认识到酒、椒、姜等辛温之物可用于治疗痹证,也体现了治疗中的"因人制宜"思想。"布衣"

之人辛苦劳作，感受风寒较甚，故在散寒之时当以火焠之；而"大人"生活安逸，衣着较厚，所以在治疗中应以药熨之。总结《内经》关于"痹"的论述可以发现，虽然《内经》提出了痹证的不同证型，但治疗方法基本是以火热或辛温之品散寒为主，相对而言，祛风、除湿的治法则涉及较少。

仲景著《金匮要略》所论之痹证，是指病邪侵袭机体，导致气血运行不畅，或脏气不和所发生的病证，以风寒湿邪外袭，经络不通，气血凝滞为病机总纲。仲景治痹，紧扣病机，充分体现了"以通为用"的精神，其具体治法有三：一是：利小便发汗以治湿痹。《金匮要略·痉湿暍》曰："湿痹之候，小便不利，大便反快，但当利其小便。"脾运不健，内湿自生，与外湿相合，流注关节，阳气不通则关节疼痛，阻碍三焦气化，则小便不利、大便反快，证属内外合邪，治当利小便，通脾阳，"利之则阳气通，虽在关节之湿，亦得宣泄矣"（《金匮玉函经二注》），常用五苓散加减。湿邪在表，阻碍营卫之运行，经络失于通畅，则一身尽痛。"若治风湿者，发其汗但微微似欲汗出者，风湿俱去也"（《金匮要略·痉湿暍》）。微汗使阳气内蒸而不骤泄，使经络关节间阳气流行，湿邪自去。二是：通阳行痹治血痹。《金匮要略》继承《内经》之针刺法，对于血痹轻证，用针法引动阳气，使卫气宣通，血脉畅行则风寒自去，而对于素体阴阳不足又感邪较重者，治宜补益卫阳，和营通痹，方用黄芪桂枝五物汤。黄芪温卫气，桂枝通卫阳，白芍和营阴，姜枣和营卫。其中生姜为重用之药，取其辛温之性，宣通散痹，与桂枝相伍，使补虚之中佐以疏散之品，血痹自除。三是：温经散寒祛瘀治历节。脾肾阳虚，瘀血凝滞筋骨关节，寒湿闭其营卫三焦而致历节。治以调和营卫，温阳祛瘀，祛风除湿。方用桂枝芍药知母汤。总而言之，仲景治痹以通为主，灵活多变，其特色在于重视阳气的调达，尤其是脾阳的健运，且通补兼施，通中寓补。《金匮要略》所论痹证已趋于完善，在《内经》的基础上有了较大的发挥。

隋代太医博士巢元方强调体虚是痹证发生的关键因素。其奉诏编著的《诸病源候论》中有关痹证的论述，既以《内经》为圭臬，又有所创新，这对发展痹证的治法起到了承前启后的作用。巢氏在该书中提及了以汤、熨、针、石等法治疗痹证，却未阐述具体方药。唯将《养生方》之按导疗法，详加描述。这与隋唐医学重视按导医术的特点是相符的。按导术包括气功、自我按摩、关节运动操等，治疗痹证的按导方法有 30 多条，每条都有具体术式和适应证。按导疗法具有疏通经络、行气活血、祛风散寒、化瘀消肿等作用。

唐代众多方书，如《备急千金要方》《外台秘要》等，记载了许多治痹的方剂。《备急千金要方·诸风》云："夫腰背痛者,皆由肾气虚弱……当风所得也,不时速治……为偏枯冷痹。"提出了痹证日久,则气血不足、肝肾亏虚,治疗以祛风散寒除湿为主,同时兼用补益气血、滋养肝肾之品,方选独活寄生汤。此方为后代直至今世医家广为运用。

以刘完素、张从正、李杲、朱丹溪为代表的金元四大家,在理、法、方、药上一致地以扶正祛邪、维护整体为治疗之大法。但他们学术观点不同,在论攻、论补方面侧重有别,各有其独特见解及观点。刘完素的学术核心是"六气皆从火化"和"五志过极皆为热病"。而对痹证的治疗,多主张据证治痹,寒热温凉攻补,各选其宜,并不是片面机械地运用寒凉药物,这为后世多层次、多角度立法处方治疗留下了广阔的空间。张从正接受了刘完素的学术思想,提出了"邪去正自安"的观点,治痹上采用汗、吐、下三法攻邪,"可用郁金散吐之,吐讫,以导水丸通经散泄之,泄讫,以辛温之剂,发散汗出,则可服当归芍药乳没行经和血"(《儒门事亲·痹》)。并且不论行痹、痛痹、着痹,均以通阳为主,阳气通,气血畅,痹自除。李杲独重脾胃,提出了"内伤脾胃,百病乃生"的论点,认为脾胃虚弱,阳气不能上行充实皮毛,散布百脉,风寒湿乘虚而袭,经气郁而不行,不通则痛,证见痹证初起在上在表之候,治疗从脾胃入手,常用羌活、独活、蔓荆子、升麻、柴胡等升阳风燥药以辛香开泄,而风药又能除湿,湿除则经气流通,其病可疗。朱丹溪继承河间、从正、东垣诸家之说,结合临床实践,提出了"阳常有余,阴常不足"及"相火论"等学说。而对于痹证,朱氏主要对治疗痛风有独到之处,将之分为风热、风湿、血虚、有痰四种类型,治疗的主导思想是滋阴清热、活血通络,重点在阴分,再根据四型特征,加以不同药物,灵活运用。

明代医家李中梓在前世医家根据感邪的偏盛施以祛风散寒除湿之法的基础上,对痹证的治则又作了具体的概括,《医宗必读·痹》指出:"治行痹……大抵参以补血之剂……治痛痹者……大抵参以补火之剂……治着痹者……大抵参以补脾补气之剂。"李中梓认为根据各类痹证的特点,攻补兼施,可达治痹之效。

清代温病学家吴鞠通在治疗痹证上有其独到之处。根据《金匮要略》"经热则痹"之说,他多将痹证的病因责之湿热蕴于经络,指出"寒湿固有,热湿尤多",另立湿痹之候,以"虚实并治"为法,强调以寒热虚实辨证治疗,认为湿热痹乃外感湿热之邪,或风寒湿邪郁而化热蕴于经络所致,以发热和关节红肿热痛为主要临床表现,属于热证、实证,治法不同于寒痹。针对前人用药之

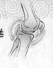

偏,吴鞠通疾呼"误用辛温,其害立见"。并创清热利湿、宣通经络之宣痹汤,其医案中均可见清、利、宣、通四法的应用。吴鞠通治痹另一个显著特点是重视治肺,倡导"诸痹独取太阴",肺主气,通调水道,下输膀胱,为水之上源,故吴氏主张治湿必须宣化肺气,开肺痹以通膀胱。吴氏擅用石膏、杏仁开上焦肺气。而清代另一大家叶天士亦遵从仲景"经热则痹"之说,而创"新病温热在经,久病瘀热入络"之论,体现在《临证指南医案》各诊案中,即主张治痹通络,大致有祛风通络、化湿通络、活血通络、宣肺通络、温阳通络等法。同时叶氏认为治痹需明辨病位,"上焦属气,下焦属血",治疗上部痹证多用祛风通络之品,治疗下部痹证多用养血活血通络之品。

纵览痹证治疗的演变发展,可以看到一个从简单到复杂的过程,辨证思想从直观逐步到抽象,其治疗方法也逐步多样化。《内经》时代主要着眼于对寒邪的治疗,仲景则注重对湿和寒邪的治疗,而金元时期在前人的基础上,相对强调风药的运用。清代温病学家治疗痹证偏于清热利湿又体现了地域特色。历代医家偏重于寒湿的治疗方法,似乎更体现了临床实际情况。风邪善行而数变,患者临证多无外感风邪的表证,而表现多以寒湿为主,故临证时应以散寒祛湿为主,平时应固护正气,防止外邪内袭。

历代医家治痹既承《内经》之旨、汲前贤名家之长,又各具特色,对后人进一步研究治痹规律、开发治痹药物有着深远的指导意义。

(二)西医学对颈椎病的研究

颈椎病的系统研究从 20 世纪 50 年代开始,国内外学者从解剖、生理、病理、生物化学、生物力学、分子细胞学、免疫组织化学等方面,做了大量的工作,取得了丰硕的成果,形成了一整套系统的理论。

1. 病因学说的研究

1992 年,美国国家医学研究院提出了颈椎病发病原因的"软件学说",它代表了颈椎病研究的最新成果,随即引起世界颈椎病研究界的轰动。1993 年我国学者孙树椿教授,在国内首次发表了有关无菌性炎症与颈椎病发病的最新研究报告。称之为"炎性病因学说"。"炎性病因学说"揭示了颈椎病早、中、晚期整个颈部组织病变过程。研究表明,颈椎病是在颈椎原发性病变的基础上,因各种退行性病变而诱发。颈椎前屈、后伸、侧弯及旋转运动是有机的统一,超过正常生理或耐受极限的活动,就会造成颈部慢性劳损。慢性劳损或各种颈部的急、慢性外伤,会导致颈部软组织的无菌性炎症,刺激神经、血管、脊髓、韧带而产生一系列颈部酸痛、僵硬等症状,从而引发轻度颈椎病。

在颈椎间盘磨损、退变、缺血、铗氧和无菌性炎症的双重作用下,颈部自由基产生增多,脂质过氧化作用增强,造成骨组织细胞的慢性损伤,这种损伤就是骨性改变产生骨质增生的原因,进而引发颈椎间盘退变和骨质增生,产生压迫、刺激症状,而加重病情,形成中度颈椎病的典型体征。颈椎骨质增生长期刺激周围软组织,造成颈椎间盘局部无菌性炎症的反复发作,且使炎症不断扩散,而无菌性炎症又进一步使骨质增生范围扩大,增生程度加重,使病情进入恶性循环,最终影响脊髓功能,导致神经受损的严重后果,进入颈椎病重症期。

2. 发病机制的探讨

颈椎病发病机制,国内外学者从动物模型、实验研究、临床推测等手段进行研究,认为是由于退变或损伤,导致颈脊椎动静力学平衡失调,出现异位压迫或化学刺激或免疫反应而引起疾病。颈椎的退变和损伤是不可逆转的病理因素,而其继发的病理改变,引起动静力学平衡失调,才是关键的发病机制,因为颈椎的主要功能是随头颅重量和维持头颅平衡,并为适应听、嗅、视觉的刺激反应,还得有较大敏锐活动性,而这些功能的实现是通过颈椎体及其各联接结构复杂而严密的组织活动调节来完成,就是说"活动"是其功能实现的关键,若失去"活动",则其"动"的力学平衡失调,其静力学和稳定性不能随时调节,脊柱的刚度和强度异常,内源性和外源性稳定受到破坏,则颈椎的压缩、牵拉、扭转、剪切等载荷出现改变,从而导致异位压迫或化学刺激而引起颈椎病。临床所见,几乎所有颈椎病病人均有不同程度的颈椎活动功能受限(或前屈后伸,或侧屈旋转),而经治疗改善后,其活动度也随之趋于正常。若活动恢复不明显则治疗效果较差。

3. 治疗方法的选择

颈椎病有手术治疗与非手术治疗。专家认为90％的病人可采取非手术治疗,只有少数脊髓型或经长期非手术治疗无效且严重影响正常生活或工作者,才行手术治疗。且颈椎病病理机制及临床表现比较复杂,手术有一定风险,必须严格掌握手术指征。非手术治疗方法繁多,中医、西医或中西医结合均有报道,效果都很好。但如何选择最佳方法,值得研究规范。由于颈椎病是一种慢性病理过程,且涉及骨结构的平衡改变问题,因此,西医采用激素与脱水、局封或镇痛药物等,适用于急性发作的治疗。而真正能针对其关键发病机制的手段,我们认为是采用颈椎牵引、中药口服、推拿按摩。搬动矫正骨结构的手法是重新恢复其力学平衡的传统中医综合治疗。有资料统计,应用该方法治疗,优良率达 94%,这也是我们十多年来治疗的体会。所以颈椎病非手术治疗最佳方案是否可规范为:颈椎牵引、中药治疗、矫正骨结构手法,或可配合针灸、理疗等,好转或痊愈后配合颈椎保健操锻炼,以巩固疗效,减少复发。

(三)颈痹颗粒药物研究

颈痹颗粒处方由白芍、葛根、威灵仙、地龙、丹参、全蝎、甘草、狗脊、木瓜、桃仁、炮山甲等 11 味中药组成。兹分述本方所列药物医家论述和现代研究。

1. 白芍

【来源】为芍药科植物芍药($Paeonia\ lactiflora$ Pall)的根。

【性味与归经】味苦、酸、性微寒。归肝、脾经。

【功用与主治】养血和营,缓急止痛,敛阴平肝。主治月经不调,经行腹痛,崩漏,自汗,盗汗,胁肋脘腹疼痛,四肢挛痛,头痛,眩晕。

【用法与用量】内服:煎汤,5～12 g;或入丸散。

【宜忌】虚寒之证不宜单独应用。

【各家论述】①《本经》:"主邪气腹痛,除血痹,破坚积,寒热疝瘕,止痛,利小便,益气。"②《别录》"主顺血脉,缓中,散恶气,逐贼血。"

【药理研究】① 中枢抑制作用。② 解痛作用。③ 抗炎抗溃疡作用。④ 对机体免疫功能的影响,促进巨噬细胞的吞噬功能。⑤ 扩张血管,增加血流量。⑥ 抑制血小板聚集作用。⑦ 抗菌作用。⑧ 抗肿瘤作用。⑨ 保肝和解毒作用。

【现代临床研究】① 治疗腓肠肌痉挛。② 治疗不安腿综合征。③ 治疗三叉神经痛。④ 治疗习惯性便秘。

2. 葛根

【来源】为兰科植物野葛($Pueraria\ lobata$ Willd)或甘葛的块根。

【性味与归经】味甘,辛,性平。归脾、胃经。

【功用与主治】解肌退热,发表透疹,生津止渴,升阳止泻。主治外感发热,头项强痛,麻疹初起,疹出不畅,温病,消渴病,泄泻,痢疾,高血压,冠心病。

【用法与用量】内服:煎汤 10～15 g。

【宜忌】表虚多汗,易于动呕,胃寒者慎用。

【各家论述】①《本经》:"主消渴,身大热,呕吐,诸痹,起阴气,解诸毒。"②《别录》:"疗金疮,止痛,胁风痛。"

【药理研究】① 扩张血管,改善微循环。② 改善心肌氧代谢,抗心律失常。③ 抗血小板凝聚,降低血脂、血糖。④ 改善学习记忆,有益脑增智作用。⑤ 解热镇痛,缓解平滑肌痉挛。⑥ 增强巨噬细胞吞噬能力,抗肿瘤。

【现代临床研究】① 治疗冠心病、心绞痛。② 治疗高血压病。③ 治疗椎基底动脉供血不足。④ 治疗偏头痛。⑤ 治疗视网膜动脉阻塞。⑥ 治疗突发性耳聋。⑦ 治疗腹部手术后腹胀。

3. 威灵仙

【来源】为毛茛科植物(*clematis chinensis* osbeck)的根及根茎。

【性味与归经】味辛、咸、微苦、性温、小毒。归膀胱、肝经。

【功用与主治】祛风除湿,通络止痛。主治风湿痹痛,肢体麻木,角脉拘挛,屈伸不利,脚气肿痛,疟疾,骨鲠咽喉。并治痰饮积聚。

【用法与用量】内服:煎汤,6～9 g;或入丸散,或浸酒。

【宜忌】气血亏虚及孕妇慎服。

【各家论述】①《新修本草》:"腰肾脚膝、积聚、肠内诸冷病。"②《开宝本草》:"主诸风,宣通五脏。"

【药理研究】① 提高痛阈,有明显镇痛作用。② 使食管平滑肌蠕动增强,频率加快,幅度增大。③ 对金黄色葡萄球菌、志贺痢疾杆菌有明显的抑制作用。

【现代临床研究】① 治疗肥大性脊柱炎。② 治疗足跟疼痛。③ 治疗胆石症。

4. 地龙

【来源】为钜蚓参环毛蚓(*Pheretima aspergillum*)的全体。

【性味与归经】味咸,性寒。归肝、肺、肾经。

【功用与主治】清热止痉,平肝息风,通经活络,平喘利尿。主治热病发热狂躁,惊痫抽搐,肝阳头痛,中风偏瘫,风湿痹痛,肺热喘咳,小便不通。

【用法与用量】内服:煎汤,5～10 g;或研末。

【宜忌】脾胃虚寒不宜报,孕妇禁服。

【各家论述】①《医林纂要·药性》:"治肾去热,渗湿行水去脾胃湿热,通大便水道。"②《得配本草》:"能引诸药直达病所,除风湿痰结治跌仆,破血结。"

【药理研究】① 溶栓和抗凝作用。② 抗心律失常作用。③ 降血压作用。④ 解热作用。⑤ 抗癌作用。

【现代临床研究】① 治疗精神分裂症。② 治疗高血压病。③ 治疗脑血管意外引起的偏瘫(缺血性)。④ 治疗慢性气管炎。⑤ 治疗消化性溃疡。

5. 丹参

【来源】为唇形科植物丹参(*Salvia miltiorrhiza* Bunge)的根。

【性味与归经】味苦,性微寒。归心、心包、肝经。

【功用与主治】活血祛瘀,调经止痛,养血安神,凉血消痈。主治妇女月经不调,痛经,经闭,产后瘀滞腹痛,癥瘕积聚,热痹肿痛,跌打损伤,热入营血,烦躁不安,心烦失眠,痈疮肿毒。

【用法与用量】内服:煎汤,5~10 g。

【宜忌】孕妇慎服,妇女月经过多及无瘀血者禁服。

【各家论述】①《别录》:"腰脊柱,脚痹,除风湿留热。"②《本草经集注》:"疗风痹。"③《药性论》:"能治脚弱,疼痹。"

【药理研究】① 减慢心率,扩张血管,血流速度加快,冠状动脉阻力下降,红细胞解聚,减轻脑水肿,抗凝血。促纤溶,抑制血小板积聚,保护心肌细胞,减轻免疫细胞浸润,有明显的抗炎抗过敏作用。② 保护肝脏。③ 抗溃疡作用。④ 抗氧化作用。⑤ 抗菌作用。⑥ 促进骨质愈合。

【现代临床研究】① 治疗心脑血管疾病。② 治疗呼吸系统疾病。③ 治疗肝炎。④ 治疗慢性肾功能不全。⑤ 治疗神经系统疾病。⑥ 治疗糖尿病并发周围神经炎。⑦ 治疗流行性出血热。⑧ 治疗乳腺炎。⑨ 治疗中晚期青光眼、卒聋、硬皮病。

6. 全蝎

【来源】为钳蝎科动物东亚钳蝎(*Buthus martensi* Karsch)的全体。

【性味与归经】味辛,性平,有毒。归肝经。

【功用与主治】祛风止痉,通络止痛,攻毒散结。主治小儿惊风,抽搐痉挛,中风口㖞,半身不遂,破伤风,风湿顽痹,偏正头痛,痰核瘰疬。

【用法与用量】内服:煎汤,2~5 g;研末入丸、散,每次 1.5 g。

【宜忌】血虚生风及孕妇禁服。

【各家论述】①《本草蒙筌》:"却风疾耳聋。"②《玉楸药解》:"穿利透节,逐湿除风。"

【药理研究】① 抗惊厥、抗癫痫、镇痛作用。② 抗血栓形成作用。③ 抗肿瘤作用。

【现代临床研究】① 治疗癫痫。② 治疗痛证。③ 治疗乳腺小叶增生。④ 治疗化脓性中耳炎、腮腺炎。

7. 甘草

【来源】为豆科植物甘草(*Glycyrrhiza uralensis* Fisch)的根及根茎。

【性味与归经】味甘,性平。归脾、胃、心、肺经。

【功用与主治】益气补中,缓急止痛,润肺止咳,泻火解毒,调和诸药。主治倦怠食少,肌瘦面黄,心悸气短,腹痛便溏,四肢挛急疼痛,脏躁,咳嗽气喘,咽喉肿痛,痈疮肿毒,小儿胎毒,及药物、食物中毒。

【用量与服法】内服:煎汤,2～6 g。

【宜忌】湿浊中阻而脘腹胀满、呕吐及水肿者禁服。反大戟、芫花、甘遂、海藻四物。

【各家论述】①《本经》:"主五脏六腑寒热邪气,坚筋骨,长肌肉,倍力,金疮肿痛,解毒。"②《别录》:"温中下气,烦满短气,伤脏咳嗽,止渴,通经脉,利血气,解百药毒。"

【药理研究】① 抗病毒及抗菌作用。② 肾上腺皮质激素样作用。③ 抗溃疡、保肝、促进胰液分泌作用。④ 调节免疫的作用。⑤ 镇咳祛痰作用。⑥ 抑制血小板凝聚,作用于心脑血管。⑦ 抗肿瘤及抗炎作用。⑧ 解毒作用。

【现代临床研究】① 治疗急慢性病毒性肝炎。② 治疗糖尿病。③ 治疗胃及十二指肠溃疡。④ 治疗疟疾、痤疮、冻伤。

8. 狗脊

【来源】为蚌壳蕨科植物金毛狗[*Cibotium barometz* (L)J. Smith]的根茎。

【性味与归经】味苦、甘、性温。

【功用与主治】强腰膝,祛风湿,利关节。主治肾虚腰痛脊强,足膝软弱无力,风湿痹痛,小便过多,遗精,妇女白带过多。

【用法与用量】内服:煎汤,10～15 g;或浸酒。

【宜忌】肾虚有热,小便不利,口苦舌干者禁服。

【各家论述】①《本经》:"主腰背强,关机缓急,周痹,寒湿膝痛。"②《别录》:"坚脊,利俯仰。"③《纲目》:"强肝肾,健首,治风虚。"

【现代临床研究】① 治疗小便过多;② 治疗白带过多;③ 治疗遗精。

9. 木瓜

【来源】为蔷薇科皱皮木瓜[*Chaenomeles speciosa*(Sweet)Nakai]的果实。

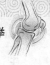

【性味与归经】味酸,性温。归肝、脾、胃经。

【功用与主治】舒筋活络,和胃化湿。主治风寒痹痛,肢体酸重,筋脉拘挛,吐泻转筋,脚气水肿。

【用法与用量】内服:煎汤,5～10 g;或入丸、散。

【宜忌】忌铅、铁。

【各家论述】①《雷公炮炙论》:"调荣卫,助谷气。"②《别录》:"主湿痹邪气,霍乱大吐下,转筋不止。"③《本草拾遗》:"下冷气,强筋骨。"

【药理研究】① 保肝作用。② 抗菌作用。

【现代临床研究】① 治疗急性细菌性痢疾。② 治疗急性肝炎。③ 治疗脚癣。

10. 桃仁

【来源】为蔷薇科植物桃(*Amygdalns persica* L.)的种子。

【性味与归经】味苦、甘、小毒。归心、肝、大肠经。

【功用与主治】活血祛瘀,润肠通便。主治痛经,血滞经闭,产后瘀滞腹痛,癥瘕结块,跌打损伤,瘀血肿痛,肺痈,肠痈,肠燥便秘。

【用法与用量】内服:煎汤,6～10 g,用时打碎;或入丸、散。

【宜忌】无瘀滞者及孕妇禁服。

【各家论述】①《本经》:"主瘀血,血闭、癥瘕,邪气,杀小虫。"②《别录》:"止咳逆上气,消心下坚,除卒暴击血,破癥瘕,通脉,止痛。"

【药理研究】① 改善微循环。② 抗凝血和抗血栓形成。③ 抗炎作用。④ 抗过敏作用。

【现代临床研究】① 治疗血吸虫病性肝硬化。② 治疗冠心病。

11. 穿山甲

【来源】为鲮鲤科动物鲮鲤(*Manis Pentadactyla* Linnaeus)的鳞片。

【性味与归经】味咸,性微寒。归肝、胃经。

【功用与主治】活血散结,通经下乳,消痈溃坚。主治血瘀经闭,癥瘕,风湿痹痛,乳汁不下,痈肿。

【用法与用量】内服:煎汤,3～9 g,或入散剂。

【宜忌】气血虚弱、痈疽已溃者及孕妇禁服。

【各家论述】①《本草纲目》:"除疟疾寒热,骨蒸风痹强直疼痛,通经脉,下乳汁,消痈肿,排脓血,通窍杀虫。"②《本草再新》:"搜风去湿,解热败毒。"

【药理研究】① 扩张血管,增加外周血流。② 抗凝血作用。③ 抗炎作用。

【现代临床研究】治疗前列腺增生症。

二、颈痹颗粒的制备及其质量标准

颈痹颗粒处方：白芍 150 g、葛根 50 g、威灵仙 75 g、地龙 50 g、丹参 60 g、全蝎 20 g、甘草 15 g、狗脊 60 g、木瓜 60 g、桃仁 50 g、炮山甲 30 g、糖粉 100 g、糊精 200 g。

（一）颈痹颗粒提取工艺的研究

目的：优选颈痹颗粒的提取工艺。

方法：以蛋白质含量为指标优选动物药材的煎煮时间；以浸膏得率、葛根素含量及芍药苷含量为指标，采用正交试验法优选水提工艺；根据干膏得率、葛根素含量、芍药苷含量，筛选醇沉浓度。

结果：最佳工艺为：动物药材先行水提，药渣与处方中其余药材水提 2 次，醇沉，醇沉液与动物药材提取液合并。

结论：此工艺有效成分提取率高，稳定性好。

颈痹颗粒是根据许氏伤科秘方开发研制的纯中药制剂。全方由白芍、葛根、地龙等十一味药组成，具有祛风软坚、舒筋通络之功效，临床研究表明，该制剂对各型颈椎病都有较好疗效。分析处方组成，地龙、全蝎、炮山甲等动物类药材中含蛋白质、氨基酸等活性成分，不宜与其他药材共同水煎醇沉，为此，制定了以下的提取工艺路线：

（1）地龙、全蝎、炮山甲 3 种药材水煎，水煎液另器存放。

（2）药渣与处方中其余药材共煎，采用水提醇沉法以达到去粗取精，最大限度地保留有效成分，去除杂质，减少成品服用量。

（3）醇沉后的醇清液回收乙醇后与动物药水煎液合并浓缩成浸膏供制粒。

本研究通过考察动物药材水煎时间、水提醇沉工艺中水提条件、筛选醇沉浓度等，以获得最佳提取工艺。

仪器与材料：日立 7060 全自动生化仪，Waters510 型高效液相色谱仪，Echrom98 色谱数据处理工作站，DT－100 分析天平。芍药苷、葛根素对照品购自中国药品生物制品检定所。甲醇为色谱纯。其余试剂均为分析纯。

药材购自姜堰医药公司，使用前均通过性状鉴别。

（二）实验部分

1. 动物药材水煎时间的优选

分别按处方比例称取地龙、全蝎、炮山甲等 3 味药材，切、碎至约 1 cm×1 cm 药材颗粒，加 15 倍量的水，煎煮 1.0、2.0、2.5、3.0、4.0、5.0 h，水煎液过滤，浓缩，定容至同一体积，测定各自蛋白质含量，结果见表 5-1。

表 5-1　不同时间的蛋白质提取量（$n=3$）

提取时间（h）	蛋白质提取量（mg）
1.0	245.0
2.0	386.4
2.5	419.5
3.0	432.2
4.0	457.5
5.0	457.3

由表 5-1 结果可见，水煎 4 小时，蛋白质基本提取完全。

2. 水提醇沉工艺技术条件的优选

（1）正交试验法优选煎煮时间和加水量

采用正交表 $L_4(2^3)$ 设计试验。其因素水平安排见表 5-2，以浸膏得率及提取的葛根素、芍药苷总量为优选指标，结果见表 5-3。

表 5-2　因素水平表

水平因素	A 加水量（倍）		B 提取时间（h）	
	A_1	A_2	B_1	B_2
1	12	10	2.5	2.0
2	10	8	2.0	1.5

表 5-3　正交试验结果 $L_4(2^3)$

序号	A	B	C（空）	浸膏得率（%）	葛根素含量（%）	芍药苷含量（%）
1	1	1	1	22.26	0.18	0.86
2	1	2	2	20.39	0.16	0.86

序号	A	B	C(空)	浸膏得率 (%)	葛根素含量 (%)	芍药苷含量 (%)
3	2	1	2	21.58	0.16	0.83
4	2	2	1	19.73	0.15	0.78
浸膏得率						
K_1	42.65	43.84	41.99			
K_2	41.31	40.12	41.97			
R	1.34	3.72	0.02			
葛根素						
K_1	0.34	0.34	0.33			
K_2	0.31	0.31	0.32			
R	0.03	0.03	0.01			
芍药苷						
K_1	1.72	1.64	1.64			
K_2	1.61	1.64	1.69			
R	0.11	0.05	0.05			

(2)浸膏得率的测定

按处方组成,取药材依各自工艺提取,提取液过滤,浓缩,减压干燥至恒重,精密称定,计算。结果见表5-3。

(3)葛根素的含量测定采用 HPLC 法

① 色谱条件:色谱柱:ODS 柱(4.6 mm×250 mm);柱温:40 ℃;流动相:甲醇—水(25∶75);检测波长:250 nm。

② 标准曲线的制备:精密称取葛根素对照品 50 mg,加 30％乙醇制备成浓度为 0.01 mg/ml 的对照品溶液。分别吸取 2.0、4.0、6.0、8.0、10.0、12.0 μl 进样,测定峰面积,绘制标准曲线。

③ 样品含量测定:精密称取干浸膏粉末 0.5 g,加 30％乙醇,超声提取 30 min,过滤,定容至 100 ml,取此溶液 10 μl 进样,记录峰面积,计算含量。结果见表5-3。

(4) 芍药苷的含量测定采用 HPLC 法

① 色谱条件色谱柱:ODS 柱(4.6 mm×250 mm);柱温:室温;流动相:甲醇—水(33∶67);检测波长:λ＝230 nm。

② 标准曲线的制备:精密称取芍药苷对照品 10 mg,加 50%甲醇制成浓度为 0.02 mg/ml 的对照品溶液。分别吸取 4.0、8.0、12.0、16.0、20.0 μl 进样,测定峰面积,绘制标准曲线。

③ 样品含量测定:精密称取(3)项下的干浸膏粉末 0.5 g,加 50%甲醇,超声提取 30 min,过滤,定容至 100 ml,取此溶液 10 μl 进样,记录峰面积,计算含量。结果见表 5-3。

(5) 方差分析

对表 5-3 中的浸膏得率、葛根素含量、芍药苷含量进行方差分析,结果见表 5-4。

表 5-4　方差分析表

方差来源	离差平方和	自由度	均方	F 值	显示性 P
浸膏得率					
A	0.448 9	1	0.448 9	4 489	<0.01
B	3.459 6	1	3.459 6	34 596	<0.01
C	0.000 1	1	0.000 1	—	—
葛根素含量					
A	0.000 225	1	0.000 225	9	>0.10
B	0.000 225	1	0.000 225	9	>0.10
C	0.000 025	1	0.000 025	—	—
芍药苷含量					
A	0.003 025	1	0.003 025	4.84	>0.10
B	0.000 625	1	0.000 625	1	>0.10
C	0.000 625	1	0.000 625	—	—

3. 水提工艺条件的确定

从方差分析的结果可知,A、B 因素对浸膏得率影响显著,但对葛根素含量、芍药苷含量指标均无明显影响。说明,采用水提二次的工艺,第 1 次加水 10 倍量,煮沸 2 h;第 2 次加水 8 倍量,煮沸 1.5 h 能够基本将葛根素和芍药苷提取完全。结合极差分析(表 5-3),确定优选工艺为 A_1B_2,即处方药材第 1 次加 12 倍量的水提取 2 h,第 2 次加 10 倍量的水提取 1.5 h。

4. 醇沉浓度的筛选

上述方法制备的水提液,浓缩至 800 ml,相对密度 1.20(50 ℃)。将浓缩液平均分成 4 份,留 1 份做对比样品,其余 3 份分别加乙醇,使含醇量为 50%、65%、80%,静置 48 h,滤取上清液,回收乙醇,于 250 ml 容量瓶中定容。准确移取上述 4 种溶液各 20 ml,水浴蒸干,80 ℃减压干燥至恒重,测定干膏得率。收集干膏,加甲醇溶解,过滤,定容至 100 ml,测定葛根素、芍药苷含量,结果见表 5-5。

表 5-5 醇沉浓度筛选试验结果

醇沉浓度(%)	干膏得率(%)	葛根素含量(%)	芍药苷含量(%)
0	22.16	0.18	0.85
50	16.36	0.34	1.50
65	15.18	0.30	1.48
80	13.11	0.28	1.39

可见,50%的醇沉浓度,不仅可得到较多的浸膏,活性成分损失也较少。

结果与讨论:由此我们确定颈痹颗粒的提取工艺是,处方中动物药加 15 倍的水提取 4 h,收集提取液另器存放,其药渣与处方中其余药材加水共煎 2 次,第 1 次加 12 倍的水煎煮 2 h,第 2 次加 10 倍的水煎煮 1.5 h,合并煎液,减压浓缩至相对密度 1.20(50 ℃)的浸膏,加 95%乙醇至含醇量 50%,搅匀静置 24 h,滤取上清液,回收乙醇。合并动物药材提取液,浓缩收膏供制颗粒。

按照所确定的最佳工艺进行三次验证试验,醇沉后各指标结果见表 5-6。

表 5-6 验证试验结果

序号	浸膏得率(%)	葛根素含量(%)	芍药苷含量(%)
1	16.38	0.34	1.50
2	16.32	0.33	1.50
3	16.37	0.34	1.51

采用此工艺可以得到理想的浸膏得率,较好地避免了处方中活性成分的丢失。实践证明,用此法制得的颈痹颗粒质量稳定,临床应用效果满意。

(三)颈痹颗粒制备工艺的研究

取地龙、金蝎切成 1 cm 左右的小段,炮山甲碎成约 0.5 cm×0.5 cm 的颗粒,加 15 倍量的水煎煮 4 h,收集煎液,过油,滤液另器存放。药渣与处方中其余八味水提两次,第 1 次加 12 倍的水煎煮 2 h,第 2 次加 10 倍的水煎煮 1.5 h,合并煎液,减压浓缩至相对密度 1.20(50 ℃)的浸膏,加 95%乙醇至含醇量 50%,搅匀,静置 24 h,滤取上清液,回收乙醇。合并动物药材提取液,浓缩至相对密度为 1.32～1.35(50 ℃)的浸膏,与糖粉、糊精共制软材,湿法制粒,真空干燥,整粒,分装即得。

(四)颈痹颗粒质量控制的研究

目的:研究颈痹颗粒的质量标准。

方法:采用 TLC 对地龙、丹参进行色谱鉴别,采用 HPLC 法测定葛根素和芍药苷含量。

结果:葛根素和芍药苷分别在 0.05～2.50 μg 和 0.20～3.23 μg 范围内有良好的线性关系。回收率分别是 100.37% 和 99.05%,RSD 分别为 2.87% 和 1.26%。

结论:本质量标准可有效地控制颈痹颗粒的质量。

颈痹颗粒是根据许氏伤科家传秘方研制的中药制剂,在临床应用已达十余年。该方由白芍、葛根、地龙等 10 味中药组成,原标准仅进行颗粒剂常规检查,难以控制其内部质量。为了客观、科学地评价制剂质量,我们对颈痹颗粒的质量控制进行研究,采用 TLC 法对其中的地龙、丹参进行定性鉴别,并应用 HPLC 法测定了主要活性成分葛根素、芍药苷的含量。

1. 仪器与试剂

Waters510 型高效液相色谱仪,Echrom98 色谱数据处理工作站,DT-100 分析天平。葛根素、芍药苷对照品购自中国药品生物制品检定所。药材质量符合《中国药典》2000 年版规定。

薄层色谱版:应用青岛海洋化工厂薄层色谱硅胶 G 自行机械涂板,105 ℃ 活化 1 h。所用试剂均为分析纯。

2. 定性鉴别

(1) 地龙的 TLC 鉴别

取本品 10 g 研细,加氯仿 40 ml,加热回流 1 h,滤过,滤液蒸干,残渣加氯仿 1 ml 使溶解,作为供试品溶液。另取地龙对照品药材 1 g,剪碎,加氯仿 20 ml,加热回流 30 分钟,滤过,滤液浓缩至 1 ml,作为对照品溶液。按颈痹颗粒处方,去除地龙,模拟工艺制成空白对照品,按供试品溶液制法制成空白对照溶液。吸取上述三种溶液各 5 μl,分别点于同一硅胶 G 薄层板上,以苯—醋酸乙酯(9∶1)为展开剂,展开,取出,晾干,置紫外线灯(365 nm)下检视。供试品色谱中,在与对照品色谱相应的位置上,显相同颜色的荧光,见图 5-1。

（2）丹参的 TLC 鉴别

取本品 10 g,加乙醚 40 ml,加热回流 2 h,滤过,滤液蒸干,残渣加乙醇 2 ml 使溶解,作为供试品溶液。另取丹参对照药材 4 g,研成粉末,置索氏提取器中,加乙醚 40 ml,加热回流 1 h,滤过,滤液浓缩至 1 ml,作为对照品溶液。按颈痹颗粒处方,去除丹参,模拟工艺制成空白对照品,按供试品溶液制法制成空白对照溶液。吸取上述三种溶液各 5 μl,分别点于同一硅胶 G 薄层板上,以甲苯—丙酮(95∶5)为展开剂,展开,取出,晾干,日光下及置紫外线灯(365 nm)下检视。供试品色谱中,在与对照品色谱相应的位置上,分别显相同颜色的斑点和荧光,见图 5-2、图 5-3。

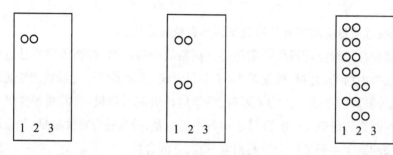

图 5-1 地龙 TLC 图谱

1. 丹参对照药材

2. 颈痹颗粒样品

3. 阴性对照样品

图 5-2 丹参 TLC 图谱(日光)

1. 丹参对照药材

2. 颈痹颗粒样品

3. 阴性对照样品

图 5-3 丹参 TLC 图谱(紫外光)

1. 地龙对照药材

2. 颈痹颗粒样品

3. 阴性对照样品

3. 葛根素的含量测定

（1）色谱条件

色谱柱:ODS 柱(4.6～250 mm);柱温:40 ℃;流动相:甲醇—水(25∶75);检测波长:250 nm。

（2）标准曲线的制备

精密称取葛根素对照品 50 mg,加 30%乙醇制备成浓度为 0.01 mg/ml 的对照品溶液。分别吸取 2.0、4.0、6.0、8.0、10.0、12.0 μl 进样,测定峰面积,绘制标准曲线。结果表明:葛根素在进样量 0.05～2.50 μg 线性关系良好,回归方程:$Y=5\,534\,780X, r=0.999\,8$。

（3）阴性对照试验

为了考察实验测定方法中是否有杂质对葛根素吸收值存在干扰,按处方比例,去除葛根外药材,按规定工艺制备阴性样品,依样品含量测定方法测定,结果阴性对照样品的图谱在葛根素对照品吸收峰相同的保留时间附近无吸收。

（4）精密度试验

取线性试验项下同一葛根素对照品溶液连续进样 5 次,每次 10 μl,测得峰面积积分值分别为 987 293,985 162,990 615,988 624,992 136,RSD=0.28%。

（5）稳定性试验

取同一样品溶液分别在制备后 0,0.5,1.0,2.0,4.0,8.0,12.0,24.0 h 测定一次峰面积,峰面积积分值分别是:986 237,988 564,982 139,989 932,987 156,961 897,960 432,962 845,RSD=1.35%。表明样品液至少在 24 h 内稳定性良好。

（6）重现性试验

取同一批样品（041008）5 份,依法测定含量,平均含量为 86.2 μg/g,RSD=0.97。

（7）加样回收试验

精密称取已知含量的样品（041013）2.5 g 共 5 份,分别加入 8.01 μg/ml 的葛根素对照品溶液 0.5 ml、1.5 ml、5.0 ml、10.0 ml、15.0 ml 依含量测定方法进行测定,计算回收率,结果见表 5-7。

表 5-7　葛根素回收率试验结果（n=5）

加入量(μg)	测得量(μg)	回收率(%)	平均回收率(%)	RSD(%)
4.01	4.20	104.74		
12.02	12.15	101.08		
40.05	39.68	99.08	100.37	2.87
80.10	78.89	98.49		
120.15	117.43	97.74		

（8）样品含量测定

精密称取颈痹颗粒样品（研末）2.5 g,置 100 ml 三角烧瓶中,加入 30%乙醇,超声处理 30 min,放冷,微孔滤膜过滤,滤液于 100 ml 容量瓶中,加 30%乙醇至刻度,取此溶液 10 μl 进样,记录峰面积,计算含量。结果见表 5-3。

4. 芍药苷的含量测定

（1）色谱条件

色谱柱：ODS 柱（4.6 mm×250 mm）；柱温：室温；流动相：甲醇—水（33：67）；检测波长：λ＝230 nm。

（2）标准曲线的制备

精密称取芍药苷对照品 10 mg，加 50％甲醇制成浓度为 0.02 mg/ml 的对照品溶液。分别吸取 4.0、8.0、12.0、16.0、20.0 μl 进样，测定峰面积，绘制标准曲线。结果表明，芍药苷在进样量 0.20～3.23 μg 线性关系良好，回归方程：Y＝13 745 138X＋49 617，r＝0.999 3。

（3）阴性对照试验

为了考察实验测定方法中是否有杂质对芍药苷吸收值存在干扰，按处方比例，去除芍药外药材，按规定工艺制备阴性样品，依样品含量测定方法测定，结果阴性对照样品的图谱在芍药苷对照品吸收峰相同的保留时间附近无吸收。

（4）精密度试验

取线性试验项下同一芍药苷对照品溶液连续进样 5 次，每次 10 μl，测得峰面积积分值分别为 1 142 746、1 160 618、1 162 459、1 147 850、1 163 632，RSD＝0.82％。

（5）稳定性试验

取同一样品溶液分别在制备后 0、0.5、1.0、2.0、4.0、8.0、12.0、24.0 h 测定一次峰面积，峰面积积分值分别是：1 154 783、1 166 874、1 162 714、1 148 275、1 154 840、1 146 032、1 136 738、1 130 935，RSD＝1.07％。表明样品液至少在 24 h 内稳定性良好。

（6）重现性试验

取同一批样品（041008）5 份，依法测定含量，平均含量为 651.3 μg/g，RSD＝1.89％。

（7）加样回收试验

精密称取已知含量的样品（041013）2.5 g 共 5 份，分别加入 10.3 μg/ml 的芍药苷对照品溶液 0.5 ml、1.5 ml、5.0 ml、10.0 ml、15.00 ml，按照含量测定方法进行测定，计算回收率，结果见表 5-8。

表 5-8　芍药苷回收率试验结果(*n*＝5)

加入量(μg)	测得量(μg)	回收率(%)	平均回收率(%)	RSD(%)
5.15	5.30	102.91		
15.45	15.12	97.86		
51.50	49.76	96.62	99.05	1.26
100.30	99.08	98.78		

(8) 样品含量测定

精密称取颈痹颗粒样品(研末)2.5 g,置 100 ml 三角烧瓶中,加入 50%甲醇,超声处理 30 min,放冷,微孔滤膜过滤,滤液于 100 ml 容量瓶中,加 50% 乙醇至刻度,取此溶液 10 μl 进样,记录峰面积,计算含量。结果见表 5-9。

表 5-9　样品含量的测定结果

批号	葛根素含量 (μg/g)	RSD(%)	芍药苷含量 (μg/g)	RSD(%)
030313	82.8	1.18	662.8	1.25
041008	86.2	0.97	651.3	1.89
050418	84.5	1.35	663.2	1.04

5. 讨论

综上所述,采用 TLC 法鉴别颈痹颗粒中地龙、丹参,方法简单,薄层色谱分离度好,结果可靠。葛根素、芍药苷能够改善血管功能,提高椎-基底动脉的供血量,对颈椎病的治疗有重要意义。因此,选择葛根素和芍药苷作为质量控制指标,可以较好地监测颈痹颗粒的质量。应用 HPLC 法测定葛根素、芍药苷的含量,简便、快速,准确性高。以上研究确定的方法是颈痹颗粒质量控制的有效方法。

颈痹颗粒的质量标准

• 性状

本品为棕褐色颗粒;味甜,微苦。

• 鉴别

① 地龙的 TLC 鉴别:取本品 10 g 研细,加氯仿 40 ml,加热回流 1 h,滤过,滤液蒸干,残渣加氯仿 20 ml,加热回流 30 min,滤过,滤液浓缩至 1 ml,作为对照品溶液。按颈痹颗粒处方,去除地龙,模拟工艺制成空白对照品,按供试品溶液制法制成空白对照溶液。吸取上述三种溶液各 5 μl,分别点于同一

硅胶 G 薄层板上,以苯—醋酸乙酯(9∶1)为展开剂,展开,取出,晾干,置紫外光灯(365 nm)下检视。供试品色谱中,在与对照品色谱相应的位置上,显相同颜色的荧光。

② 丹参的 TLC 鉴别:取本品 10 g,加乙醚 40 ml,加热回流 2 h,滤过,滤液蒸干,残渣加乙醇 2 ml 使溶解,作为供试品溶液。另取丹参对照药材 4 g,研成粉末,置索氏提取器中,加乙醚 40 ml,加热回流 1 h,滤过,滤液浓缩至 1 ml,作为对照品溶液。按颈痹颗粒处方,去除丹参,模拟工艺制成空白对照品,按供试品溶液制法制成空白对照溶液。吸取上述三种溶液各 5 μl,分别点于同一硅胶 G 薄层板上,以甲苯—丙酮(95∶5)为展开剂,展开,取出,凉干,日光下及置紫外光灯(365 nm)下检视。供试品色谱中,在与对照品色谱相应的位置上,分别显相同颜色的斑点和荧光。

• 含量测定

葛根素的含量测定(HPLC 法):色谱柱:ODS 柱(4.6～250 mm);柱温:40 ℃;流动相:甲醇—水(25∶75);检测波长:250 nm。精密称取颈痹颗粒样品(研末)2.5 g,置 100 ml 三角烧瓶中,加入 30％乙醇,超声处理 30 min,放冷,微孔滤膜过滤,滤液于 100 ml 容量瓶中,加 30％乙醇至刻度,取此溶液 10 μl 进样,记录峰面积,代入标准方程,计算含量。葛根素的含量应不低于 70(μg/g)。芍药苷的含量测定(HPLC 法):色谱柱:ODC 柱(4.6～250 mm);柱温:室温;流动相:甲醇—水(33∶67);检测波长:λ＝230 nm。精密称取颈痹颗粒样品(研末)2.5 g,置 100 ml 三角烧瓶中,加入 50％甲醇,超声处理 30 min,放冷,微孔滤膜过滤,滤液于 100 ml 容量瓶中,加 50％乙醇至刻度,取此溶液 10 μl 进样,记录峰面积,代入标准方程,计算含量。芍药苷的含量应不低于 600(μg/g)。

• 检查

应符合《中国药典》一部附录颗粒剂项下各项规定。

颈痹颗粒的功能与主治:

祛湿软坚,舒筋通络。用于各型颈椎病及其他痹症。

颈痹颗粒的用法与用量:

开水冲服,一次 1 袋,一日 2 次,或遵医嘱。

颈痹颗粒的规格与贮藏:

每袋 15 g。密封置阴凉处。

三、颈痹颗粒的药理毒理实验研究

（一）颈痹颗粒药理学研究概要

本实验分别用不同动物模型观察颈痹颗粒的镇痛、抗炎及改善微循环的作用,结果表明,颈痹颗粒具有显著的镇痛、抗炎及改善微循环的活性。采用寇氏法测定其 LD50,未见动物死亡,经口给药的最大耐受量试验结果表明,20 只小鼠按 140.4 g/kg 剂量灌胃给药后均无明显的毒性反应,一周内亦无死亡,该剂量为临床成人日口服剂量的 1 003 倍。

（二）颈痹颗粒的药效学实验

1. 实验材料

（1）动物

ICR 小鼠、SD 大鼠,由南京中医药大学实验动物中心提供,合格证:苏动（质）01008。

（2）药品及试剂

颈痹冲剂由姜堰中医院制剂室提供,批号:000505。

颈复康:河北承德市中药厂,批号:000746。

伊文思兰:上海化学试剂采购供应站,批号:001102。

氯化钾（化学纯）:南京化学试剂厂,批号:000203。

（3）仪器

$K^+ - 4$ 型测痛仪,中国制造。

UV - 3000 紫外分光光度计,日本岛津。

MCIR 微循环图像处理系统,中国医学科学院微循环研究所。

2. 实验方法和结果

（1）颈痹冲剂的镇痛作用

① 对小鼠化学刺激的影响:取 22～25 g 小鼠 56 只,雌雄各半,随机均分四组,即:a. 颈痹冲剂小剂量组:3.1 g/kg;b. 颈痹冲剂大剂量组:9.2 g/kg;c. 颈复康组:8.8 g/kg;d. 生理盐水组:20 ml/kg。各组分别以 20 ml/kg 灌胃给药,每天一次,连续三天。末次给药 30 min 后,各鼠腹腔注射 0.6％醋酸 0.2 ml/只,观察注射后 15 min 内小鼠出现的扭体反应次数,并计算镇痛百分率,结果见表 5 - 10。

表 5 - 10   颈痹冲剂对小鼠化学刺激的镇痛作用(小鼠扭体法)($\overline{X} \pm SD$)

组别	剂量 (g/kg)	动物数 (只)	扭体反应次数 (次/15 min)	镇痛百分率 (%)
生理盐水组	20 ml/kg	14	39.5±15.3	—
颈复康组	8.8	14	29.4±13.6	26.0
颈痹冲剂小剂量组	3.1	14	25.9±12.3*	34.4
颈痹冲剂大剂量组	9.2	14	14.2±11.8**	64.1

* $P<0.05$，** $P<0.01$ 与生理盐水组比较。

实验结果表明,颈痹冲剂两个剂量组均能明显减少小鼠扭体反应次数,提高镇痛百分率,与生理盐水组比较差异非常显著($P<0.05$、0.01),提示颈痹冲剂具有一定的镇痛作用。

② 对大鼠 K^+ 皮下透入致痛的影响:取雌性 SD 大鼠 32 只,体重 150～180 g,用 K^+-4 型测痛仪测定其尾部痛阈。刺激电极用乳胶管(内放用饱和 KCl 浸湿的棉球)固定于离尾尖 1.5 cm 处,与皮肤的接触面约 1 cm²;无关电极用生理盐水浸湿的棉球固定于尾根部。通电后(电压为 6 V),观察大鼠出现甩尾及嘶叫反应,记录其电流值,作为大鼠正常痛阈值。然后将大鼠随机均分为四组,四组为:a. 颈痹冲剂小剂量组:1.6 g/kg;b. 颈痹冲剂大剂量组:4.1 g/kg;c. 颈复康组:6.5 g/kg;d. 生理盐水组:10 ml/kg。各组均用 10 ml/kg 灌胃给药,每天一次,连续给五天。末次灌胃给药 30 min 后,同上法测定并记录给药后各鼠出现甩尾及嘶叫的电流值,结果见表 5 - 11。

表 5 - 11   颈痹冲剂的镇痛作用(K^+ 皮下透入致痛法)($\overline{X} \pm SD$)

组别	剂量 (g/kg)	动物数 (只)	致痛电流值(mA)	
			给药前	给药后
生理盐水组	10 ml/kg	8	0.15±0.09	0.16±0.07
颈复康组	6.5	8	0.15±0.1	0.21±0.08
颈痹冲剂小剂量组	1.6	8	0.14±0.12	0.23±0.13
颈痹冲剂大剂量组	4.1	8	0.15±0.08	0.25±0.07*△

* $P<0.05$ 与生理盐水组比较,△$P<0.05$ 与给药前比较实验。

结果表明,颈痹冲剂大剂量组能明显增加大鼠致痛电流值,提高其痛阈,与生理盐水组及给药前比较差异显著($P<0.05$),提示颈痹冲剂具有一定的镇痛作用。

(2)颈痹冲剂的抗炎作用

① 对小鼠腹腔毛细血管的通透性的影响:取 24～26 g 雄性小鼠 48 只,

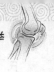

随机分为四组,分别是:a. 颈痹冲剂小剂量组:3.1 g/kg;b. 颈痹冲剂大剂量组:9.2 g/kg;c. 颈复康组:8.8 g/kg;d. 生理盐水组:20 ml/kg。各组均用20 ml/kg 灌胃给药,每天一次,连续五天。于末次给药 30 min 后尾静脉注射伊文思兰 0.1 ml/只,同时,腹腔注射醋酸 0.2 ml/只。20 min 后断头处死小鼠,剪开腹腔,用 5 ml 生理盐水冲洗腹腔三次,用吸管吸出腹腔洗液约 4.5 ml。1 000 rpm 离心 5 min,在 UV-3000 紫外分光光度计 590 nm 处测定 OD 值,结果见表 5-12。

表 5-12　颈痹冲剂对小鼠腹腔毛细血管通透性的影响($X\pm SD$)

组别	剂量 (g/kg)	动物数 (只)	腹腔透出染料光度值 (OD)
生理盐水组	20 ml/kg	12	0.766±0.235
颈复康组	8.8	12	0.428±0.174**
颈痹冲剂小剂量组	3.1	12	0.380±0.186**
颈痹冲剂大剂量组	9.2	12	0.322±0.124**

** $P<0.01$ 与生理盐水组比较。

实验结果表明,颈痹冲剂两个剂量组均能显著抑制由醋酸引起的小鼠腹腔急性炎症时毛细血管的通透性增加,使腹腔内透出染料明显减少($P<0.01$),表明颈痹冲剂具有明显的抗炎作用。

② 对角叉菜胶诱发大鼠足肿胀的影响:取 150～180 g 雄性大鼠 32 只,随机均分成四组,四组为:a. 颈痹冲剂小剂量组:1.6 g/kg;b. 颈痹冲剂大剂量组:4.1 g/kg;c. 颈复康组:6.5 g/kg;d. 生理盐水组:10 ml/kg。各组均以10 ml/kg 灌胃给药,每天一次,连续五天。末次给药 30 min 后,用 1% 角叉菜胶溶液 0.1 ml/只注入大鼠左足跖皮下,分别测定致炎前和致炎后 1、2、3、4、5、6 h 的大鼠足跖容积,计算足肿胀度(给致炎剂后左足容积-给致炎剂前左足容积),结果见表 5-13。

表 5-13　颈痹冲剂对角叉菜胶诱发大鼠足肿胀的影响

组别	剂量 (g/kg)	动物数 (只)	足肿胀痛(ml)($X\pm SD$)					
			1 h	2 h	3 h	4 h	5 h	6 h
生理盐水组	10 ml/kg	8	0.56 ±0.30	0.84 ±0.34	1.10 ±0.42	1.06 ±0.30	0.98 ±0.40	0.86 ±0.32
颈复康组	6.5	8	0.30 ±0.20	0.63 ±0.18	0.84 ±0.23	0.78 ±0.39	0.76 ±0.42	0.73 ±0.30

组别	剂量(g/kg)	动物数(只)	足肿胀痛(ml)($X \pm SD$)					
			1 h	2 h	3 h	4 h	5 h	6 h
颈痹冲剂小剂量组	1.6	8	0.42 ±0.15	0.65 ±0.23	0.82 ±0.16	0.75 ±0.22	0.73 ±0.28	0.71 ±0.24
颈痹冲剂大剂量组	4.1	8	0.31 ±0.19	0.43* ±0.20	0.74* ±0.21	0.72* ±0.21	0.70 ±0.25	0.67 ±0.22

* $P < 0.05$ 与生理盐水组比较。

实验结果表明,颈痹冲剂大剂量组能明显对抗大鼠因角叉菜胶所致的足肿胀反应,与生理盐水比较,差异显著($P < 0.05$),提示颈痹冲剂具有抗炎作用。

(3) 颈痹冲剂对大鼠急性不完全性脑缺血所致脑膜微循环障碍的影响

取 SD 大鼠 32 只,体重 350～400 g,雌雄兼用,随机均分成四组,四组为:a. 颈痹冲剂小剂量组:1.6 g/kg;b. 颈痹冲剂大剂量组:4.1 g/kg;c. 颈复康组:6.5 g/kg;d. 模型组:生理盐水 10 ml/kg。各组分别用乌拉坦 1 g/kg 麻醉(室温 20～25℃)仰位固定,分离并结扎双侧颈动脉远心端(正常组不结扎,做假处理),近心端一侧连血压计,另一侧进行颈动脉插管,以备放血。同时打开腹腔找出十二指肠,以备给药用。将大鼠转为侧位固定,沿颅骨正中线和耳上方作"T"形切口,暴露颅骨,在离矢状窦约 2～3 mm 处,用手术刀刮薄骨皮层,分离硬脑膜、蛛网膜,形成一椭圆形窗口,以 39℃的人工脑脊液保持软脑膜湿润,用 MCTP 微循环图像处理系统选取血管口径(AD)20～59 μm 的微运脉进行观察,该系统配有自动计时装置,并用录像带进行实时录像。

实验开始时,快速放血至平均动脉压下降至 5.0～5.5 kPa 左右,此时软脑膜微动脉血流速度(BFV),由正常值降为 600～700 μm/s,微 AD 由正常值降至 18～26 μm 左右时作为软脑膜微循环障碍开始。此后经常放血和回输血流维持平均动脉压于上述水平。待稳定后,由十二指肠给予各组药物,给药后连续录像,用微机测量软脑膜微循环给药后 BFV - AD 的变化,用下列公式计算 BFV 和 AD 的变化率,结果见表 5 - 14。

$$\triangle BFV\% = \frac{给药后 \ BFV - 给药前 \ BFV}{给药前 \ BFV} \times 100\%$$

$$\triangle AD\% = \frac{给药后 \ AD - 给药前 \ AD}{给药前 \ AD} \times 100\%$$

表 5-14　颈痹冲剂对大鼠急性不完全性脑缺血所致脑膜微循环障碍的影响（X±SD）

组别	造模前 BFV (μm/s)	造模前 AD (μm)	造模后 BFV (μm/s)	造模后 AD (μm)	药后 ΔBFV(%)(min) 30	60	90	药后 ΔAD(%)(min) 30	60	90
模型组	1 800.9 ±74.2	55.3 ±4.6	663.6 ±100.0	26.1 ±4.9	−9.2 ±7.9	−13.1 ±9.2	−16.8 ±11.3	−12.1 ±9.8	−21.4 ±13.8	−26.1 ±13.7
颈复康组	1 769.4 ±95.3	51.4 ±5.0	619.9 ±82.1	23.9 ±3.2	2.1** ±2.8	4.3** ±5.1	3.8** ±4.3	4.5** ±5.2	6.4** ±7.1	5.9** ±6.4
颈痹冲剂小剂量组	1 805.8 ±53.3	54.0 ±2.7	633.4 ±59.6	24.9 ±4.0	10.4** ±8.8	14.2 ±9.7	11.5** ±9.5	9.8** ±7.7	16.3** ±10.8	13.1** ±10.5
颈痹冲剂大剂量组	1 748.6 ±75.2	55.2 ±5.6	652.0 ±101	23.3 ±3.8	10.2** ±9.3	16.4** ±11.1	15.5** ±12.2	8.9** ±7.8	20.1** ±12.3	18.8** ±13.5

** $P<0.01$ 与模型组比较，（$n=8$）。

实验结果显示,颈痹冲剂两个剂量组在给药 30 min 后有明显加快脑微 A 血管 BFV 及扩张 AD 的作用,与模型组比较差异非常显著($P<0.01$),提示颈痹冲剂对急性不完全性脑缺血所致脑膜微循环障碍有明显的改善作用。

3. 小结

颈痹冲剂药理实验结果表明,该制剂能明显减少醋酸所致小鼠腹腔疼痛的扭体反应次数,增加大鼠致痛电流值,提高其痛阈;颈痹冲剂能显著降低醋酸所致的小鼠腹腔毛细血管通透性,对抗大鼠因角叉菜胶所致的足肿胀反应;颈痹冲剂能明显加快脑微 A 血管 BFV 及扩张 AD 的作用,提示颈痹冲剂对急性不完全性脑缺血所致脑膜微循环障碍有明显的改善作用。这些结果说明颈痹冲剂具有抗炎、镇痛、促进微循环等作用,与原方组方依据是吻合的。

(三)颈痹冲剂急性毒性实验

1. 实验材料

(1)实验动物

ICR 小鼠,体重 18～20 g,由南京中医药大学实验动物中心提供,合格证:苏动(质)01008。

(2)实验药物

颈痹冲剂(批号:000505)由姜堰中医院制剂室提供,临用前用蒸馏水配成 0.61 g/ml、0.72 g/ml、0.85 g/ml、0.99 g/ml、1.17 g/ml,五种浓度(按生药量计算)。

2. 实验条件

给药前后,实验小鼠雌雄分笼,用全价颗粒饲料喂养,自由饮水,室温 20±2℃。

3. 实验方法和结果

(1)急性毒性试验

① 试验方法　取 ICR 小鼠 50 只,体重 18～20 g,雌雄各半。随机均分为五组,每组给一个剂量,剂量分别为 24.4 g/kg、28.8 g/kg、34.0 g/kg、39.6 g/kg、46.8 g/kg。试验前禁食(不禁水)12 h 后,各组分别按上述剂量 0.4 ml/10 g,一次灌胃给药,连续观察一周,记录受试小鼠活动、行为及死亡等情况,一周后处死进行尸检。

② 试验结果　按上述剂量给药的各组小鼠,于给药当日见小鼠活动正常,毛色光滑,粪便为棕褐色,质地较软;一周内未见死亡及其他异常情况发

生,处死后尸检,各组小鼠主要脏器(心、肝、脾、肺、肾)经肉眼观察亦无异常改变。故无法测出颈痹冲剂对小鼠的 LD_{50}(见表 5 - 15),因此改做最大耐受量试验。

表 5 - 15　颈痹冲剂小鼠 LD_{50} 数据

剂量 (g/kg)	对数 剂量	动物数 (只)	死亡动物数 (只)	死亡率 (%)	概率单位 (Y)	LD_{50} 及置信限
24.4	1.387	10	0	0	—	
28.8	1.459	10	0	0	—	
34.0	1.531	10	0	0		未测出
39.6	1.598	10	0	0	—	
46.8	1.670	10	0	0	—	

(2) 最大给药量试验

① 试验方法　取健康 ICR 小鼠 40 只,体重 18～20 g,雌雄各半。随机分为两组:a. 颈痹冲剂组;b. 空白对照组。实验前禁食(不禁水)12 h 后,用 1.17 g/ml(最大浓度)的颈痹冲剂一日分三次,每次 0.4 ml/10 g 灌胃给药,空白对照组给予等量生理盐水。连续观察一周,记录受试小鼠行为、活动、摄食量、体重、粪便、死亡等情况,无死亡小鼠于一周后处死进行尸检。

② 试验结果　按 140.4 g/kg 剂量给药的 20 只小鼠,当日至第二天见小鼠活动较少、毛色光滑、粪便为棕褐色、质地较软、摄食较少;第三天后小鼠活动、摄食量、体重、粪便等均恢复正常,与空白对照组比较无明显差异,且一周内无死亡及其他异常情况发生,两组同时处死后尸检,各主要脏器(心、肝、脾、肺、肾)经肉眼观察未见异常改变,与空白对照组相比无明显差异。

4. 结　语

颈痹冲剂经口给药的最大耐受量为 140.4 g/kg。如按临床成人每日口服 7.0 g/50 kg 计算,则该药的小鼠一日灌胃给药量为临床成人一日口服量的 1 003 倍。

四、颈痹颗粒治疗颈椎病的临床研究

颈椎病是目前中西药及各种综合治疗尚未有特殊疗效的常见疾病。本研究根据颈椎病的生理、病理特点及张仲景《伤寒论》中血痹证、风痹证治疗方法,结合许氏伤骨科长期的临床实践,以白芍、葛根等 11 味中药研制成颈痹颗粒,用颈复康颗粒作为对照药物,采用随机分组方法,同步观察两药对颈椎病的疗效。

1. 临床资料

(1) 一般资料

全部病例来源于门诊及病房。治疗组(颈痹颗粒组)280例,其中颈型10例,神经根型199例,椎动脉型42例,交感神经型17例,脊髓型12例;男性143例,女性137例,平均年龄45.04岁;病程最短者3天,最长者25年。对照组(颈复康颗粒组)150例,其中颈型5例,神经根型106例,椎动脉型23例,交感神经型9例,脊髓型7例;男性76例,女性74例,平均年龄45.09岁;病程最短者2天,最长23年,两组在性别、年龄、临床分型、病程、职业等方面,经统计学处理无显著性差异($P>0.05$)(表5-16~表5-20)。

表5-16　男女性别比较($P>0.05$)　　　单位:人

组别	男	女	合计
颈痹颗粒组	143	137	280
颈复康颗粒组	76	74	150

表5-17　年龄比较($P>0.05$)　　　单位:人

组别	≤20岁	21~30岁	31~40岁	41~50岁	51~60岁	61~70岁	>70岁	合计
颈痹颗粒组	5	21	56	111	53	26	8	280
颈复康颗粒组	3	11	30	59	28	14	5	150

表5-18　临床分型比较($P>0.05$)　　　单位:人

组别	颈型	神经根型	椎动脉型	交感神经型	脊髓型	合计
颈痹颗粒组	10	199	42	17	12	280
颈复康颗粒组	5	106	23	9	7	150

表5-19　病程比较($P>0.05$)　　　单位:人

组别	1个月	1~3个月	4~6个月	7个月~1年	1~5年	5年以上	合计
颈痹颗粒组	79	29	31	45	63	33	280
颈复康颗粒组	43	14	17	24	35	17	150

表 5 - 20　职业分布比较($P>0.05$)　　　　　　　　单位:人

组别	伏案工作者	工人	农民	教师	其他	合计
颈痹颗粒组	127	77	24	23	29	280
颈复康颗粒组	68	41	12	11	18	150

（2）诊断与鉴别诊断

参照中华人民共和国中医药行业标准,临床表现与影像学所见符合者,可以确诊。具有典型的颈椎病临床表现,而影像学所见正常者,应注意除外其他病患后方可诊断为颈椎病。仅有影像学表现异常,而无颈椎病临床症状者不应诊断为颈椎病。具体分型为:

① 颈型:主诉头、颈、肩疼痛等异常感觉,并伴有相应的压痛点。X线摄片上颈椎显示曲度改变或椎间关节不稳等表现。应除外颈部其他疾患(落枕、肩周炎、风湿性肌纤维组织炎、神经衰弱及其他非椎间盘退行性变所致的肩颈部疼痛)。

② 神经根型:具有较典型的根性症状(麻木、疼痛),且范围与颈脊神经所支配的区域相一致。压头试验或臂丛牵拉试验阳性。影像学所见与临床表现相符合。痛点封闭无显效(诊断明确者可不作此试验)。除外颈椎外病变(胸廓出口综合征、网球肘、腕管综合征、肘管综合征、肩周炎、肱二头肌腱鞘炎等)所致以上肢疼痛为主的疾患。

③ 脊髓型:临床上出现颈脊强损害的表现。X线片上显示椎体后缘骨质增生、椎管狭窄。影像学证实存在脊髓压迫。除外肌萎缩性侧索硬化症、脊髓肿瘤、脊髓损伤、继发性粘连性蛛网膜炎、多发性末梢神经炎。

④ 椎动脉型:关于椎动脉型颈椎病的诊断问题是待于研究的问题。曾有猝倒发作。并伴有颈源性眩晕。旋颈试验阳性。X线摄片显示节段性不稳定或枢椎关节骨质增生。多伴有交感症状。除外眼源性、耳源性眩晕。除外椎动脉Ⅰ段(进入颈6横突孔以前的椎动脉段)和椎动脉Ⅲ段(出颈椎进入颅内以前的椎动脉段)受压所引起的基底动脉供血不全。

⑤ 交感神经型:临床表现为头晕、眼花、耳鸣、手麻、心动过速、心前区疼痛等一系列交感神经症状。X线摄片有失稳或退变,椎动脉造影阴性。

2．方法

（1）治疗方法

治疗组口服颈痹颗粒,对照组口服颈复康颗粒。

① 颈痹颗粒:由白芍、葛根、威灵仙、地龙、丹参、全蝎、甘草、狗脊、木瓜、桃仁、穿山甲等药组成。该冲剂由我院制剂室生产,每包 15 g,每次 1 包,每日 2 次,14 天为一疗程,空腹服。服药期间不加用任何其他药物。

② 颈复康颗粒:由羌活、川芎、葛根、秦艽、威灵仙、苍术、白芍、丹参、地龙、红花、乳香、黄芪、生地黄、石决明、花蕊石、黄柏、王不留行、桃仁、没药、地鳖虫等药物组成。该颗粒由承德颈复康药业集团有限公司生产,每包 5 g,每次 1 包,每日 2 次,14 天为一疗程,空腹服。服药期间不加用任何其他药物。

(2) 观察项目

① 影像学检查:所有病人均作颈椎正侧位、双斜位、张口位或过伸屈位 X 线摄片检查,有颈髓受压症状者做 CT、核磁共振检查。

② 血液流变学检查:服药前后各检测一次全血比黏度(高切、低切)、血浆黏度、血沉、血球压积、全血还原黏度,血沉方程 K 值等。

③ 椎动脉、基底动脉、颈内动脉血流速度检查:对椎动脉型患者采用美国产 Medaonice 经颅多普勒超声仪检测病人治疗前后双侧椎动脉(VA)、基底动脉(BA)及双侧颈内动脉(CIA)血流速度。

④ 甲皱微循环检查:采用 WX 型微循环显微仪在彩色电视屏上观察管襻状态、管襻流态、襻周状态,计算其总积分值。此项由徐州市中医院骨伤科完成。

⑤ 统计学方法:采用 X^2 检验等。

3. 疗效评判标准

(1) 参照中华人民共和国卫生部药政司 1988 年颁《新药(中药)临床研究指导原则(第二批)》治疗老年病临床研究指导原则,特制定如下标准:

① 用统一语句提问,凡主动说出的症状,如手臂麻木痛、颈肩臂痛、头晕头痛,记 4 分。问出的症状按照症状的显著或持续出现,症状时轻时重或间断出现;症状轻或偶尔出现,分别记 3 分、2 分、1 分,无症状者为 0 分。

② 凡客观阳性体征,如皮肤感觉降低呈节段性分布、肌力下降、骨小肌萎缩、椎间孔压缩试验、臂丛牵拉试验、霍夫曼征阳性等均记 6 分。

③ 舌、脉表现作为辨证分型依据,不做疗效判断依据。

(2) 疗效评判等级

① 临床痊愈:治疗后症状消失,积分值为 0;

② 显效:治疗后积分值下降≥2/3;

③ 有效:治疗后积分值下降 2/3～1/3 之间;

④ 无效:治疗后积分值下降 1/3。

4. 结果

(1) 影像学表现见表 5-21。

表 5-21 280 例颈椎病病人影像学表现

检查项目	生理曲度改变(%)	椎间隙狭窄(%)	椎体与关节增生(%)	椎管狭窄(%)	先天发育异常(%)	椎间盘突出(%)	后纵韧带钙化(%)	硬脊膜受压(%)
X线(280例)	265(94.6)	162(57.9)	144(51.4)	18(6.4)	7(2.5)	——	6(2%)	——
CT(81例)	——	——	39(48.1)	7(8.6)	2(2.47)	76(93.8)	10(12.35)	5(6.2)
MRI(23例)	——	13(56.5)	22(95.7)	2(8.7)	1(4.3)	21(91.3)	2(8.7)	4(17.4)

表 5-21 显示:凡颈椎病患者,X 线摄片均有不同程度的颈椎生理弧度改变、椎体与关节的增生现象,CT、MRI 对颈椎间盘突出诊断有其特殊的意义。

(2) 对血液流变学的影响见表 5-22。

表 5-22 280 例治疗组病人治疗前后血液流变学的结果比较($\overline{X} \pm 2SD$)

项目	服药前	服药后	P 值
全血黏度高切(200 mPa·s)	5.99±0.54	5.03±0.86	<0.01
全血黏度低切(1 mPa·s)	22.53±3.74	19.23±4.22	<0.01
血浆黏度(比率)	1.89±0.24	1.22±0.20	<0.01
血沉(mm/h)	7.43±4.64	6.32±4.22	>0.05
红细胞压积	0.42±0.16	0.39±0.14	<0.01
血沉 K 值	67.32±20.26	61.16[+]±2.66	<0.05

由表 5-22 可以看出,颈痹颗粒能显著降低全血黏度及血浆黏度、红细胞压积,血沉 K 值亦有明显下降,有显著性差异,血沉在治疗前后变化不大,经统计学处理无显著性差异。

（3）对椎动脉、基底动脉、颈内动脉血流速度的影响见表 5-23。

表 5-23　38 例患者治疗前后动脉血流速度变化比较（cm/s）

项目	双侧椎动脉		基底动脉		双侧颈内动脉	
	VP	VD	VP	VD	VP	VD
血流速度减低						
治疗前	48.22± 7.34	23.33± 2.74	36.82± 6.07	17.28± 2.78	58.37± 10.70	25.50± 3.89
治疗后	42.00± 2.00	20.33± 2.50	36.60± 6.02	16.50± 4.71	56.10± 9.26	25.89± 4.12
血流速度增高						
治疗前	78.50± 2.12	41.00± 2.82	68.56± 10.32	33.43± 3.49	70.57± 13.39	34.92± 7.73
治疗后	71.50± 13.43*	34.50± 3.54**	67.75± 4.59	32.00± 3.53	52.10± 10.49**	30.50± 6.42*

* $P<0.05$，** $P<0.01$。

由表 5-23 可以看出，颈痹颗粒能使异常增高的椎动脉、颈内动脉的血流速度明显降低（$P<0.01$，$P<0.05$），基底动脉血流速度也有降低，但统计学处理无显著差异（$P>0.05$）。血流速度减低者，治疗前后无显著变化。

（4）对甲皱微循环的影响见表 5-24。

表 5-24　30 例病人治疗前后甲皱微循环积分比较

项目	治疗前	治疗后
管襻状态	1.81±0.98	1.15±0.83**
管襻流态	1.15±0.65	0.42±0.31**
襻周状态	1.45±0.42	1.29±0.41*
总积分值	4.42±1.00	2.83±1.04**

由表 5-24 明显看出，30 例颈椎病患者治疗后，甲皱微血管襻清晰度好转，管襻痉挛缓解，红细胞聚积减轻，血色转为淡红，微循环诊断由中度异常转为轻度异常，治疗前后积分值比较有显著差异（** $P<0.01$，* $P<0.05$）。

（5）二组疗效分析见表5-25。

表5-25 二组疗效比较

单位:例

组别	例数	临床痊愈	显效	有效	无效	总有效率(%)
颈痹颗粒组	280	107	153	17	3	98.9
颈复康颗粒组	150	50	73	15	12	92.0

由表5-25可以看出,治疗组疗效优于对照组($P < 0.05$)。

所有病例在服药过程中,均未发现明显毒副反应。

（6）各型颈椎病疗效分析见表5-26。

表5-26 颈椎病分型疗效比较

单位:例

分型	痊愈	显效	有效	无效	合计
颈型	8	2			10
神经根型	85	109	5		199
椎动脉型	6	30	6		42
交感神经型	8	9			17
脊髓型		3	6	3	12
合计	107	153	17	3	280

表5-26明确提示,颈痹颗粒对神经根型效果最佳,椎动脉型次之。

5. 讨论

（1）颈椎病是中老年人的一种常见病,属于中医"痹证"范畴,是颈椎间盘组织退行性改变及继发性病变后累及颈部神经根、脊髓、椎动脉或交感神经并出现相应的临床表现。随着现代社会生活节奏的加快,工作方式的变化,人们遭受风寒湿邪侵袭及屈颈机遇的大幅度增加,造成颈椎病发病率不断上升,且发病年龄不断提前,国内报道该发病率为17.3%,国外资料表明,人类2岁时椎间盘软骨终板开始退变,10岁以后髓核退变。国内外专家预测,在今后的50年内,该病将成为与现代社会相伴随的一种现代病,在整个脊柱病的临床与实验研究方面,颈椎病将取代以体力劳动为主要诱因的腰腿痛,而上升为骨伤科临床的重要位置。

（2）颈痹颗粒具有良好的降低血液黏稠度的作用。

许多研究表明,中医的血瘀证是一种血液流动性和黏滞性的异常,血行瘀滞,黏稠度增高时则血行不畅,血流缓慢,对组织供氧减少,微循环障碍,引起缺血、缺氧等症状。颈椎病患者尤为椎动脉型颈椎病具有椎动脉管径小、血流减慢的病理生理,故其临床表现与中医所致的血脉瘀滞不畅的血瘀证有关。一般认为促使血液黏稠度增高的主要因素取决于红细胞聚积程度,红细胞变形能力,红细胞压积及血浆黏度等。这些研究促使人们重新考虑对颈椎病的治疗方案。我们认为降低血液黏度,对预防和治疗本病都是有益的。

根据颈椎病的临床表现,本研究所用的颈痹颗粒由白芍、威灵仙、葛根、全蝎、地龙、丹参、狗脊、木瓜、桃仁、穿山甲、甘草等药组成,与颈复康颗粒以抗风湿药为主有较大区别,可能是通过提高红细胞表面电荷使之不易聚集,使血小板聚集性下降,或提高红细胞变形能力,或减少血管通透性等不同途径降低血液黏度,改善微循环而起作用的。本研究结果表明,颈痹颗粒可使血中红细胞聚集减少(全血黏度低切下降),也可改变红细胞变形能力(全血黏度高切下降),纤维蛋白原减少,说明了服药后红细胞表面电荷增多,红细胞聚集减少而血运改善。现代药理实验也证明,颈痹颗粒具有改善血液流变性,增加血流量,促纤溶和抗凝血作用。

(3) 颈痹颗粒具有较好的改善微循环作用

本研究观察到,经颈痹颗粒治疗后,病人甲皱微循环形态、流态、襻周状态都有明显改善,表现为管襻清晰度增加,血色由暗红转为淡红。多普勒超声仪检查结果也表明,椎动脉、基底动脉、颈内动脉痉挛时表现为血液流速增高。经颈痹颗粒治疗后血流速度明显减低,证明颈痹颗粒有明显的扩张血管作用,其机理可能是直接作用于血管平滑肌而使血管扩张。

(4) 颈椎病的分型

目前较统一的认识是分五型,即颈型、神经根型、椎动脉型、交感神经型和脊髓型,根据 280 例患者的 X 线摄片上看,不管哪一型患者,均有不同程度的生理弧度改变和椎体关节增生现象。从理论上讲,五型能体现颈椎病的病理改变情况,但从临床上看,交感神经型与椎动脉型的症状、体征很难区分,客观检查的椎动脉受压迫,也说法不一,不少研究显示两者的病理反应主要是交感神经受刺激,引起椎动脉痉挛,导致椎动脉供血不足的症状出现,在治疗方法上,两者也基本相似。因此,从临床角度看,此两型没有明显区别,把两型合称为"神经血管型",我们觉得对临床的诊断治疗更有意义。

(5) 颈椎病的疗效评判,统计资料较多,方法各异,缺乏统一的规范标准,可比性差。《中医药病症诊断疗效标准》做出的规定过于简单,缺乏量化指标,临床应用也有其局限性。由于颈椎病以临床症状或综合征的形式出现,因此,我们认为以临床症状、体征为主,进行量化评分,然后按治疗的最后得分情况进行疗效评价,更便于临床掌握。当然,得分的规定比较困难,其效验性及可信度必须通过反复研究,临床反应检验,才可以得到比较规范的评分标准。该研究采用的评分标准,是我们在临证中的体会,亦有很多不规范之处,但基本体现了病人的病情和治疗效果,只能供同道参考,并进一步完善。

(6)颈椎组织的退行性变,导致患椎失衡,是临床上引起各型颈椎病的基础,本研究发现,各种退行性改变的发生,在 X 线摄片没有表现的情况下,就产生了各种临床症状。因此,颈痹颗粒用于早期颈椎病,病程短、疗效快,远期效果好,药效发挥最佳时间在 1～2 周内,各型颈椎病疗效观察表明,颈痹颗粒对神经根型效果最佳,椎动脉型次之,其他型效果可能与服药量或疗程有一定关系,有待于进一步研究。

综上所述,颈痹颗粒是许氏伤科在多年的临床实践的经验总结,在治疗颈椎病方面,与同类药相比,具有疗效快,病程短,改善临床症状明显等优点,无毒副作用,病人依从性好,服用简便、实用、有效。

第二节　许氏黑膏药的制作工艺流程

许氏骨伤黑膏药大体分为膏药的熬制、膏药壳的制作和治伤要药的研制三个部分。

一、熬制膏药

1. 准备

先将锅洗净,在室内灶台上放置,烘干,并将锅灶接合处用糊泥封好,生火试灶,以锅、灶接触处无烟火为准。备好整齐的麦草 50 kg 作为燃料;备好青菜、锅盖、黄沙等用于灭火。另外按比例准备好熬制膏药需要的三棱、莪术、甘松、山奈、丁香、生川乌、生草乌、木鳖子等中药材。

2. 浸药

先将豆油或麻油倒入锅中,再将备好的中药材三棱、莪术、甘松、山奈、丁香、生川乌、生草乌、木鳖子等中药材按比例同时倒入锅中,油、药材共浸 5 个小时。

由于上河地区的大豆油较其他油韧性强,许氏膏药多选用此油。

3. 炼油

生中火炼油约 3 小时,直到浮在油上药渣周围冒白气泡时说明已近沸点,必须停火。此时操作者必须高度警惕,严防起火,一切以静为准,切不可翻动,待白气泡少后再令生火,反复 3～4 次,约过 2 个小时停止燃烧冷却后,用"千滚棒"(约 1 m 长,周径 10～12 cm 的柳树枝)从锅中取出炼油滴于准备好的带水的碗中,要达到"滴水成珠"效果,如达到成珠则燃烧停止,如达不到说明炼油尚未成功,需继续燃烧炼油。最后等油冷却后,将油中的药渣捞出,并将炼好的油取出放入容器存放。

4. 收膏

取冬丹与净重油按比例倒入锅中,令起火,用"千滚棒"不停地顺时针方向搅拌,直到涨潮,开花,此时浓烟滚滚,加快搅拌,浓烟出现越多,成品就会越黑越亮,起到对皮肤刺激少,可大大减少皮肤过敏的可能。冬丹的比例季节不同略有差异。

待第二次涨潮后则令用文火燃烧,大约一个半小时后暂停燃烧,待冷却后,用"千滚棒"从锅中取出成品置于膏药布上摊平贴于腕背上,贴紧,掀开看腕背上有无膏药,黏度高不高,以不沾手,又不断丝为佳。如沾手说明过嫩,过硬则老。

5. 去毒

膏药制所后,放入冷水浸泡,每日换一次水,七日后成膏,取出用滑石粉拌一下,置入容器内,在阴凉通风干燥处存放。

6. 使用

使用膏药时,取少量药团置于容器内,在文火上熔化,用竹筷取一定量膏药,顺时针摊在膏药布上,取适量治伤要药粉置于膏药的圆心处,粘于患处即可。

熬制过程中有 2 个注意点:

1. 以料 12 kg 为例整个熬制过程约需 7～8 小时,燃烧麦草 50 kg 左右。

2. 在炼油过程中,如果起火,则不要慌张,将事前准备好的青菜投入锅中再用锅盖盖上,如锅外有火用黄沙覆盖,以达到绝氧灭火的目的,待冷却继续炼油。

二、膏药壳的制作

1. 取材

平木板一块、水适量、浆糊、白布、红纸。

2. 制作

将木板平放,涂上少量自来水,在平板上均匀蒙上白布,以柔软的毛刷均匀涂浆糊数遍,以能涂满布缝为度,将准备好的红纸平摊于白布之上,以干毛刷平整,晒干后整体取下,剪成 13 cm×13 cm 大小的正方块作膏药壳备用。

三、治伤要药制作

治伤要药由丁桂散、消药、伤药三部分组成。

1. 丁桂散以丁香、肉桂各适量研成细末,置于密闭容器中备用。

2. 消药以血竭、朱砂、冰片、冬丹、雄黄、麝香适量研成细末,置密闭容器中备用。

3. 伤药以白芷、细辛、防风、牙皂、方八等 16 味药适量,研成细末,置密闭容器中备用。

使用时,取少量膏药团置于容器中,在文火上熔化,用竹筷取一定量的膏药,顺时针摊地膏药布上,然后各取等量的丁桂散、消药、伤药置于膏药中间,贴于患处即可,膏药的有效期为 5～7 天。

第三节　骨伤外用制剂的制作方法

一、水剂

中药水剂系指中药材或饮片经过煎煮制成的供皮肤或腔道涂抹、清洗、洗浴、熏蒸或熵敷的外用药包或液体制剂。为了区别于内服用的中药汤剂,姜堰中医院的老大夫们更习惯于根据其使用方法或给药途径,将外用的中药汤剂称之为洗剂、洗方、浴剂等。在中医临床上,使用中药洗剂、洗方、浴剂等治疗各种疾患的历史悠久,早在梁·陶弘景《本草经集注》中就有了使用菟丝子浴剂的记载:"其茎接以浴小儿,疗热痹"。姜堰中医院将洗剂、洗方、浴剂广泛地应用于临床各科,常用的有马齿苋水剂、苍肤水剂、祛毒汤、骨科熵洗药、妇科洗药等。

1. 剂型特点

中药水剂或搽涂,或清洗,或洗浴,或熵敷,或熏蒸,均可直接接触和作用于患处,可使皮肤局部血管扩张,促进血液循环,改善周围组织营养,药物透过皮肤、孔窍、腧穴等部位直接吸收或作用,进入经脉血络,输布全身而发挥其药理效应。

2. 制备方法

水剂制备方法简便、易于掌握。一般是将中药饮片装入纱布袋内,加入适量水浸泡后,煎煮,合并药液,遵医嘱使用即可。

3. 质量标准

采用《中华人民共和国药典》(2015 年版四部通则 0127)洗剂项下有关的各项规定作为质量标准。

(1) 外观性状:检查应符合规定。

(2) 装量:按最低装量检查法(通则 0942)检查,应符合规定。

(3) 相对密度:按相对密度测定法(通则 0601)检查,应符合规定。

(4) pH:按 pH 值测定法(通则 0631)检查,应符合规定。

(5) 乙醇量:以乙醇为溶剂的洗剂按乙醇量测定法(通则 0711)检查乙醇量,应符合规定。

(6) 微生物限度:按非无菌产品微生物限度检查(通则 1105,1106,1107)规定的方法检查,1 ml 供试品中,需氧菌总数不得超过 100 cfu,霉菌和酵母菌总数不得超过 10 cfu,金黄色葡萄球菌和铜绿假单胞菌均不得检出。用于烧伤或严重创伤的洗剂按无菌检查法(通则 1101)检查,应符合规定。

4. 注意事项

(1) 煎药用水量:要根据药物的质地及用量而定:煎煮花、叶、全草及质地轻的药物时,其用水量大于一般用水量;煎煮矿物、贝壳及其他质坚实的药物时,其用水量应小于一般用水量。

(2) 水剂使用:须在医生的指导下,根据病情对证施治,不要随意冲洗,以免延误病情影响治疗;洗剂(混悬液)有少许沉淀,需要摇匀后使用。

一般的水剂加热后,可反复使用多次;也可酌情加入食盐,既可防腐又有利于药物吸收。但在高温高湿季节,要注意防止药液的霉变。

(3) 药物贮存:一般应存放在阴凉处保存。

二、油剂

中药油剂又称药油,是指由中药材或饮片与植物油或动物油制成的外用液体或半流体制剂。在明朝朱橚等所编撰的《普济方》中有很多关于药油或油剂的记载。

1. 剂型特点

油剂作用缓和,一般无刺激性,可清除皮肤鳞屑、软化痂皮、清洁皮肤上的药垢,并能够润泽粗糙的皮肤。药物直接涂布于皮肤表面,具有消肿止痒、收敛保护创面等作用。配制油剂过程中使用的油,一般可分为矿物油、动物油和植物油。

2. 制备方法

常用油剂有的是用中药提炼而成,有的是将中药材或饮片置于植物油中,加热煎炸后,过滤,弃去药渣而成。

在中医临床上,除了直接将药油涂抹于患处之外,还有将药油与药物细粉调和均匀成油膏后外用的。

3. 质量标准

采用《中华人民共和国药典》(2015 年版四部通则 0117)搽剂项下有关的各项规定作为质量标准。

(1) 外观性状:检查应符合规定。

(2) 装量:按最低装量检查法(通则 0942)检查,应符合规定。

(3) 折光率:以油为溶剂的应无酸败等变质现象,并应检查折光率。按折光率测定法(通则 0622)检查,应符合规定。

(4) 微生物限度:按非无菌产品微生物限度检查(通则 1105,1106,1107)规定的方法检查,应符合规定。用于烧伤或严重创伤的油剂按无菌检查法(通则 1101)检查,应符合规定。

4. 注意事项

(1) 供制备油剂使用的植物油或动物油,应纯净,不得有异味。

(2) 制备油剂用的中药药粉,应为极细粉。

(3) 油剂所用包装容器,须用适宜的方法清洁、灭菌。

(4) 配制油剂时,可采用直接混合法或热熔法制备,注意防止变质与微生物污染

(5) 含挥发性成分的药物细粉,应在药油冷却后再兑入。

三、酒剂

中药酒剂又名药酒,系以白酒(或黄酒)为溶媒,浸出药料中的成分,所得的澄明液体制剂。

1. 剂型特点

中医临床上使用酒剂治疗、预防疾病的历史悠久且疗效显著,中药的各种有效成分大都易溶于其中,药借酒力、酒助药势而充分发挥效力,提高疗效。早在《黄帝内经》中就有"汤液醪醴论篇",专门讨论酒剂用药之道。所谓"汤液"即今之汤剂,而"醪醴"者即药酒也。酒剂特点为用量少、吸收好、奏效快,由于酒本身具有防腐、活血、散寒、升提等作用,故多用于制备风湿药酒。由于酒有防腐作用且穿透力强,适宜提取厚味滋补药物和动物药,故可用于制备滋补药酒,如参茸酒。现代多选用 50°～60°(％)的白酒,其依据是:酒精浓度太低,不利于中药材或饮片中有效成分的浸出;而酒精浓度过高,有时反而使药材中的少量水分被吸收,使得药材质地坚硬,有效成分难以溶出。对于不善于饮酒的人来说或因病情需要,也可以采用低度白酒、黄酒、米酒或果酒等基质酒,但浸出时间要适当延长,或适当增加浸出次数,以保证药物中有效成分的浸出。

酊剂与酒剂的区别在于,酊剂用乙醇制成,具有一定的含药浓度。一般药材制得的酊剂浓度为 20％(即 100 ml 酊剂中含药材 20 g),含剧毒药的酊剂浓度为 10％(即 100 ml 酊剂中含药材 10 g)。

2. 制备方法

酒剂常用冷浸法、热浸法及渗滤法来制备。

(1) 冷浸法:系指将药物切碎或研为粗末,置入适宜的容器中,加入一定量的酒,密闭浸泡,每日搅拌或振荡 1 次,浸泡至一定时间后,取其上层清液,压榨药渣,榨出液澄清后,取上清液与浸液合并,静置澄清,过滤,即得。

(2) 热浸法:系指将药物碎块或粗末放入适宜容器中,加入一定量的酒,隔水或用蒸汽加热至沸,立即取下,倾入缸内,密封至一定时间后,取其上清液,残渣压榨取汁,榨出液澄清后,与浸液合并,静置适宜时间后,过滤,即得。

(3) 渗滤法:系指将药物粗粉放入适宜的有盖容器中,以白酒为溶媒,密闭,放置,渗滤;收集渗滤液,静置,滤清,即得。

3. 质量标准

采用《中华人民共和国药典》(2015 年版四部通则 0185,0120)酒剂、酊剂项下有关的各项规定作为质量标准。

(1) 外观性状:检查应符合规定。

(2) 乙醇量:按乙醇量测定法(通则 0711)测定,应符合规定。

（3）甲醇量：按甲醇量检查法（通则 0871）检查，应符合规定。

（4）装量：按最低装量检查法（通则 0942）检查，应符合规定。

（5）微生物限度：按非无菌产品微生物限度检查（通则 1105,1106,1107）规定的方法检查，除需氧菌总数每 1 ml 不得超过 500 cfu,霉菌和酵母菌总数每 1 ml 不得超过 10 cfu 外,其他应符合规定。

4. **注意事项**

（1）在浸泡过程中,须经常搅拌或振荡。

（2）热浸时,时间不宜过长,否则酒易挥发。

（3）渗滤用的药粉不能太细,以免妨碍溶媒通过,药粉量不得超过渗滤桶的 2/3。

（4）渗滤法适用于含挥发性成分或不耐热成分的中药材或饮片。

（5）孕妇、儿童、驾驶员或特殊行业从业者及酒精过敏者忌用。

四、醋剂

中药醋剂系指将中药材或饮片加入食用醋中浸泡一定时间,煎煮或熬制,过滤弃去药渣所得的液体制剂,也有将中药细粉加醋调成稀糊状,供外用的。

1. **剂型特点**

醋是中药炮制的重要液体辅料之一,很多中药饮片品种必须经过醋制后,方可用于各种疾病的预防治疗。中医临床上以醋作为溶媒,提取药材中有效成分或溶解药物,发挥醋的特殊药理作用,以获得满意的临床疗效。

醋的临床应用历史悠久,醋古称酢、醯、苦酒,习称米醋。醋以米、麦、高粱以及酒精等酿制而成,主要成分醋酸(乙酸)占 4％～6％,其他尚有维生素、灰分、琥珀酸、草酸、山梨糖等成分。醋一般为淡黄棕色至深棕色透明液体,具醋特异气味,无其他不良气味与异味。醋有米醋、麦醋、曲醋、化学醋等多种。配制醋剂或炮制药物只选用食用醋(米醋或其他发酵醋),不使用化学合成的醋精。长时间存放的醋,称为"陈醋",陈醋用于配制醋剂效果最佳。

醋味酸、苦,性温,醋本身具有止痒、祛风、杀虫、杀菌防腐等功效。它既是亲水性有机溶媒,又具有酸性,能够与药物中所含的游离生物碱等成分结合成盐,有利于有效成分的浸出,从而提高药物浓度,增强药物疗效。醋剂可涂搽或浸泡、沐浴,用于体癣、手足癣、湿疹、皮炎等疾患。有时也将药物细粉加醋调成稀糊状,再加热熬炼,制成醋膏供外用。

2. 制备方法

将中药材或饮片加入醋中浸泡一定时间,煎煮或熬制,过滤弃去药渣,即得。或将中药细粉加醋调成稀糊状,再加热熬炼制成醋膏,供外用。

3. 质量标准

采用《中华人民共和国药典》(2015 年版四部 0117)搽剂项下有关的各项规定作为质量标准。

(1) 外观性状:检查应符合规定。

(2) 装量:按最低装量检查法(通则 0942)检查,应符合规定。

(3) 微生物限度:按非无菌产品微生物限度检查(通则 1105,1106,1107)规定的方法检查,应符合规定。

4. 注意事项

(1) 供制备醋剂使用的食用醋,应澄明纯净,不得有异味。

(2) 制备醋膏用的中药药粉,应为极细粉。

(3) 醋剂所用包装容器禁用铁质容器,并用适宜的方法清洁、灭菌。

(4) 有药物过敏者忌用。

五、散剂

中药散剂系指一种或数种中药饮片或提取物,经粉碎、混合均匀而制成的粉状药剂,亦称为粉剂,是常用的中药传统剂型之一,又是制备其他中药固体剂型的基础。中药散剂一般分为内服散剂和外用散剂两类。

据文献记载,先秦两汉至宋代期间,各典籍收录的方剂中,出现频次最高的剂型就是散剂,其次是汤剂、丸剂、膏剂。马王堆三号墓出土的帛书《五十二病方》《养生图》《胎产图》《杂疗方》中均有散剂的记载。《黄帝内经》13 方中有 2 个为散剂,且均为内服制剂。1972 年甘肃武威汉墓出土的《武威汉代医简》,据推测其成书时间要晚于《五十二病方》而早于《伤寒杂病论》,其中收录的剂型有 9 种,散剂为主要剂型。东汉《伤寒杂病论》所载 252 方中,散剂共有 35 方,约占 14%,其中单味散剂 5 首,复方散剂 30 首。其中《伤寒论》中散剂数目不多,共 8 个,但较之前代,制备方法多样,制备尤为精良。《金匮要略》中散剂出现频次位列第二,且大量运用煮法。晋代葛洪的《肘后备急方》中出现频次最多的剂型为丸剂、散剂、汤剂,其中散剂既有内服者又有外用者,既有直接调服者又有煎煮服者,尤其是对一些有毒中药常制成散剂服用,如"附子一枚,炮,去皮脐,为末,每服四钱""天南星,为末,每服三钱"。由于该书很多方剂是为治疗一些急危病证而设,而散剂易于吸收、起效迅速的特点更符合治病需求。唐代孙思邈《备急千金要方》一书中常见有"捣筛为粗散,和搅令匀"并首次使用"煮散"一词。汇集了初唐以及唐以前医学成就的医学著作《外台秘要》中共有40多个中药剂型,其中出现频次最高的为汤剂,其次为丸散,如"捣筛为散""捣下筛""捣诸药,下筛为散"等均是散剂。宋代《太平惠民和剂局方》788方中,散剂共有229方,约占总方的1/3。而在宋代及其之后的方书中,如《太平圣惠方》《圣济总录》《济生方》《仁斋直指方》《普济方》等,均可见大量散剂的记载,至此散剂的应用达到了鼎盛时期。

1. 剂型特点

(1) 粉碎程度大,比表面积大,易分散,起效快,还能产生一定的机械性保护作用。

(2) 外用覆盖面大,具有保护皮肤或患处、收敛疮口等作用。

(3) 制备工艺简单,剂量易于控制,内服散剂便于小儿服用。

(4) 储存、运输、携带比较方便。但由于药物粉碎后比表面积较大,故其嗅味、刺激性、吸湿性及化学活动性等也相应地增加,使部分药物容易发生药性变化,挥发性成分易散失。故一些腐蚀性强及易吸潮变质的药物,不宜配成散剂。

散剂的临床应用历史悠久,虽然是传统剂型,但由于其具有制备工艺简单等特点,其中不少制备技术仍应用至今。

2. 剂型分类

散剂一般是按照其临床应用、处方药物组成、药物性质及使用剂量进行分类。

(1) 按照临床应用分类:分为内服散剂与外用散剂两大类。内服散剂中,又可分为煮散(即将药物混匀碾成粗末,用水煎煮或代茶饮服用)、一般散剂(可以单独冲服或随汤剂服用)。外用散剂中,又可分为撒布散(如桃花散)、吹入散(如锡类散)、眼用散(如八宝眼药)、牙用散(如牙疼散)。外用散一般是将药物研成极细粉,混合均匀后,视患者病情外敷或撒于患处,或用酒、醋、香油、蜜等调敷均匀后外用,如生肌散等。

(2) 按照处方药物组成分类:分为单味散剂与复方散剂。单味散剂(俗称"粉"或"面")是由一种药物组成的散剂,如黄柏粉、黄连粉、参三七粉、玄胡索粉等;复方散剂是由两种以上的药物组成的散剂。

（3）按照药物性质分类：一般分为含毒性成分散剂、含液体成分散剂、含低共熔组分散剂。

（4）按照使用剂量分类：分为剂量型散剂与非剂量型散剂。剂量型散剂系分成单剂量，由患者按成包的单剂量服用的散剂；非剂量型散剂系以总剂量形式包装，由患者按医嘱自己分取剂量应用的散剂。

此外，也可按散剂的成分或性质，将散剂分为含毒散剂、浸膏散剂、泡腾散剂等。

3. 制备方法

无论内服还是外用的散剂，其制备方法基本相同。一般都需要研成细粉或极细粉，并混合均匀。内服的煮散碾成粗末即可；内服的散剂一般研成细粉；而供外科（疮面或瘘管、窦道）、眼科、喉科等使用的散剂，须研成极细粉。

散剂的制备方法主要分为粉碎、过筛、混合等步骤。

（1）粉碎

药物的粉碎，是散剂的制备过程中重要的操作工艺之一。将处方中的药物按要求分别进行加工炮制、干燥后，再根据药物性质进行粉碎，具体操作方法有如下几种。

① 共研法（直接粉碎）：视处方中药物组成的情况而定，一般处方中如无黏性强、胶类或挥发性的药物，即可采用共研法或直接粉碎，这也是粉碎中最普遍采用的方法之一。

② 分研法（单独粉碎）：处方中若含有香气浓郁、贵重或剧毒的药物，如麝香、冰片、牛黄、珍珠、轻粉、红粉、朱砂等，须采用分研法，如制锡类散、珍珠散、甲字提毒散等即用此种方法。

③ 串研法（混合粉碎）：处方中若含有黏性较强的药物如熟地黄、黄精等，含有油脂较多的药物如杏仁、桃仁、柏子仁等，或含有体积较小的籽类药如葶苈子、车前子等，可将处方中其他药物预先粉碎，再取部分药物粉末与黏性强、油脂多、籽类药物混合串研，使其成为碎块或颗粒，低温干燥后，再共研成粉。

④ 配研法（套色法）：此种方法适用于贵重的药材或饮片如麝香、牛黄等，剧毒药如轻粉、红粉、朱砂等，芳香挥发性药物如冰片、樟脑等，具有研细药粉、使药物混合均匀的作用。

（2）过筛

药物粉碎后，由于药粉的粒度大小不同，因此必须经过筛选，使药物的粗粉与细粉分离，以得到符合工艺标准规定的药粉粒度。

根据临床及制备工艺的要求,对散剂药粉的粗细(粒度)的要求如下:

① 煮散:能通过 1～2 号药筛,成为粗末,即可。

② 一般内服散、外用散,以能通过 7～8 号药筛的药物细粉为准。

③ 用于外科溃疡疮面、瘘管、窦道的散剂及眼用散、吹喉散,以能通过 9～10 号药筛的药物细粉为准。

（3）混合

混合是散剂制备中重要的工序,目前常用的混合方法有研磨混合法、搅拌混合法与过筛混合法。研磨混合法、过筛混合法是医院制剂室制备散剂时较为常用的方法,其中研磨混合法的具体操作有打底套色法、等量递增法、倍增套色法等不同的研磨混合方式。

散剂混合的均匀程度如何,直接影响着散剂的外观质量与临床用药的安全、有效,尤其是对于含有贵重药物或剧毒药的以及药物作用强烈的散剂更为重要。

4. 质量标准

采用《中华人民共和国药典》(2015 年版四部通则 0115)散剂项下有关的各项规定作为质量标准。

（1）外观均匀度:应干燥、疏松、混合均匀、色泽一致。取供试品适量,置光滑纸上,平铺约 5 cm²,将其表面压平,在明亮处观察,应色泽均匀,无花纹与色斑。

（2）粒度:除另有规定外,取供试品 10 g,精密称定,照粒度和粒度分布测定法(通则 0982 单筛分法)测定。通过 6 号筛的粉末重量不得少于 95%。

（3）水分:按水分测定法(通则 0832)测定,除另有规定外,不得超过 9.0%。

（4）装量:单剂量包装的散剂,按下述方法检查,应符合规定。

除另有规定外,取供试品 10 袋(瓶),分别精密称定每袋(瓶)内容物的重量,求出内容物的装量与平均装量。每袋(瓶)装量与平均装量相比较〔凡有标示装量的散剂,每袋(瓶)装量应与标示装量相比较〕,根据相关规定,超过装量差异限度的不得多于 2 袋(瓶),并不得有 1 袋(瓶)超出限度 1 倍。

除另有规定外,多剂量包装的散剂,按最低装量检查法(通则 0942)检查,应符合规定。

（5）微生物限度:按非无菌产品微生物限度检查(通则 1105,1106,1107)规定的方法检查,应符合规定。

5. 注意事项

（1）原药材在粉碎前，需要晒干或低温干燥，如采用烘干的方法，注意不得将药物烘焦，以免影响散剂的药品质量及色泽。

（2）研磨或混合剧毒药物时，务必注意安全防护，避免因操作不规范而导致药物中毒。

（3）用于外科疮面、瘘管、窦道等的外用散剂须粉碎成极细粉，以免药物颗粒过大而对患处产生刺激。

（4）混合药粉时，对于处方中质地不同的药粉、固体药粉与液体药、大量药粉与小量药粉的混合，必须混合均匀，以免影响散剂的质量和临床用药的安全、有效。

（5）除另有规定外，散剂应密闭贮存。

六、软膏

软膏剂系指药物细粉与适宜的基质调和均匀制成的易涂布于患处的半固体外用制剂。

中药软膏亦称油膏，根据其所选用的基质不同又分为植物油膏、凡士林膏、醋膏、蜜膏、黄蜡膏等，多外敷使用。

软膏剂是以膏为基础发展起来的。膏字是"高""肉"二字的合体，指动物的脂肪。据史书记载，制作膏药所用的动物油基本上以猪脂为主，加药混合使用。膏剂最早见于长沙马王堆出土的帛书《五十二病方》。其中有 40 个外敷软膏方，说明软膏是当时治病的主要剂型，且以猪脂为主要基质。南北朝时龚庆宣整理的《刘涓子鬼遗方》记载外用膏药方 79 个，明代陈实功《外科正宗》中有 26 个，多以麻油、牛皮胶、白蜡、松香为基质，猪脂已经很少使用。《医宗金鉴·外科心法要诀》膏药类方共 22 个，以软膏为主，多以麻油、黄蜡、白蜡、醋、酒、水为基质。唐代孙思邈《备急千金要方》《千金翼方》收集的膏药方数量之多更是前所未有，发明了以醋为溶剂提取药物主要成分的方法。软膏剂的基质不仅是赋形剂，而且对药物的释放或吸收以及剂型的稳定性均具有促进作用。

1. 剂型特点

软膏剂多用于慢性皮肤病，对皮肤、黏膜起保护、润滑和局部治疗作用，急性损伤的皮肤不能使用软膏剂。软膏剂中的药物通过透皮吸收，也可产生全身治疗作用。软膏剂均匀、细腻，涂于皮肤上应无不良刺激性，并具有适当

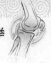

的黏稠性,易于涂布于皮肤或黏膜上而不融化,但能软化。

2. 制备方法

制作方法种类繁多,主要以植物油、蜂蜡或其他适宜的物质为基质,加入药物,经加热后,提取药物有效成分;或不经加热,将药物研为细粉或极细粉掺均。我院常用的有生肌橡皮膏。一般有热、冷二法。

(1) 热法:取适量基质加热熔化,加入处方中粗药料,炸枯、去渣,谓之药油,如甘草油。如处方中有强烈挥发性的药物,如麝香、冰片等,则可在药油微凉时加入,并不断搅拌,至冷却凝结呈均匀柔软膏状,或再加入蜂蜡。也有部分药膏,将基质加热熔化,加入药物细粉,不再炸料,搅拌均匀即得。我院生肌橡皮膏即采用此法。

(2) 冷法:取适量基质,置乳钵内,另取药物细粉,直接加入基质内,研磨均匀即得。

3. 质量标准

采用《中华人民共和国药典》(2015 年版四部通则 0109)软膏剂项下有关的各项规定作为质量标准。

(1) 外观性状:应符合规定。

(2) 粒度:取供试品适量,置于载玻片上涂成薄层,薄层面积相当于盖玻片面积,共涂 3 片,按粒度和粒度分布测定法(通则 0982 第一法)测定,均不得检出大于 180 μm 的粒子。

(3) 装量:按最低装量检查法(通则 0942)检查,应符合规定。

(4) 微生物限度:按非无菌产品微生物限度检查(通则 1105,1106,1107)规定的方法检查,应符合规定。

4. 注意事项

(1) 所用基质均须洁净,无杂质,不变味。

(2) 以成品外观细腻无渣,药物与基质混合均匀,颜色一致,软硬适宜,夏季不融化为佳。

七、硬膏

硬膏剂,又称为膏药、大膏药、黑膏药,系指用食用植物油榨取药材或中药饮片后,过滤弃去药渣,药油在高热状态下与樟丹或铅粉反应而成的铅硬膏,使用前热融后,兑入贵重药或其他药物细粉,按照规定剂量再摊布于纸褙或布褙上,对折,放凉即可。

硬膏剂又分为膏药和薄贴。膏药,又称为黑膏药、大膏药,如市售狗皮膏、暖脐膏、冯氏化痞膏、消化膏等。薄贴,俗称小膏药、油纸膏药,膏药很薄而且小。古代之薄贴专指小膏药而言,多用于覆盖外科疮面;也可单独使用,如痈疽膏。

1. 剂型特点

在泰州市姜堰中医院的中药传统制剂中黑膏药的种类或品种较多,冬病夏治的贴膏即属于"薄贴"类的小膏药,或称为油纸膏药,使用时外敷于疮面,或视疮痈疖肿之大小,剪裁后敷于患处,无论阴疮还是阳疮皆可达到药到病除的疗效;许氏黑膏药则属于大膏药;外科泰斗孙楚江老大夫独辟蹊径发明了拔寒膏疗法,将黑膏药制成长两寸、粗半寸的条状,命名为拔膏棍,使用前根据患处的大小,热熔后外敷于患处,在硬膏药的配方基础上,减少樟丹用量,同时加入官粉,创造出了米黄色的硬膏药"脱色拔膏棍"。

2. 制备方法

(1)炸料:将处方中的粗料药捣成碎块,或切成 3.33～6.66 cm 小段,另取植物油微热,将药料倒入,炸枯。有时也会将药料投入植物油内浸泡一定时间,一般夏季浸泡的时间较短,冬季浸泡的时间较长。炸料时,入药顺序依药料性质不同分为先炸、后炸。先炸:肉质类或鲜药类的药物,如乌梢蛇、鲜凤仙花秧等;质地坚实的药物也先炸,如川乌、松节等。后炸:质地疏松或形体细小的药物,一般是在其他药料炸至枯黄后再入锅,如叶及种子类药物。

炸料时,加热温度保持文火状态,注意不断搅拌,使药物受热温度均匀,直至药料均炸至焦黄色,全部药料炸完后,过滤弃去药渣,所获得的油即为药油。

(2)炼油、下丹:取药油,继续在火上加热熬炼,当药油达到规定温度时,即可均匀地撒入樟丹。下丹方式有两种,即火上下丹法、离火下丹法。火上下丹法,即药油在加热熬炼过程中,兑入樟丹。离火下丹法,即药油加热熬炼到规定的温度,离火后再兑入樟丹。

下丹时的油温是熬膏药操作的关键,直接影响到膏药的"老""嫩"。因此,生产时必须掌握药油离火的时间。常用以下标准来判断炼油已成(有条件的也可以使用红外线测温仪掌握温度)。

① 油烟:开始为浅青色,逐渐转黑而浓,进而为白色浓烟(撩油时烟更明

显），以看到白色浓烟为准。

②　油花：沸腾开始时，油花多在锅壁附近，以油花向锅中央集聚为准。

③　滴水成珠：取油少许滴于水中，以油滴散开后又集聚为准。

炼油时，应不断撩油，药油将炼成时，撩油速度要加快，但应避免漏勺触及锅底，以防着火。炼油时，火不宜过猛，如发生失火，保持镇静，用铁盖或湿麻袋压盖，即可灭火。

（3）下丹成膏：有两种下丹方式。

①　火上下丹法：此法为熬制膏药操作的关键，操作人员必须掌握好下丹后继续熬炼的程度，使黑膏药达到"老""嫩"适中的标准。

②　离火下丹法：将炼好的药油迅速取下，离开火源，趁热均匀地撒入铅丹，并不停地顺一个方向搅拌，以防止樟丹沉聚锅底。下丹时速度太快容易溢锅，且膏药质地不均；太慢则因药油温度下降而影响膏药的质量。如在下丹中出现失火，应暂时停止下丹，待火熄灭后再下丹。下丹后，应立即鉴别膏药油的"老""嫩"，以利于及时调整之后下丹的油温。一般膏药油控制在偏嫩些的程度，因在后期的摊涂时仍需加热。

（4）去火毒：下丹后的膏药油稍放凉，即可转入冷水中，然后将膏药拧成适当的小坨，再浸于冷水中，浸泡以去火毒。

（5）研兑细料：将处方中的贵重细料药如冰片、麝香等极细粉，兑入已微微熔化的膏药内，搅匀即可。

（6）摊膏药：取一定量兑好细料药之膏药，摊于纸褙、布褙或皮褙上，即得。

3．质量标准

采用《中华人民共和国药典》（2015 年版四部通则 0186）膏药项下有关的各项规定作为质量标准。

（1）外观性状：应符合规定。

（2）软化点：按膏药软化点测定法（通则 2102）测定，应符合各品种项下的有关规定。

（3）重量差异：取供试品 5 张，分别称定每张总重量，剪取单位面积（cm^2）的裱褙，称定重量，换算出裱褙重量，总重量减去裱褙重量，即为膏药重量，与标示重量相比较，应符合表 5 - 27 中的规定。

表 5 - 27　膏药的重量差异限度

标示装量（g）	重量差异限度（%）
≤3	±10
3～12	±7
12～30	±6
≥30	±5

4. 注意事项

（1）黑膏药熬制时间：北方一般选择春末、秋中后期两季进行。冬季天气寒冷，室外温度低，不利于操作；夏季天气变化快，且湿度大，不利于油烟的扩散。

（2）黑膏药用油：泰州市姜堰中医院用香油熬黑膏药，香油又称为芝麻油、麻油。麻油味甘，性凉，据《本草纲目》记载，有润燥、解毒、止痛、消肿之功。用香油来煎熬膏药，有生肌肉、止疼痛、消痈肿、补皮裂的作用。

（3）铅丹的处理：樟丹（四氧化三铅）又称为黄丹、铅华、铅黄、朱粉、桃丹粉等；官粉（碱式碳酸铅）又称为粉锡、解锡、水粉、胡粉、定粉、白膏、铅白、白粉、瓦粉、宫粉，以含铅量多，质重者为佳。作为熬膏药的准备工作之一，铅丹使用前必须经过晾晒（也有用微火加炒的），目的是除去水分，过筛后，备用。

（4）人员组织：黑膏药的熬制是一项技术性很强的工作，且需要多人参加。参与人员需要熟悉各项程序和技术要点，并且配合默契，一般参与人员在 7～9 人，分别负责备料、加热、炸料、撩油、抬锅、下丹、搅拌、拧坨等多项工作。

（5）下丹时，锅内所盛的药油量，一般不超过锅容量的 1/3，如药油超量，下丹时，樟丹遇到热油所产生的泡沫，极易溢出锅外。

（6）樟丹的用量：一般根据季节做适当调整，春季可稍多些，夏季使用量要少些。

（7）摊膏药。取规定剂量微微熔化的膏药，摊涂于膏药褙上，摊出的膏药要呈圆形，周边薄、中心部位略厚些，其面积一般为膏药褙的 1/3，然后对折，盖药名戳，即可。

除上述用油及铅丹熬成的膏药外，尚有用松香制成的膏药，如松香膏等。

八、丸剂

中药传统制剂的丸剂，系指中药材或饮片的细粉，加适宜的黏合剂或其他辅料制成的球形或类球形制剂。是在人们长期与疾病做斗争中创造的古老的药物剂型之一,其历史悠久,最早的医学典籍《黄帝内经》中就有"四乌鲗骨一芦茹丸"的记载。《神农本草经》序例指出:"药性有宜丸者"。《玉函经》说:"丸药者,能逐风冷,破积聚,消诸坚痞。"《苏沈良方》说:"大毒者须用丸。"汉晋以来提出:"丸药以舒缓为治""丸者缓也"。早期的丸剂也是在汤剂的基础上发展起来的,后来经过历代医家广泛地用于临床,逐渐成为一个品种繁多、制备精巧、理论日趋完善的大剂型。随着当代制药理论的发展与制药机械设备的完善及技术水平的提高,具有高科技的新剂型品种如滴丸、微丸等不断出现,推动了药剂学科的发展。

(一)剂型特点

(1)丸剂的优点:传统丸剂服用后在胃肠道崩解缓慢,逐渐释放药物,作用持久,对剧毒、刺激性药物可延缓吸收,减缓毒性和不良反立,适用于治疗慢性病或病后调和气血;制备方法简便;剂型的包容性广泛,固体、半固体、液体药物均可制成丸剂;不同类型的丸剂在服用后,崩解与药物释放速度不同,可根据临床需要选用适宜的丸剂。

(2)丸剂的缺点:个别传统制剂的丸剂单剂量大,服用不便,尤其是对于儿童;个别品种原料富含黏性、淀粉性强的药物,或生产操作不当,易造成丸剂崩解迟缓、药效释放慢,造成胃部不适或影响疗效;丸剂多以原药粉入药,微生物检查易超标。

(二)丸剂分类

1. 按辅料分类

(1)水丸:亦称水泛丸,系指将药物细粉以冷开水、药汁或其他液体为黏合(润湿)剂制成的小球形丸剂。

① 赋形剂:主要是水,还有酒、醋、药汁等。

② 制备方法:粉碎药粉、混合、泛制丸、干燥、包衣、选丸。

③ 质量标准:采用《中华人民共和国药典》(2015年版四部通则0108)水丸项下各有关规定作为质量标准。a. 生产水丸的药粉应为细粉或极细粉。b. 水丸的干燥应在80℃以下进行。c. 外观圆整均匀、色泽一致。d. 水分检查:照水分测定法(通则0832)测定,含水量不得超过9.0%。e. 装量差异:装量以重量标示的多剂量包装的丸剂,照最低装量检查法(通则0942)检查,应符合规定。f. 溶散时限:1小时内全部溶散。g. 微生物限度:照非无菌产品微生物限度检查(通则1105,1106,1107)规定的方法检查,应符合规定。

（2）蜜丸：蜜丸是由一种或多种药物粉末与经炼制过的蜂蜜混合而制成的球形内服固体制剂。蜜丸分大蜜丸和小蜜丸两种，因制备时添加其他的赋形剂，如膏汁、水等，又有蜜膏丸、蜜水丸之分。

① 赋形剂（黏合剂）：主要是蜂蜜，也有膏汁、蜜水。

② 制备方法：制备主要过程有炼蜜、合药、制条、成丸、包装、贮存等步骤。

③ 质量标准：采用《中华人民共和国药典》（2015 年版四部通则 0108）蜜丸项下各有关规定作为质量标准。a. 外观：圆整，表面无可见纤维及其他异色点，应细腻滋润，软硬适中。b. 药粉：所用的药粉应为细粉或极细粉。c. 蜂蜜：所用的蜂蜜须经过炼制后使用。d. 水分：照水分测定法（通则 0832）测定，蜜丸水分不得超过 15.0％。e. 重量差异：应符合相关规定。f. 溶散时限：大蜜丸不检查溶散时限，小蜜丸应在 1 小时内全部溶散。g. 微生物限度：按非无菌产品微生物限度检查（通则 1105，1106，1107）规定的方法检查，应符合规定。

（3）糊丸：系指药材细粉以米粉、米糊或面糊为黏合剂制成的丸剂。糊丸历史悠久，始见于汉代《伤寒论》方中，在宋代广泛使用。糊丸干燥后质较坚硬，在胃内崩解迟缓，可使药物缓缓释放，药效延长，减少药物对胃肠道的刺激。故一般含有毒性或刺激性较强的药物处方，多制成糊丸。

① 赋形剂（黏合剂）：a. 糊粉种类：有糯米粉、面粉、神曲粉等。b. 糊粉制法：糊粉用量一般为药粉总量的 30％～50％。冲糊法：糊粉用温水调匀成浆，沸水冲入，不断搅拌成半透明状；煮糊法：糊粉与水制成块，于沸水中煮熟呈半透明状；蒸糊法：糊粉与水制成块，置蒸笼中蒸熟后使用。

② 制备方法

塑制法：制备糊丸与制小蜜丸相似，以糊代替炼蜜，制备时先制好需用的糊，稍凉倾入药物细粉中，充分搅拌，揉搓均匀，制成软硬适宜的丸块，然后搓条，制丸。

泛制法：用泛制法制备糊丸，即用调糊法制得稀糊作为黏合剂，如水丸泛制成小丸。但往往比塑制法制出的糊丸溶化快。须注意下述三点。a. 糊黏性大，必须用凉开水起模子，加大成型过程逐渐将糊泛入；b. 糊中块状物必须滤过除去，泛丸时加糊要均匀，加入药粉后须将块状物搓散，以免黏结；c. 以稀糊泛丸，糊粉用量少，一般约为塑制法用量的 1/2 或 1/4 即可，多余的糊粉要炒熟拌入药粉中，这样既便于操作，又符合丸粒溶散的要求。

糊丸的干燥：糊丸内的水分蒸发很慢，如高温迅速干燥，会使丸粒表面干而内面稀软,或整个丸粒裂缝或崩碎,故制成的糊丸须置于通风处阴干或低温烘干,切忌高温烘烤和暴晒。

③ 质量标准:采用《中华人民共和国药典》(2015 年版四部通则 0108)糊丸项下各有关规定作为质量标准。

a. 外观:圆整,表面光滑,色泽一致。b. 药粉:所用的药粉应为细粉或极细粉。c. 水分:按水分测定法(通则 0832)测定,蜜丸水分不得超过 15.0%。d. 重量差异:应符合相关规定。e. 溶散时限:大蜜丸不检查溶散时限,小蜜丸应在 1 小时内全部溶散。f. 微生物限度:照非无菌产品微生物限度检查(通则 1105,1106,1107)规定的方法检查,应符合规定。

(4) 蜡丸:蜡丸系指将药材细粉以蜂蜡为黏合剂制成的丸剂。因为蜂蜡的主要成分为软脂酸蜂蜡酯,其极性小,不溶于水,制成蜡丸后在体内释放药物缓慢,从而可以延长药效。可通过调节蜂蜡含量,使其在胃中不溶解而在肠中溶解,以防止药物中毒或减轻对胃的强烈刺激。因此有些处方中毒性或刺激性强的药物,或要求在肠道吸收以达到治疗目的的药物,均可制成蜡丸,"取其难化而慢慢取效或毒药不伤脾胃",极性小、难溶于水、释药极慢,而起到延效的作用。因而蜡丸为含有较多剧毒药及刺激性强的药物且需要内服制剂的首选剂型,传统上著名的蜡丸有三黄宝蜡丸、黍米寸金丹等。

① 赋形剂:蜡丸常用的辅料为纯蜂蜡,川白蜡、石蜡等均不能作为蜡丸的赋形剂。

② 制备方法:制备蜡丸用的蜂蜡为纯蜂蜡,入药前要经过净化处理,以去除杂质。蜡丸的制备一般采用塑制法,即将规定剂量的蜂蜡加热熔化后,候温至 60 ℃左右,待蜡液边开始凝固,表面结膜时兑入药物细粉,及时搅拌至混合均匀,趁热制丸即可。药粉与蜂蜡的比例一般为 1∶1。制备过程中,蜡液的温度应保持在 60 ℃左右,温度过高或过低都会影响蜡丸的质量。

③ 质量标准:采用《中华人民共和国药典》(2015 年版四部通则 0108)蜡丸项下各有关规定作为质量标准。a. 外观:表面应光滑无裂纹,丸内不得有蜡点和颗粒。b. 药粉:所用的药粉应为细粉或极细粉。c. 蜂蜡:所用的蜂蜡应符合《中华人民共和国药典》(2015 年版)该饮片项下的相关规定。d. 水分:蜡丸不检查水分。e. 重量差异:应符合相关规定。f. 溶散时限:照崩解时限检验法(通则 0921)片剂项下的肠溶衣片检查法检查,应符合规定。g. 微生物限度:照非无菌产品微生物限度检查(通则 1105,1106,1107)规定的方法检查,应符合规定。

2. 按制备方法分类

（1）塑制法：系指药物细粉与适宜的黏合剂混合制成的软硬度可塑性丸块，如水丸、蜜丸、蜡丸、糊丸等。

（2）泛制法：系指将药物细粉用适宜的黏合剂泛制而成的小球形丸剂，如水丸、糊丸等。

九、锭剂

中药锭剂是药物细粉加适当黏合剂制成的不同形状的固体制品，临床上供内服或外用。它是我国中药最古老的剂型之一，其制药工艺拥有上千年的历史，如市售太乙紫金锭、蟾酥锭等，就是其中杰出的代表。

1. 剂型特点

锭剂通常有长方形、纺锤形、圆柱形、圆锥形等形状。锭剂最早在晋代葛洪《肘后备急方》中，有用青木香、白芷做"梃"的记载。唐代《千金要方》七窍病下有用鹰屎白、白芷等五十味药，末之和以鸡子白，做梃阴干的记载。宋代《太平惠民和剂局方》有紫金锭的记载，明代王肯堂《证治准绳》有万应锭等多种锭剂的记载。锭剂除去用蜂蜜作为基质者外，均可以长久贮存，并且便于携带，方便使用。

2. 制备方法

一般有以下一些步骤。

（1）粉碎、混合。

（2）制锭：取药物加入适当的糯米糊、蜂蜜，或处方中规定的其他黏合剂，混合均匀，揉成滋润团块，制锭。制锭法可分为两种。① 搓捏法。将揉成的团块，搓成细条，搓成纺锤形、棒槌形、扁圆形、圆柱形、瓜子形等不同形状的锭剂。② 模制法。将揉成的团块，先压制成大块薄片，分切成适当大小后，置入模型中，加模型盖，压制成一定形状的锭，剪齐边缘。

以上搓捏法中，也可按一定形状用模制法制成模型。根据情况也可按规定形状及重量，用压锭机压制成锭。

（3）干燥：干燥方法依药物性质决定。如含黏性药料及挥发性药料，则不宜高温；含有易变色药物，则不宜烘晒。一般是置阴凉通风处，晾至四五成干，再晒干或低温烘干。每日翻动 1～2 次，至完全干燥即得。

（4）挂衣：根据处方规定，用金箔挂衣，如万应锭。

3. 质量标准

采用《中华人民共和国药典》(2015 年版四部通则 0182)锭剂项下有关的各项规定作为质量标准。

(1) 外观性状:应平整光滑,色泽一致,无皱缩、飞边、裂隙、变形及空心。

(2) 重量差异:除另有规定外,照下述方法检查,应符合规定。

以 10 锭为 1 份(重 1.5 g 及 1.5 g 以上的以 1 锭为 1 份),取供试品 10 份,分别称定重量,再与每份标示重量(每锭标示量×称取锭数)相比较(无标示重量的锭剂,与平均重量比较),按表 5 - 28 中规定,超出重量差异限度的不得多于 2 份,并不得有 1 份超出限度 1 倍。

表 5 - 28　锭剂的重量差异限度

标示重量(或平均重量)(g)	重量差异限度(%)
≤0.05	±12
0.05~0.1	±11
0.1~0.3	±10
1.5~3	±8
3~6	±7
6~9	±6
≥9	±5

(3) 微生物限度:按非无菌产品微生物限度检查(通则 1105,1106,1107)规定的方法检查,应符合规定。

4. 注意事项

(1) 锭剂使用的胆汁、蟾酥、蜂蜜、糯米粉等应按规定方法进行处理。

(2) 制备锭剂,用各该品种制法项下规定的黏合剂或利用药材本身的黏性合坨,以搓捏法或模制法成型,整修,阴干。泛制者依照丸剂项下的水丸制备。

(3) 需包衣或闯亮(抛光)的锭剂,用制法项下规定的包衣材料进行包衣或抛光。

(4) 锭剂应平整光滑,色泽一致,无皱缩、飞边、裂隙、变形及空心。

(5) 锭剂应密闭,置阴凉干燥处贮藏。

(6) 孕妇、药物过敏者忌用。

十、熏药

熏药又称为熏剂,系指将中药材或饮片共碾成粗末,再用较厚的草纸卷成药卷,点燃后熏灼穴位或患处的外用制剂。

1. 剂型特点

利用药物本身的药理作用和药物燃烧过程中产生的热能,起到治疗作用,同时药物燃烧发热,可增加药物的穿透力,药物易达到病所,更好地发挥治疗作用。

用药物点燃或煮沸产生的烟雾熏蒸患处或全身的治疗方法叫熏法。中医学运用熏法历史悠久,早在《五十二病方》中就有了熏法的记载,如用煮秋竹的蒸气熏治创伤等。

熏法具有疏通腠理、宣筋走络、流畅气血、温阳驱寒的作用,在中医骨伤科疾病中应用广泛。药卷点燃后,在不完全燃烧过程中产生浓烟,利用烟熏病变部位以治疗关节痛。

2. 制备方法

将中药材或饮片混匀研成粗末,再用草纸卷成粗卷,使用时点燃药卷,取其烟气上熏。

3. 质量标准

外观性状应符合《中华人民共和国药典》(2015 年版)的有关规定。

4. 注意事项

(1)制备熏药的药物粗末,一般以能通过 2 号筛为宜。

(2)制备熏药药卷时,注意松紧适中,过紧或过松均燃烧困难。

(3)熏剂治疗的疾病多为慢性顽固性疾病,因此需坚持使用。

(4)皮损粗糙肥厚者,熏时宜用浓烟高温,一般以 50～70 ℃为宜,使用时应该注意与患处的距离,不可太热,以避免烧烫伤的发生。

(5)一般无副作用,但对于严重高血压患者、孕妇、体质虚弱者以及不习惯闻烟味者,宜慎用或禁用,对急性或亚急性皮损一般禁用。

(6)使用时,注意保持室内空气流通,尽量减少对呼吸道的影响。

十一、药捻

药捻又称药线、捻子、拈子、纸捻、药条、条剂,古代医籍中更有称之为经者,为中医外伤科常用的制剂。

1. 剂型特点

药捻法是将腐蚀药加赋形剂制成线香状的药捻,插入细小的疮口或瘘管、窦道内,以引流祛腐,促其疮口愈合的方法,是外伤科透脓祛腐法之一。

我国晋末就已将纸捻用于脓肿引流。隋唐时期,纸捻引流扩大应用于瘘管治疗。至宋代,药线引流已广泛用于外伤科临床,《太平圣惠方》中就详细记载了纸捻引流祛腐的方药、适应证及用法。如"治诸痈肿,破成疮口,脓带清薄……上药细研如粉贴之。如疮口深,作纸纤子引散入疮口里面,候肉生即合疮口。"《卫济宝书》则首先提出了在疮口中"以油捻子塞之"的方法,即在药捻子上润以油类的使用方法。之后药捻法又有所发展,药捻所用方药也层出不穷。

近代医务人员在吸收前人经验的基础上,又不断加以创新,摸索出更有效的方药及更安全的使用方法。如泰州市姜堰中医院孙楚江老先生采用天龙散(天龙、冰片、煅珍珠)引流条代替升丹药捻,治疗结核性窦道,大大提高了临床疗效。此外,将捻制成线,再经高压蒸气消毒后应用,也使其法日趋完善。

药捻插入病变部位,用以治疗痈疽疮疡的方法,又称为纸捻疗法、药线疗法。在外科临床治疗中应用甚广,多用来引流与祛腐,以治疗病变部位较深、排脓困难的疮疡及瘘管等。其作用机制是,通过纸捻的物理作用,将药末插入溃疡深处,引脓腐外出;利用药线自身之螺旋状拧绞形,能使坏死组织附着于药线,而使之外出。药线还可探查疮孔的深浅长短,以及有否死骨存在。该疗法对于溃疡疮口小、脓水不易排出或已形成窦道瘘管者,具有换药方便、痛苦较小、患者能自行更换等优点。也用于治疗乳房后位脓肿、较大的蜂窝织炎、骨髓炎、骨结核等病。

2. 制备方法

将药物研成极细粉,过筛,混合均匀,用桑皮纸黏药膏后搓捻成细条,或用桑皮纸搓捻成条,粘一薄层面糊再黏附药粉而成。

使用时,将药捻插入疮口或瘘管内,以引流脓液,拔毒去腐,生肌敛口。捻条插入疮口或瘘管内,露出 3.33 cm 左右于疮口外,在外贴敷药膏固定,以免捻条陷落在疮口或瘘管内,再次换药时不易取出。

3. 质量标准

外观性状应符合《中华人民共和国药典》(2015 年版)的有关规定。

4. 注意事项

（1）药捻所用的药粉，必须为混合均匀的极细粉。

（2）药捻所用的纸，应为通透性好的宣纸或绵纸。

（3）使用时注意放置药捻的深浅度，药捻要高于疮口的位置。

（4）孕妇、药物过敏者忌用。

十二、丹剂

丹剂系用升华或熔合等方法制成的制剂，亦有按一般物理混合法制成者。其可用于配制成丸剂、散剂或锭剂。在传统习惯上，可能囿于"灵丹妙药"文化的影响，有时也将红色的、疗效独特的、服用量少的药物称之为丹，如大活络丹（丸剂）、紫雪丹（散剂）、玉枢丹（锭剂）、小金丹（糊丸）等，这些都不属于丹剂的范围内。我院外伤科临床上常用的丹剂有白降丹、红升丹。

1. 剂型特点

丹药在我国已有两千多年的历史，《周礼·天官篇》记载："疡医疗疡，以五毒攻之"。郑康成注谓："今医方有五毒之药，作之，合黄渣，置石胆、丹砂、雄黄、矾石、磁石其中，烧之三日三夜，其烟上者，鸡羽扫取用以注疮，恶肉破骨则尽出也。"在秦以后，特别是魏晋南北朝，炼丹取得了突出成绩。晋代葛洪以炼丹术著称于世，他继承前人的理论，通过实验，总结了当时炼丹的经验，写成了《抱朴子内篇》十二卷，内有"丹砂烧之成水银，积变又还成丹砂"之句，书中记载了不少烧丹炼汞的实验方法。

2. 制备方法

丹剂的制备方法一般分为升华法和熔合法。

（1）升华法：主要操作过程一般分为坐胎（热胎或冷胎）、炼制、收丹等步骤。根据处方要求的不同，操作方法可分为下述两种。

① 将药物细粉置入锅内，或再加入其他药物，以文火加热熔融（称为结胎），以瓷碗盖严锅（或罐）口，密封，以文武火加热至升华物全部升华时停火，放冷后，取下瓷碗，收集升华物即得，如红升丹。

② 将药物细粉置入锅内，以文火加热熔融，待熔融物冷凝成固体状（称为结胎），将锅小心翻转，倒置在大于罐口的瓷碗或盆上，封闭接口处，再将一个盆去底，套在罐上，将固定的罐碗置于盛满冷水的盆上，以炭火加热盆内和罐底周围，至升华物全部下降于瓷碗或盆内，停火放冷，取下锅，收集瓷碗或盆

内的下降物即得,如白降丹。

（2）熔合法:将处方规定的矿物类药物置于铁锅内,加热熔化及炒炼,并不断炒拌,以与处方规定的色泽、形态相符为度。取出放冷,研为细粉,按处方规定制为丸剂或其他剂型,如黑锡丹。

3. 质量标准

外观性状应符合《中华人民共和国药典》（2015 年版）的有关规定。

4. 注意事项

（1）所用容器如铁锅、瓷碗等,不得有裂缝,以免在加热炼制时,剧毒气体逸出,引起中毒。

（2）操作时应随时检查封固处是否漏气,如发现有烟逸出应立即封固,以免中毒。

（3）加热升华的火力要适当,若火力过大,则成品片厚、色黑;火力过小,则成品呈粉末状,火力不当对产量、质量均有影响。

（4）操作人员须戴防毒面具或口罩、手套等,注意防止中毒。

（5）采用加热熔合法时,因有大量刺激性气体,注意避免造成环境污染。

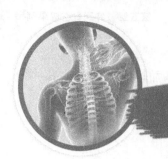

第六章
许氏骨伤薪火传承

许氏骨伤,传承弟子众多,遍布全国各地,多数成为各医院骨伤科的骨干,研究成果颇丰,今选部分弟子论文,以飨读者。

第一节　许勇论文选辑

【作者简介】

许勇,许氏骨伤第 14 代传人,许钜璠长子,具体前文已述。

【论文选辑】

白芍木瓜汤治疗颈椎病 280 例

笔者根据中医治疗痹证的祛风除湿软坚、舒经通络原则,自拟中药白芍木瓜汤治疗 280 例颈椎病,获效满意,现小结如下:

一、临床资料

1. 一般资料

本组 280 例中,男性 112 例,女性 168 例,男:女为 2∶3,年龄:最小的 20 岁,最大的 72 岁,其中 30 岁以下的 28 例,31～40 岁为 82 例,41～50 岁为 80 例,51～60 岁为 70 例,60 岁以上为 10 例,多数病人年龄集中在 30～50 岁之间,共计 170 例,占总数的 60.7％;职业:教师 26 例,纺织工人 124 例,会计 10 例,干部 72 例,护士 11 例,学生 2 例,农民 28 例,营业员 7 例;病程:发病至门诊就诊或入院时间,最短的 1 天,最长的 20 年,其中 1 年以内 150 例,1～5 年 97 例,6～10 年 28 例,10 年以上为 5 例;病因:有头颈部外伤史 17 例,慢性劳损 235 例,原因不明 38 例,喜高枕 49 例,喜无枕 4 例。

2. 诊断依据

(1) 病史及症状

① 中年以上年龄,有慢性病史及反复发作病史及颈椎病的临床表现,有的有明显的外伤史或长期伏案工作史。

② 有颈丛、臂丛神经根或椎动脉、颈脊髓、颈交感神经受激压的表现。颈活动受限,活动时有弹响,颈棘突间或棘突旁压痛,向肩臂放射,颈肌弹力增高,臂丛神经牵拉试验或椎间孔压缩试验阳性,椎动脉扭曲试验阳性等,脊髓型还可以出现霍夫曼征或巴宾斯基征。

(2) X 线摄片

① 有颈椎失稳,如颈脊椎生理弧度变直、过曲、反凸、滑椎、双突或双边征。

② 椎体缘或钩突骨赘增生形成。

③ 椎体隙变窄、椎间孔狭小。

④ 椎间或棘突韧带钙化。

(3) 实验室检查

血常规、血沉、抗"O"均属正常范围,RA 因子阴性。

以上 3 条中,凡是具备 1、2 条部分症状、体征,参考第 3 条实验室检查结果都可作出诊断。

二、方药组成及治疗

处方:白芍 30～60 g、木瓜 12 g、葛根 12 g、桃仁 10 g、丹参 12 g、威灵仙 15 g、全蝎 4 g、干地龙 10 g、穿山甲 6 g、狗脊 12 g、甘草 3 g。加减法:兼头昏、眩晕者加明天麻;兼头痛者加川芎、白芷;兼呕吐者加制半夏;放射至肩背部者加狗脊、秦艽。

治疗:15 天为 1 个疗程,1 个疗程后可停药 2～3 天,再进行第 2 个疗程,亦可连续服药。

三、疗效判定

① 治愈:体征自觉症状完全消失。

② 显效:体征自觉症状减轻 60%以上。

③ 好转:体征自觉症状减轻 60%以下。

④ 无效:体征自觉症状无减轻,与治疗前相同。

四、治疗结果

按以上标准进行判断,本组共 280 例,经治疗随访:治愈 163 例占

57.83%，显效 102 例占 36.43%，有效 11 例占 3.93%，无效 4 例占 1.43%，总有效率为 98.57%。疗效最快的服药 3 天症状消失。随访时间：最长 5 年，最短 3 天（见表 6-1）。

表 6-1 280 例颈椎疗效统计

单位：例

	治愈	显效	好转	无效	合计
颈型	70	3	1	—	74
神经根型	74	78	3	2	157
椎动脉型	14	12	4	—	30
混合型	5	9	3	2	19
合计	163	102	11	4	280
百分比(%)	57.83	36.43	3.93	1.43	98.57

五、讨论

（1）慢性劳损和退行性变，为颈椎病发生的主要原因。颈椎活动性大，既要支撑头部的重量，又要保持四肢平衡，容易发生劳损与创伤，尤其因长期低头伏案劳动致颈后肌肉长期处于紧张疲劳状态，风寒湿邪易侵袭而成痹。通过对 223 例病人病史的追问，有 53 例有高枕或无枕史。本组 280 例，强迫位置或伏案者 235 例，占 83.9%。年龄和退行性变有着重要关系，本组 280 例，年龄在 30～50 例的共计 170 例，占 60.7%。长期慢性劳损，随着年龄的增加，使椎间盘变性，椎间隙变窄，韧带、关节囊松弛，从而破坏了颈椎的稳定性，使椎体内外平衡失调，导致椎体骨质增生、钩椎关节增生。本组 280 例中，X 线摄片提示钩椎关节增生者 229 例，占 82% 左右。

（2）颈椎病以中老年人发病率为高。《素问·上古天真论》云"五八肾气衰""七八肝气衰，筋不能动"，就是说年老体虚，正气不足，肝肾亏虚，腠理空疏，气血衰少，筋骨失于濡养，风寒湿邪易于骤袭，痹阻经络、气滞血瘀而为痹。《诸病源候论·风痹候》说："痹者，风寒湿三气杂至，合而成痹。其状肌肉顽厚，或疼痛，由人体虚，腠理开，故受风邪也。"不难看出，颈椎病的发生主要是由于正气不足，感受风寒湿所致。此外，颈椎病的发生一般病史较长，久病必瘀。白芍木瓜汤就是根据以上的病因病机所创立的。方中白芍量大，配以甘草缓急止痛，木瓜、葛根、威灵仙舒筋解肌，桃仁、穿山甲、丹参活血化瘀，干地龙、全蝎通络解痉止痛，狗脊强筋壮骨。方中诸药共奏活血、舒筋、通络、解筋解肌之功，使邪去瘀除，经络得以疏通，疼痛即止。本方治疗颈椎病 280 例中,治愈率达57.83%,总有效率98.57%,而且本方服用方便,价格便宜,无明显副作用。

<h2 style="text-align:center">利水渗湿药在骨伤科中的运用</h2>

笔者从事骨伤科临床研究数十年,根据《景岳全书》"凡治肿者必先治水"理论,以分期辨证为主,吸取气血经络辨证之长,以利水渗湿药配合治疗外伤及各种劳损所致四肢肿胀患者,临证尽得其妙,现将点滴体会,不揣浅陋,公诸同道。

1　急性损伤

在外伤后短期内出现肢体肿胀,笔者认为:急性损伤,气滞血瘀,瘀血不去,则水湿不行,水湿不利,又可成瘀,血瘀水湿互为因果。

临床上外伤后所出现的肿胀、疼痛当是首见之症,肢体的肿痛不仅与"瘀滞"有关,而且还有"水湿"的一面,"水湿"之性,重浊腻滞,易于阻遏阳气,困遏经络,湿瘀同存,往往肿痛难消。故《血证论》提出血水相关的完整理论。即"血随气化、亦变为水""水病不离乎血,血病不离乎水""治水即以治血,治血即以治水"。

在治疗上,我多以活血化瘀为主,配合力大峻猛的利水药如猪苓、泽泻、车前子等,猪苓能升能降,善开腠理,泽泻其性轻淡,轻能入络,淡能导湿,两者同用,润燥适均;车前子入膀胱、肾经,利水开窍。以上三药性专力宏,消水除湿,上肢肿多加用桂枝,温阳化水;下肢肿多与牛膝相配,活血化瘀,引药下行,直达病所。活血药配合利水药,去瘀血、渗湿气、利水道,则瘀湿尽去,临证应用,不仅缩短了消肿时间,对促进肢体的恢复亦有积极作用。

病例:李某,男,36岁。因骑车不慎摔倒,左侧下肢胫腓骨双骨折,在当地医院整复、外固定1周后出现左侧踝关节以下肿胀、疼痛,服西药治疗后无明显改善,来我院求治。查:左下肢夹板外固定,踝关节以下肿胀明显,按之凹陷。X线摄片显示:左侧胫腓骨中下段骨折,对位对线好,断端间见有骨痂生长。患者肿胀疼痛乃由于瘀湿互结不去所致,治以活血化瘀,消肿止痛,利水渗湿。处方:桃仁10 g、红花10 g、当归10 g、丹参10 g、赤芍10 g、地鳖虫6 g、猪苓10 g、泽泻10 g、车前子12 g、牛膝15 g。连服5剂后,肿痛渐减,后以原方出入,继服10剂,肿痛尽除,后以本院制剂骨折2号合剂收功。

2　慢性损伤

主要指一些上下肢慢性劳损及关节炎等所致肿痛。此类患者一般而言病程都较长,临证应察其"上下轻重深浅之异,经络气血多少之殊"。究其病因,或逐其瘀血,或通其经络,再适当佐以利水渗湿药。如治疗(类)风湿性关节炎所致关节肿痛,运用搜风剔络、活血化瘀的同时,配合并重用利水渗湿药猪苓、泽泻、车前子、防己等,往往能收到显效。

病例:张某,女,48岁。双侧膝关节疼痛数年,久治不愈。诊时患者双侧膝关节漫肿热痛,酸楚无力。步履困难,前人多从活血化瘀,搜风通络着手治疗,笔者认为此乃湿邪痹阻日久,化热伤络,湿瘀互结,缠绵难解所致,故投以活血化瘀,祛风通络,再佐以利水渗湿之药。处方:桃仁 10 g、红花 10 g、丹参 10 g、全蝎 4 g、干地龙 10 g、防风己(各)10 g、猪苓 10 g、泽泻 10 g、车前子 12 g、牛膝 15 g、黄芪 30 g。连服 15 剂,肿痛大减,继以原方出入,击鼓再进,后以本院制剂四肢 2 号合剂而收功。

3 结语

《医碥·肿胀篇》云:"气、血、水三者,病常相因,有先病气滞而后血结者……有先病血结而后气滞者……有先病血结而随蓄者,须求其本而治之。"临证根据损伤的新陈、轻重、缓急、虚实等情况,选用攻下、消散或先攻后补,或先补后攻,或攻补兼施,或消补并用。用药时宜注意,利水渗湿药只是随证配伍应用,而仍以其他如活血祛瘀等为主药,须灵活多变,不可拘泥一格,只有这样,才会收到事半功倍之效。

"马蹄型"夹板外固定治疗肩锁关节脱位(附 30 例报告)

肩锁关节脱位较为多见,治疗不当会影响肩关节功能,因此要求准确复位,可靠固定,并尽可能早期开始肩关节功能活动,以使肩关节功能尽快恢复。目前临床上使用胶布固定法,石膏围腰及压迫带固定法和手术切开整复内固定等法治疗。我们于 1988 年开始设计一种新型马蹄型的夹板,经几次改进,于是年正式用于临床,获得了满意的疗效。

1 临床资料

本组共 30 例,男 22 例,女 8 例,男女之比为 2.75∶1;年龄最大 56 岁,最小 28 岁,平均 40 岁。半脱位 27 例,占 90%;全脱位 3 例,占 10%。全组有 5 例合并肩峰骨折,9 例脱位为直接暴力所致,占 30%;21 例为间接暴力所引起,占 70%;8 例存在程度不等的皮外擦伤,而且肩关节肿胀也较严重。30 例中受伤后用马蹄型夹板外固定的时间最长 4 天,最短 15 分钟,平均 0.9 天。固定时间最长 42 天,最短 14 天,平均 28 天。随访时间最长 3 年 10 个月,最短 3 个月,平均 1 年 10 个月。

2 治疗方法

(1) 整复方法

(局麻)患者坐位,患侧叉腰,术者立于患侧,以同侧之前臂伸于患侧腋下,手背伸,手之内缘别住肩胛骨外缘,前臂用力上挎,并使肩略向后张,同时内收其肘,另一手拇指下披跷起之锁骨外端,至畸形消失,即可复位。

(2) 固定方法

复位满意后,选用平滑柔韧的柳木作夹板,长 4～6 cm,宽 3 cm,厚 3～5 mm(特殊体型例外),将配料在酒精灯上塑形成马蹄型,弧度高度约 2 cm。棉垫 1 个,大小因人而异,置于患侧腋下,使肩关节外展 45°～60°,令患者患侧肘关节屈曲(小于 90°)胸部挺起,患侧臂呈外展后伸势,尔后先用绷带(6 cm×8 cm)包扎成"8"或"88"字形 2～3 圈,将马蹄型夹板竖置于肩峰上,再加绷带如上包扎 3～5 圈,悬吊前臂即成。夹板外固定 4 周后解除夹板,稍行主动功能锻炼,尔后活动量加大做抬举动作。

3 治疗结果

30 例均获痊愈。因该法不需石膏托外固定,可以早期开始加强肩关节活动,所以病人肩关节功能恢复很好,大部分病人固定 4 周后肩关节抬举活动范围可达 80°～90°左右。5 例合并骨折患者同样用该法治疗,固定时间 5～6 周,比单纯肩锁关节脱位固定时间长 1～2 周。本组 30 例,治疗前后均作 X 线摄片检查,治疗前 X 线均提示肩锁关节脱位或合并肩峰骨折,治疗后 X 线均提示脱位已复位或骨折已愈合。

4 病例介绍

案例一:袁××,女,28 岁,工人。于 1993 年 2 月 28 日上午 8 时 45 分就诊,自诉 15 分钟前骑自行车不慎被他人撞跌,当时倾身跌倒,左肘部着地致左肩疼痛。查:左肩峰处轻度肿胀,疼痛,触诊有压痛,肩峰稍隆起,左手臂抬举受限。X 线摄片(片号 932148):左侧肩峰半脱位。立即行手法整复、马蹄型夹板外固定。于 1 周后 X 线摄片(片号 932511)复查脱位已复位,固定 4 周后拆除固定,嘱其左肩关节功能锻炼,6 周后肿胀、疼痛全部消失,肩关节活动正常,恢复工作。随访时间 1 年 8 个月。

案例二:张××,男,37 岁,干部。于 1989 年 8 月 6 日下午 4 时就诊,自诉半小时前骑摩托车摔倒,左肩着地致左肩疼痛。查:左肩肿胀、畸形、压痛,左臂抬举活动受限。X 线摄片(片号 893218)提示左肩锁关节全脱位合并全肩峰骨折。立即行手法复位,马蹄型夹板外固定。6周后拆除固定,X线摄片(片号893772)复查提示脱位已复位,骨折愈合。局部疼痛肿胀已除,肩关节功能经主动功能锻炼后恢复正常,随访2年7个月,未见不适。

5 讨论

(1)解剖

肩锁关节由锁骨肩峰与肩峰内端构成,主要由关节囊、肩锁韧带、三角肌、斜方肌腱附着部和喙锁韧带连接组成,维持其稳定性,属微动关节,活动范围虽小,但对肩关节的活动起重要协同作用,影响着上肢的功能。

(2)损伤机制

肩锁关节较浅,附着的两韧带牢固性较差,常因直接暴力由上部向下冲击肩峰面发生脱位;或间接暴力过度牵引肩关节向下引起脱位;或上肢贴于胸壁跌倒,肩端或前面或后面撞击地面,地面的反作用力作用于肩峰端,使肩胛骨向前、向下(或向右)错动,而引起脱位。当肩锁韧带破裂时,反能引起半脱位,喙锁韧带破裂,则能引起全脱位。

(3)制作机理及优越性

肩锁关节脱位复位并不困难,关键在于难以保持复位后的位置。我们根据人体解剖学的生物力学原理,结合多年的临床实践反复思索,设计出一种与肩关节外形相吻合的外夹板,形似马蹄,故称马蹄型夹板。而以前我们所用的胶布固定法或石膏围腰及压迫带固定法,效果不太理想。而对于手术治疗,其有以下缺点:① 增加损伤。② 增加痛苦。③ 二次损伤。④ 用钢丝固定易使松质骨撕裂。⑤ 固定时间长。而使用马蹄型夹板就可以避免以上缺点。且能收到与手术的同样效果。该法具有固定牢靠、操作简捷、创伤小、病人痛苦少、功能恢复好等优点。

胸胁内伤的辨证施治

伤科之内伤,古称内损。系指因外力的作用而致气血、胸膜、脏腑、经脉机体功能紊乱引起的病变。其胸胁内伤便是临床上几种内伤中甚为多见的一种证候,且以伤气血为最重要。气血是构成人体的物质基础,就功能而言,外可充养皮内筋骨,内可灌溉五脏六腑,温煦肢体,濡养全身,周流运行不息,维持人体的正常生命力。

明代薛己所著《正体类要》中指出:"肢体损于外,气血伤于内,营卫有所不贯,脏腑由之不和。"说明了外伤可引起内部脏腑的气血凝滞不和。清代沈金鳌著《杂病源流犀烛》亦云："跌仆闪挫，云然身受，由外及内，气血俱伤病也"。阐述了肢体损伤诸证，多伤及气血，伤气则气滞，伤血则血凝，气滞能使血凝，血凝能阻气行。《素问·阴阳应象大论篇》中说："气伤痛，形伤肿。"这是区别伤血、伤气的主要根据和病理反应。同时根据气与血的关系，其中有"气能行血"，说明血液的循环，有赖于心气的推动，肺气的敷布，肝气的疏泄，即所谓："气行血则行"，反之"气滞血则瘀"。气血之间又是相互依存、相互作用、相互影响的，因而，临床上常常出现气滞可以导致血瘀而成为气先伤及于血，血瘀常并气滞成为血先伤及于气，胸胁内伤即是最好的体现。因为胸部不论是因直接外力或间接外力引起的内伤，也就是挫伤、屏伤引起的内伤，均同时伤及气血，仅是以伤气为主或伤血为主而已。故而治疗上必须遵循中医的整体观念，辨证施治，内外兼顾的原则。

一、病因病机

胸胁部之内伤的主要原因：一是因举重、搬物，用力过度间接外力作用，伤气为主，即屏伤。二是因跌仆、拳击或各种机械冲撞直接外力作用，伤血为主，即挫伤。

1. 屏伤：多因举重、肩负重担、手搬重物、推车等为完成动作而用力过度，屏气受伤，甚至猛然咳嗽均可致气机壅滞，循行失调，郁滞横逆出现伤气症状，或由伤气而伤及血，导致气血两伤。

2. 挫伤：多因拳击、枊杆、碰撞、跌仆等，临床上尤以枊杆、拳击致伤最为多见（产生肋骨骨折者不在本文中论述）。此乃局部血络受损，血溢脉外，瘀血停积于肌膜、胸膜之间而产生伤血症状，可由血伤及气成为气血两伤。

二、临床表现与诊断

1. 屏伤：一般多有明显的努力损伤史，或经回忆方能得出受伤原因，有的病者受作呕后立即出现几分钟闭气、胸闷、呼吸短浅及一阵较剧的疼痛，更多者当时并不介意，待数小时或一日后，疼痛开始出现，且范围较广，深呼吸、咳嗽时，疼痛尤为明显，痛无定处，游走不定，甚至扩胸，头项转侧，身体转动亦有牵制作痛之感，外形正常，无肿胀，脉多弦紧。2～3日后，因气之内阻，肺气失宣，咳嗽成为突出的症状。重则气伤及血，疼痛不移，可在肋间隙有压痛点，但不集中，也可出现痰中带血，或咯血。同时大多数可在3～5天内开始出现自觉微恶寒、发热等症状。

2. 挫伤：有明确的外伤史：受伤部位多在4～6前肋间，初伤时局部有轻度压痛，肿胀多不明显，深呼吸、咳嗽引痛，待2～3日，疼痛日渐加重，常常以手按住痛处,3～5 日往往开始有轻微恶寒发热症状(下午 3 时许为著)约占胸胁内伤(包括屏伤、挫伤)的 80%,体温在 37.2～37.6 ℃约占 50%,这种病理变化几乎是大多数患者的发展规律。无汗,白细胞总数多无变化,其咳嗽亦是突出的症状,咳嗽有稠痰或稀痰,偶有痰中带血,早晨口苦为显,咽干,口渴欲饮或不欲饮,食纳减少,舌质多红,苔薄黄或黄腻,大便正常,小溲黄,脉多弦滑,少数病例见有胸闷,重则损伤后即出现短暂的呼吸短促,闭气,继而一天后局部有轻度肿胀或见有青紫瘀斑等。

三、治疗

胸胁上下二部乃属肝胆之经道,"胁为肝之分野",胸部除肝经外尚有肺经与心经等经脉,从而根据病情的轻重缓急,经络气血之多少,按局部与整体并顾的精神而进行辨证施治,治疗以内治法为主,必要时适当辅以外治法。内治法根据"气行则血行"的理论,采用疏肝理气,活血行瘀之法,使气滞血瘀得以调和疏通,即达到疏其气血,命其条达,而致和平的目的。具体运用一定要发挥气血同治,活血必须理气,理气必须活血的特点。

具体方药:

1. 伤气为主的屏伤伴伤血,应理气止痛,佐以活血化瘀,可选用理气止痛汤、柴胡疏肝散加三七、桃仁、红花、制乳没等。

2. 伤血为主的挫伤活血化瘀,佐以理气止痛,可选用和营止痛汤、复元活血汤加枳壳、玄胡、木香、青皮等之品。

但当数日后出现轻微寒热、口苦咽干、食纳减少,舌苔薄黄腻,脉弦等少阳类似伤寒论中少阳病脉证,须以小柴胡汤为基本方,配以活血理气之品,效果满意,一般服 2～3 帖后上述症状可自除。对伴有咳嗽有痰者加杏仁、贝母、桔梗、橘红等;口渴欲饮者加天花粉;痰中带血加三七、藕节、仙鹤草等。待上述症状基本消退而仍有疼痛等症状,则继续服用活血化瘀、行气止痛之剂,整个疗程 18～22 日方可治愈。

外展牵引法整复肩关节前脱位的体会

肩关节是一个由关节盂与肱骨头连接而成的球窝关节。因组成关节的肱骨头大,关节盂小而浅,韧带和关节囊薄弱松弛,而前下方更是薄弱点,故肩关节前脱位在临床上甚为多见。据其跌仆的暴力不同,脱位可分为:喙突下、锁骨下、盂下、胸腔内四种类型。当躯干向一侧倾跌,肱骨干呈高度外旋及中度外展位,手掌或腕部触地,此时,外力沿肱骨纵轴向上传至肱骨头,肱骨头向肩胛下肌与小圆肌之间的薄弱部分冲击,顶破关节囊的前下壁,进入喙突下间隙,形成喙突下脱位。若暴力较大,肱骨头则被推至锁骨下,形成锁骨下脱位。当跌仆时一手先着地,后着地的手处于伸直、外展、外旋位,在此姿势下,肱骨颈受到肩峰的阻挡,成为杠杆的支点,使肱骨头向外下方移位,冲破紧张的关节囊壁,突入盂下间隙内,形成盂下脱位。但有时因胸大肌和肩胛下肌的牵拉,肱骨头可滑至喙突下,由盂下脱位变为喙突下脱位。亦有个别情况,由于暴力强大,肱骨头冲破肋间隙,进入胸腔,形成胸腔内脱位,但极为罕见。

其临床表现与诊断,诸多书刊已作过介绍,故予从略。

对肩关节前脱位的复位,临床上运用的方法较为多广。如足蹬法、膝顶法、杠抬法、屈肘回旋托入法等。但根据个人数十年的临床实践总结,采用外展牵引法,均获良好效果。其方法是:在术床上,取患者平卧位,不加枕垫,一助手立于患侧,双手握住患肢腕部,使患肢呈伸直、外旋、外展60°位。术者立于患侧,及手环握伤肩,两拇指顶其肩峰,余指置于肱骨头,嘱握腕助手呈轻度牵引,徐徐外展患肢达100°后前屈15°～30°,作对抗牵引。此时,术者施用推扳手法,当听到弹回声,或手下觉得有回纳感时,示意握腕助手,将患肢徐徐内收、内旋,复位即告完成。

体会:

(1) 运用上述方法整复肩关节前脱位,成功率较高。其原因之一是因肱骨头脱位时必须冲破关节囊,而肩袖、肩胛下肌腱及肱二头肌长腱与关节囊密切相连,这些肌腱可与关节囊一并撕裂或撕脱,撕脱有肌腱滑至肱骨头的后侧,妨碍肱骨头的复位,而当患肢外展达100°时,肩关节囊皱襞消失,处于紧张状态,则补肱骨头冲破之处即处于张口状。这样肱骨头可不受囊壁的阻挡,从张口处进入囊内而复位。但临床上不可忽视将患肢内收、内旋这一手法,以防止有时施用外展牵引手法后,肱骨头只是部分复位,而通过内收、内旋使其完全复位。

(2) 复位快而省力:尤其是新鲜脱位,一般不必作强力的牵引,施用全部手法只需2～3分钟,复位即可完成,不至于给患者造成更多的、新的创伤。对愈后关节功能的恢复将大有好处。

(3) 对体质较强,脱位在三个月以内的患者、亦可施用此复位法进行复位,其效果仍较满意。但必须先充分活动肩关节,以推拿、按摩手法,松解关节周围的肌群、韧带、关节囊、瘢痕组织挛缩及粘连,再行复位。这里不可操之过急,防止造成骨折。或血管、神经损伤等并发症。

(4) 据临床观察:肩关节脱位时有 60% 左右的患者都伴有肱骨大结节撕脱性骨折。这是因暴力的作用,使肱骨大结节与肩峰相撞。或因冈上肌、冈下肌、小圆肌的强力收缩而造成的。此类患者,一般都能因肱骨头的复位而复位。

第二节　许万明论文选辑

【作者简介】

许万民,男,许氏骨伤第 14 代传人,医师,许钜璠第四子。高中毕业后插队农村,1979 年随许氏骨伤第 14 代传人许勇学习中医骨伤,曾在杭州 107 部队医院进修脊柱外科。能开展伤骨科常见病的手术治疗,对颈椎病前后路的手术较为熟悉,骨折整复手法运用自如,得心应手。

【论文选辑】

下法在伤科应用的体会

下法,乃八法之一,具有通导大便,排除肠胃积滞,荡涤实热,攻逐水饮,与活血剂为伍有攻瘀散结等作用。近年来,在其理论和实践方面都有新的见解,认为:"某些疾病在其发展过程中的某个特定阶段,使用下法,不仅仅是泄热通便,也不局限于排除机体内的有害物质,而且能对有病的机体起整体调节作用。"基于在伤科疾病治疗中"局部和整体并重"这一观点,对骨折、脱位和软组织损伤的各类病例,视伤情和病员体质之不同,谨守病机,合理使用本法,除能起消瘀散结外,也确实能起到良好的整体调节作用,兹举如下病例以资说明。

例1 股四头肌下血肿　男,41 岁,农民,左侧大腿中下段被重物砸伤肿胀疼痛不能活动 24 h,查:T 37.2 ℃,血压:124/76 mmHg,摄片:无骨折。舌红苔白,脉弦数。治以外敷如意金黄散,内服三七片,西药:控制感染止血。2 日后复诊,T38.5 ℃,伤肢肿胀增加,测患肢膝上 10 cm 处周长 58 cm,较健侧大 10 cm,且扪及波动感,疼痛如刀割样,呻吟不已,口不苦而渴。伤后大便未行,小溲黄赤,舌红苔黄腻欠津,脉滑数,此乃瘀阻化热,大有化脓趋势,治当清热解毒,攻逐瘀结。药用:大黄、元明粉、归尾、桃仁、赤芍、枳壳、连翘、银花、乳香、没药、甘草,1帖。局部抽出暗红色积血约15 ml。再诊:药后大便二次,身热降至T37.5 ℃,疼痛缓解,伤肢周长减少4 cm,前方去元明粉加山甲,连服3帖。又诊,热退肿胀大减,予活血散瘀法调治,其后局部推拿,并嘱股四头肌功能活动,月余后功能恢复。

例2　椎体压缩性骨折　男,51岁,农民,高处跌仆,臀部着地腰部疼痛不能活动16 h。查:胸$_{12}$、腰$_1$椎旁压痛,微肿,腰一椎体棘突叩击痛敏感,跟骨冲击痛阳性,两下肢知觉活动均正常。摄片:腰椎正侧位,片号940012,片示:腰、椎体压缩性骨折。刻诊:面赤气粗,呻吟不已,腰痛不能翻身转侧,腹胀满,不大便,小便黄赤,舌苔黄腻而干,脉滑实。治以番泻叶10 g泡服,西药:补液控制感染止血。药后仅偶有矢气,腹胀满未减,显然药力不足,遂以桃核承气汤加减治之:桃仁、大黄、元明粉、枳实、川朴、木香、当归、赤芍。药后当天排出暗黑色大便两次,腹胀略减,又进一帖,下稀烂黄色大便一次,腰腹松适,苔退脉缓,瘀滞已泄露,腑气通矣,已能纳谷,次日予以垫枕,功能锻炼,1月后转出院。

体会:下法,包括寒下、温下、润下、逐水诸法在内,各随其症施用。而伤科疾病中,每多由局部创伤而致气滞血瘀,瘀积阻滞,气血运行不畅,而引起肿、痛、胀、满等若干症候群的出现,施用下法,首推大黄,而常用方剂如桃核承气汤、复元活血汤、下旅伴血汤等均有大黄,以其有推陈致新之功。入气分,亦入血分。行气分则宽中降气,通结泄热,使郁热得泄,瘀血易散。入血分则荡涤凝瘀败血,与桃仁、红花、归尾、赤芍、穿山甲为伍则增强祛瘀之功,引瘀血下行从二便而出。如常见的椎体压缩性骨折,中医称恶血内留,西医谓血肿刺激周围交感神经纤维,胃肠蠕动减慢而出现的腹胀便秘。施用下法,攻散其瘀积,获得早期垫枕的满意效果,起到在其早期阶段有良好的整体调节功能,故本法在伤科临床中有较高的使用价值。

颈痹冲剂治疗颈椎病150例

颈椎病为临床常见病、多发病之一,以中老年多见。治疗方法颇多,如推拿、牵引、外洗、理疗、针灸等。笔者通过近20年临床实践,认为内服药物是治疗颈椎病的一个重要环节,拟颈痹冲剂治疗各型颈椎病,获效满意,现将近期收集的150例报告如下。

1 临床资料

本组 150 例患者中,男 58 例,女 92 例;年龄最小者 12 岁,最大者 72 岁,其中 30 岁以下 9 人,30～50 岁 98 人,50～70 岁 40 人,70 岁以上 3 人。病程最短者仅 3 天,最长 12 年。X 线摄片显示颈椎生理弧度不同程度变直 139 人,骨质增生 137 人,同时伴有高血压者 20 人,肩周炎者 29 人。

按 1984 年颈椎病专题座谈会制定的分型标准分型:颈型 19 人,颈神经根型 83 人,椎动脉型 15 人,交感神经型 3 人,脊髓型 4 人,混合型 26 人。

2 治疗方法

① 药物组成:颈痹冲剂由白芍、木瓜、葛根、桃仁、全蝎、威灵仙、狗脊、穿山甲等 11 种药物研制而成。② 规格:每盒 10 包,每包相当于原中药 1 帖剂量的 1/2。③ 服法:每日 2 次,每次 1 包,早、晚温开水冲服。治疗期间,停止内服一切与该病有关的药物,10 天为 1 疗程,满 2 个疗程作为统计对象。

3 治疗结果

3.1 疗效标准

痊愈:主要症状、体征消失或基本消失,恢复原来工作,X 线复查:侧位片示颈曲恢复正常或恢复代偿颈曲。显效:主要症状、体征基本消失,劳累后有轻度不适,但不影响工作,X 线复查:侧位片示颈曲恢复正常或有所改变。有效:主要症状与初诊相比稍有减轻,体征有所改善或无明显变化,X 线复查颈曲无变化。无效:自觉症状与初诊相比无变化或稍有减轻,X 线复查颈曲无变化。

3.2 治疗结果

本组 150 例患者经上述方法治疗 2 个疗程后,按以上标准评定,痊愈 11 例占 7.33％,显效 37 例占 24.67％,有效 90 例占 60％,无效 12 例占 8％,总有效率 92％;治疗 4 个疗程后统计,痊愈 35 例占 23.33％,显效 81 例占 54％,有效 26 例占 16.33％,无效 8 例占 5.33％,总有效率为 94.66％,随访半年,未见复发。

4 典型病例

刘某,女,47 岁,农民,初诊日期 1993 年 7 月 21 日。患者既往体健,2 年前冒雨淋湿而致感冒,治愈后 1 个月,渐觉颈部活动欠利,手臂时有酸胀,未引起重视,就诊前 1 个星期诸症加重,故来本院求治。诊时患者头昏,夜寐欠佳,颈部活动受限,左手臂酸胀,左手无名指、小指麻木。体格检查:颈前屈、右侧伸受限,颈后 6、7 椎体,左侧斜方肌、胸锁乳突肌压痛明显,左手压力减弱。

X线摄片提示:颈椎生理曲线变直,第5、6椎体小关节增生,椎间隙狭窄,舌暗红有紫气,苔薄,脉弦缓。此乃湿邪痹阻经脉日久,血脉运行不畅,瘀阻气滞所致。中医诊断:痹证(颈痹)。西医诊断:颈椎病(颈神经根型)。治法:行气活血,舒经通络。按上述方法服2个疗程后,诸症渐减,时或有轻度头昏,左手臂微酸胀,左手无名指、小指麻木不显。按前法继进2个疗程后,诸症已除,X线复查,颈椎生理弧度明显改善,随访追踪半年,未见复发。

5　讨论

颈痹冲剂从形成颈椎病的一个重要环节即气滞血瘀出发,由白芍木瓜汤加减而成。方中白芍量大配甘草缓急止痛;木瓜、葛根、威灵仙舒筋解肌;桃仁、穿山甲、丹参活血化瘀;干地龙、全蝎通络解痉止痛;狗脊强筋壮骨。方中诸药共奏活血、舒筋、通络、解肌之功,使邪去瘀除,经络得以疏通,疼痛即可缓解。我们体会到,本冲剂具有疗效快,治愈率高,无明显副作用等优点,尤其对颈型、颈神经根型患者效果明显。

第三节　朱广圣论文选辑

【作者简介】

朱广圣,男,副主任中医师。1968年随其岳父许钜璠(许氏骨伤第13代传人)学习中医骨伤,一直在泰州苏陈人民医院骨伤科工作,穴位注射治疗骨伤科慢性病研究颇深,手法正骨较为熟练。

【论文选辑】

局部注射配合推拿治疗腰臀筋膜炎158例

腰臀筋膜炎亦称臀上皮神经炎,为骨伤科常见病之一。几年来,我们采用局部注射配合以弹拨为主的推拿手法治疗158例,疗效满意,现小结于下。

1　临床资料

本组158例中,男性102例,女性56例;年龄20岁以下3例,21~30岁21例,31~40岁49例,41~50岁38例,51~60岁32例,61岁以上15例;发病部位右侧 86 例,左侧 60 例,双侧 12 例;病程最短半月,最长 2 年。

2 治疗方法

患者取俯卧位,用 7 号针抽取醋酸确炎舒松—A 1 ml,维生素 B_{12} 2 ml,10%盐酸普鲁卡因 5 ml(皮试阴性),混合均匀,在患侧髂嵴中点下用双拇指触诊法找到臀上皮神经,局部皮肤常规消毒后,与髂骨面垂直方向刺入,针尖顶到髂骨后退出少许,探得气感后,将药液缓慢推入 1/2 量,再换方向在周围浸润即可。然后术者立于患侧,以掌根按揉患侧腰臀部 3～5 分钟,用双手拇指指腹触诊法摸清异常滚动或高起条索状物后,再触清原位之沟,垂直臀上皮神经弹拨 20～30 次,使其回归原位,由轻到重使患者逐步适应,最后以食、中指腹顺肌纤维走向捋顺 10～20 次。5～7 天治疗 1 次,5 次为 1 疗程,一般治疗 1～2 疗程。

3 治疗效果

3.1 疗效标准痊愈

疼痛症状及体征完全消失。活动功能正常;显效:疼痛症状及体征基本消失,劳累后有酸困感;有效:局部重压有痛感,活动稍有牵掣;无效:症状与体征均无改变。

3.2 治疗结果

本组 158 例,经 1～2 个疗程治疗,痊愈 121 例,占 76.6%;显效 25 例,占 15.8%;有效 12 例,占 7.6%;全部有效。

4 体会

腰臀筋膜炎是由于扭闪、劳累、风寒等原因,使臀上皮神经"离位"(中医称之为"筋出槽")所致。损伤的皮神经充血水肿,张力增大,与周围肌肉、筋膜粘连,发生炎性变,阻碍了局部组织间的血液循环,从而出现了臀部区域性疼痛。有索条状硬结等症状。治疗时首先选用醋酸确炎舒松—A、维生素 B_{12}、普鲁卡因注射液注射。一则用以消除局部炎性病变,营养神经,调节新陈代谢;二则起到局部麻醉作用,便于推拿手法施展。然后,运用手法使"离位"之皮神经归位,粘连松解,痉挛解除,加速血液循环,从而达到"以松止痛""去痛致松"的目的。

局部注射配合推拿治疗梨状肌综合征

梨状肌综合征是梨状肌损伤后出现的一系列症状,为骨伤科常见病之一。作者采用局部注射配合以弹拨为主的推拿手法治疗该病 96 例,疗效满意,现小结于下。

1　临床资料

本组 96 例中男 74 例,女 22 例;年龄 20 岁以下 2 例,21～30 岁 17 例,31～40 岁 28 例,41～50 岁 31 例,51～60 岁 15 例,61 岁以上 3 例;发病部位右侧 63 例,左侧 31 例,双侧 2 例;有轻度肌萎缩 7 例;病程最短半月,最长 1 年半。

2　治疗方法

患者取俯卧位。用新 7 号麻醉针头抽取醋酸确炎舒松—A 1～2 ml(10～20 mg),维生素 B_{12} 2 ml(1 mg),1‰盐酸普鲁卡因 5 ml(皮试阴性),混合均匀,在患侧髂后上棘至尾骨尖连线,距髂后上棘 2 cm 处,与股骨大转子连线中点,局部皮肤常规消毒后垂直方向进针,探得似针尖进入豆腐内样感觉,固定针体,再推注药液,亦可按梨状肌走向浸润。然后术者立于患侧,以掌根按揉患侧臀部 3～5 分钟,再用双手拇指指腹按压梨状肌部,并着垂直方向弹拨 20～30 次,使其粘连松解,由轻到重使患者逐步适应,最后以食、中指腹沿肌纤维走向捋顺 10～20 次,同时辅以通气活血药物内服。5～7 天治疗 1 次,5 次为 1 个疗程,一般治疗 1～2 个疗程。

3　疗效标准

痊愈:疼痛症状及其体征完全消失,活动功能正常。显效:疼痛症状及其体征基本消失,劳累后有酸困感有效:局部重压有痛感,活动稍有牵掣。无效:症状与体征均无改变。

4　治疗结果

本组 96 例,经 1～2 个疗程治疗,痊愈 74 例占 77.1%;显效 17 例,占 17.7%;有效 5 例,占 5.2%。

5　体会

梨状肌综合征是由于扭闪、劳累、风寒等原因使梨状肌肌膜和部分肌纤维断裂所致。损伤的梨状肌充血水肿,张力增大,与周围的肌肉、筋膜粘连,发生炎性变,阻碍了局部组织间的血液循环,出现了臀部区域性疼痛,有时肿胀并波及坐骨神经等,引起小腿外侧疼痛或腓总神经麻痹等症状治疗选用醋酸确炎舒松 A、维生素 B_{12}、普鲁卡因注射液。一则用以消除局部炎性病变,营养神经,调节新陈代谢;二则起到局部麻醉作用,便于推拿手法施展。配合手法使粘连松解,痉挛解除,加速血液循环,起到了"以松止痛""去痛致松"的效果。根据"气行则血行,血行风自灭"的原则,适当配合内服通气活血药物,从而达到"通则不痛"的目的。

第四节　王惠永论文选辑

【作者简介】

　　王惠永,1962 年随许氏骨伤第 13 代传人许钜璠学习中医骨伤,得其亲传。曾在天津医院、上海瑞金等医院进修学习多次,中西医结合处理伤骨科常见病、疑难病有较高的造诣,对姜堰中医院骨伤科的发展做出了较大贡献,退休前任姜堰中医院骨伤科主任、副主任中医师。

【论文选辑】

下蹲屈腰法治疗腰部后关节紊乱症

　　腰部后关节紊乱症,在伤科临床上是一种较常见的疾病,往往因轻度扭伤(没有明显的外伤史)或半弯腰提不太重的物件,或洗脸刷牙时,突然感觉腰部疼痛;亦有卧床翻身不慎,成此种疾患。其临床特点,患者腰痛较剧,当即不能活动,腰部呈前倾位,前屈受限,不能造挺直,后伸更为限制,腰部肌肉痉挛,腰椎小关节部压痛,严重者坐立不安,上床下床均不能自理,翻身转侧极为困难,就诊者往往由他人搀扶或抬来就诊。

　　关于本病的治疗,诸家方法不同,各有心得。有的采用背法,有的采用牵拉法,有的斜扳法等。个人对本症的治疗,常采用下蹲屈腰法,疗效满意,现简介如下:

　　一、手法步骤

　　1. 手针腰痛穴

　　患者伸出一手(男左女右),手背向上,在四、五掌骨间和二、三掌骨间上 1/3 段与掌背成 30°～40°角,相对斜刺入针,捻转得气,使患者有酸麻、胀痛之感,才能减轻手法过程中的疼痛。

　　2. 扭动腰部

　　令患者站立,医者立于背后,两手扶患者腋下,向左右扭动腰脊,使其肌肉放松。

　　3. 屈膝下蹲

　　按上述手法姿势,令患者缓缓下蹲,医者在背后提其腋下,助一臂之力,免其跌倒,当完全屈膝后,令其屈颈抱膝,使脊柱尽量屈曲数次,并向左右转动腰部,医者立于患者一侧(左或右),握拳叩击腰脊,如此重复三次,患者不需医者搀扶,可自行练习下蹲5~6次。

4. 伸膝屈腰

令患者膝部挺直,尽量前屈腰部,使脊柱韧带及脊旁之肌肉均紧张,医者握拳叩击其腰脊,如此5~6次。

5. 后伸腰脊

经上法治疗后,一般患者已能挺直,医者仍立于其后,一手扶肩,一手托腰,令其尽量后伸腰部2~3次。此动作疼痛仍显著者可免行此手法。

6. 自行活动

令患者自行迈步走动、伸屈腰背、下蹲等动作,最后拔出手背毫针,结束动作。

经上述手法后,患者绝大多数腰疼缓解或去除,腰部活动度均有明显好转,能独立行走,不需别人搀扶,腰部肌肉松弛,压痛缓解。

二、病例介绍

例1 曹××,男42岁,冷冻机厂工人,患者腰部素有疼痛史。昨天晨间,弯腰洗脸时,突然疼痛,呈半屈曲位,不能挺直,腰都前屈亦有限制,由家人接扶卧床,腰痛不减,不能翻身转侧,咳嗽则痛之难忍,用板车推来医院就诊。检查:腰脊平直,无侧弯畸形,前屈60°,后伸零度,两侧腰肌痉挛,两侧腰椎椎板压痛明显,直腿抬高试验:左20°,右30°,感觉、反射、肌力均正常,腰椎X线摄片显示L_{3-5}椎体前缘轻度骨质增生,余无异常。诊断为腰椎后关节紊乱症。治以下蹲屈腰法,术后活动自如,前屈后伸接近正常范围,步行亦自由。

例2 陈××,男38岁,酒厂干部。十余日前,患者弯腰提煤球炉时,不慎扭伤腰部,当时即感腰疼,右侧较重,牵引右侧臀部、腰部活动受限,站立行走均不利。曾在当地医院手法推拿,外敷膏药及内服中药,症状未见好转,终日卧床不起,转我科门诊。检查:腰脊正中,无明显畸形,腰部不能完全挺直,屈腰时手达膝盖,两侧脊肌痉挛,$L_3—L_4$右侧小关节部叩击痛。X线摄片显示:腰椎骨与关节无异常发现。诊断为腰椎后关节紊乱症。即以下蹲屈腰法施之,术后感到腰部疼痛缓解,腰前屈达90°,后伸10°,嘱卧床休息三天后,再次手法。经两次手法,症状与体征消失,腰部前屈后伸均正常。

三、几点认识

1. 发病原因的分析

首先谈谈发病的部位。其部位在腰椎后关节。所谓后关节,就是指相邻两椎体的上下关节突所构成的关节,也称关节突间关节,其作用能稳定脊柱活动的方向,而不参与负重,关节面为软骨覆盖,关节囊内层为滑膜,能分泌滑液,以利关节活动,外层为纤维层,由黄色弹性纤维所组成,关节囊较松,可增加其活动范围。

本病发病的原因有如下几方面:

(1) 年龄关系:本病的发生多见于成年人,30~50 岁,因为这阶段是脊柱椎间盘早、中期退变阶段,髓核变性,推间隙变窄,椎间韧带松弛,纤维环长期磨损,部分纤维出现变性,椎体间的连接变得松动,在此基础上,加之劳动时,和生活中某些不协调动作,均可引起后关节功能紊乱。

(2) 腰部小关节排列方向常不一致:腰部小关节变异甚多,往往左右两侧小关节,一侧矢状位排列,一侧冠状位排列,两侧活动范围不一,另由于关节囊和椎周韧带松弛或部分破裂,在运动过程中,可使小关节发生轻度错位,交锁于某一位置。

(3) 腰部肌肉不协调:本病往往产生于腰部肌肉没有准备,或者准备不足的情况下,所以早晨起床时或者睡眠姿势不当时,当腰部扭转,腰部肌肉(如脊肌、腰大肌等)还没有充分紧张,对腰部没有保护力量,但肌纤维弹性较好,能适应大幅度运动,而脊柱后关节物带和关节囊等,对侧内旋转、前剧、后种等运动有一定限度,在两者活动不一致的情况下,首先就会引起后关节韧带和关节囊的撕裂,而小关节上的物带和关节囊,都是很短小的,如关节稍就细微的移位,则相应的韧带和关节囊就发生很大的张力,由此而刺激感觉神经纤维产生疼痛,引起反射性肌肉痉挛,导致后关节交锁不在正常的解剖位置上。

(4) 滑膜联入:腰椎后关节是一个完整的关节,关节腔呈负压,当关节腔后侧张开较大时,有可能将关节囊内滑膜吸入而嵌于关节中,滑膜上有丰富的感觉神经纤维,一旦发病,腰部疼痛是相当剧烈的,后伸动作可使嵌入之滑膜压迫得更紧,所以患者均尽量避免做后伸动作。

2. 手法的理论根据

对腰部后关节功能紊乱症,其治疗目的是解决:

(1) 后关节的错位和交锁。

（2）滑膜嵌入：通过本手法，可使后纵韧带、脊上韧带、脊间韧带拉直紧张，小关节周围短小的韧带均有松弛紧张的过程，肌肉紧张有一定拉力，这样可使轻度错位或交锁的小关节面，在运动过程中恢复原来的位置。另腰部屈曲后，后关节张大，嵌入之滑膜可自行弹出，交锁即可解除，肌肉痉挛和疼痛可消失，腰部活动功能恢复。

3. 手法的优点

手针是本手法前的预备动作，能起到舒通经络，活血止痛的作用，又能消除患者怕疼痛的紧张心理。

下蹲屈腰法的特点有二：一是在运动中解除病痛，二是动作温和。顺其自然，循序渐进，因人而异，动作由轻到重，幅度由小到大，速度由慢到快，一般人均能忍受，特别是某些年龄较大，体质虚弱，骨质疏松，对"旋转""背法"等不能施行的患者，则显示出更为优越的作用，引起副作用的可能性很小。

4. 个别病例手法不成功的原因

下蹲屈腰法治疗腰部后关节紊乱症，效果是较为显著的，大多数患者均能手到病除，立竿见影。但有时也不能一次成功，或效果不明显，手法后仍有疼痛，分析原因有如下几方面：① 手法后，尽管嵌入的清膜已弹出，小关节已复位，交锁已解除，但后关节关节囊、肌肉等的撕裂，一时不能完全愈合，需要一段过程，才能恢复。其治疗措施，卧床休息一段时间是很必要的。② 关节囊、滑膜和周围韧带、血管神经等，因外伤后压迫刺激，引起水肿、充血等无菌性炎症，反射性的肌痉挛一时不能解除，需要适当配合活血消肿，解除肌肉痉挛的药物才能恢复得更快。③ 后关节紊乱症，历时已久，损伤的关节囊、肌肉等粘连较重，手法不能松解者，或脊柱活动正常，仅有小关节压痛者，效果不太显著。

伤筋手法治疗的几点体会

伤筋是广大劳动人民最常见的疾病之一，伤筋有筋断、筋歪、筋强、筋结、筋粗、筋纵、筋挛等症，相当于现代医学上的软组织损伤。伤筋的治疗方法很多，有外敷、内服、针灸、拔火罐等。但中医伤科手法治疗，有其独特的疗效，往往手到病除。轻者如小儿桡骨小头半脱位、半月板嵌顿，重者如腰椎小关节紊乱、髌上囊血肿等，甚则腰椎间盘突出症、梨状肌综合征、腰臀筋膜劳损等。只要病例、时间选择得当，再施以适当的手法，疗效均显著，非药物外敷、内服或手术所能比拟。过去对此，往往只是名家口传心授，没有从生理解剖、病理解剖结合手法的理论根据加以阐述,不易为广大同道所接受,今就我二十多年的临床实践,提出一些初步体会。

一、减轻和解除肌肉的痉挛

软组织损伤疼痛的原因,部分是由于肌肉痉挛,劳损的肌肉如果将其痉挛解除,则病人的疼痛可以减轻,而关节运动则可以增加。我们减轻或解除痉挛之法,就是牵拉肌纤维,使之长度增加。例如,欲使腓肠肌痉挛消失,可将踝关节背屈,如大腿内收肌劳损时,髋关节在外展位置下,将压痛点推向内后方;骶棘肌痉挛,则在牵引状况下,将该肌推向外侧。同一块肌肉,由于肌纤维走向不同,施以不同手法。如斜方肌上部有劳损时,则用提法,将患何手放在对肩捏起痛区的肌纤维;该肌下部劳损时则改用推法,即用与肌纤维成直角的压力,推向外下方。一组肌肉劳损时则在手法中照顾到每一块肌肉,让他们都有被牵拉而使痉挛消失的机会。例如,肩关节肌内劳损,在该关节轻微的按摩之后,将臂外展,使大圆肌、背阔肌、肩胛下肌先被牵拉,然后将上臂内旋及后伸,使冈上肌、冈下肌、小圆肌及喙肱肌受到牵拉,最后做环行运动,使三角肌各部纤维都受到牵拉,如此使肩关节的每一块肌肉都被牵拉到,患者症状即能好转。再如痉挛性平足,由于腓骨长短肌的痉挛,使足外翻畸形,施行手法时,则将患足极度内翻,痉挛之腓骨长短肌得到牵拉而消除,再予以适当的固定。

二、剥离粘连

关节或软组织受伤后,因血块及淋巴液机化而发生粘连,中医主张,受伤后早期活动是预防粘连的最好办法。粘连产生后,则出现压痛点,经解剖发现,一大部分压痛点是软组织粘连、挛缩等病变的地方,这些病变是整个病的关键,是痛的发源地,只要压痛点除,病就治好了。我们经常在压痛点上作推拿、按揉及屈伸关节、旋转摇晃、扳法等,收到了良好的效果。例如,肩关节粘连,我们在按摩、舒筋的基础上的做肩关节多次被动性的运动,逐渐增加肩关节各方面的活动度,即前屈后伸、内收外展、内旋外旋及环行运动,在疼痛能忍受的范围内,最好能听到粘连剥离的响声。有的病历数月,关节活动极为受限的患者,几次手法以后,能基本恢复到肩关节原来的活动度。又如踝关节粘连,多由外伤引起,最常见的是外侧带前束破裂而发生粘连,此类病人,足内翻时感到疼痛。其次是三角韧带受伤而引起的粘连,疼痛发生在外翻时。有些病人因腓肠肌痉挛,跟腱短缩粘连。粘连亦可发生于关节腔或其周围的肌腱上。其手法是先将足牵拉和跖屈,然后背伸、外翻和内翻。用此手法,不但能断裂各处的粘连,亦可挤平纤维化的关节脂肪垫和牵伸已短缩的跟腱。再如,腰背筋膜劳损的痛点较多见于第三腰椎横突,该处腰背筋膜破裂,第十二胸神经皮支由此裂膜穿出,周围存在不同程度的粘连,皮神经被固定,不能适应腰部的正常活动,腰痛是皮神经受牵伸刺激的缘故。同样腰部筋膜粘连,臀上皮神经在此处穿出,如在外伤和受寒以后,臀筋膜产生粘连,可触及条索状硬结。由于皮神经受粘连包绕面较固定,不能适应下肢的正常活动,引起疼痛和下肢放射性疼痛。在腰腿痛的患者中,上两类患者在临床上是较多的,很多患者症状较重,不能站立行走,痛苦较大,但通过弹拨的手法,使粘连分离,皮神经得以分解出来,术后即能走动。但也有一部分患者,臀筋膜粘连,常年疼痛难忍,经多种保守方法治疗效果仍不明显,影响饮食和睡眠。对此类患者我们采用沿髂骨上棘切开筋膜和臀中肌附着点,并予以剥离和松解,对臀上部或皮神经粘连条索状物,予以纵行切开,剥离或切除,收到良好的效果。在手术过程中,发现有的患者臀部筋膜粘得很紧,犹如紧张的琴弦,切断后,立即有松弛之感,腿部牵掣痛好转,这种是西医的手术,我们采用它以弥补中医手法的不足,但治疗的理论依据是完全一致的。

三、神经干的刺激

在推拿治疗项、肩、腰、腿痛等软组织劳损的实践中发现,在某些邻近神经干或较大的神经分支部位,加以刺激以后,能获得明显效果。例如,对梨状肌下缘坐骨神经出口处,臀小肌、髂前上棘间的股外侧皮神经,梨状肌上孔分出的脊上神经,梨状肌下孔分出的臀下神经,腘窝上方由坐骨神经分出的腓总神经,锁骨上窝及臂丛神经等刺激,有酸、麻、胀、痛得气的感觉,治疗后,能舒经活络,宣通气血,正如《医宗金鉴》指出"按其经络,以通郁闭之气,摩其壅聚,以散瘀结之肿"。因为一般神经干与静脉是并行的,所以,在按压神经干时,一方面可麻醉止痛,同时隔绝上下肢动脉的血流,一旦放松手指,则血流骤然沿动脉向下流去,患者即感肢体有热流通过,故可舒通肢体的血液循环,使痉挛的血管舒张。

四、消除血肿,恢复正常的生理解剖

软组织受伤后,由于外伤,络脉破损,血离经脉,离经之血瘀结不散,影响正常气血之道的畅通,从而产生血瘀气滞,肿胀作痛。《医宗金鉴》曾说,"夫皮不破而内损者,多有瘀血",伤损之症肿痛者,乃瘀血凝结作痛也。另筋伤之后,发生松弛、扭曲、挛缩、错位等情况,影响筋络正常功能活动。对于上述病变,中医的治疗原则是:消除血肿恢复关节周围正常解剖关系,通过手法达

到理气血,顺筋络,使扭错之筋络得以拨乱反正,气血重新获得调和,而经脉得以畅通,则瘀可散,肿可消,痛可减,功能活动得以早日恢复。例如,中医手法治疗髌上滑囊血肿,膝关节在跌仆后,股四头肌在髌骨上面附着处及其延伸部分的断裂,引起血肿。在髌上滑囊产生星月形肿胀,使膝关节固定于一定的位置,不能伸展活动。西医的传统治疗是将血肿内的血液尽量抽尽,外加压力包扎,限制关节活动,但抽液往往会反复渗出或出血需重新抽吸,延长疗程,甚至可能发生继发感染和粘连。中医手法是通过使关节屈曲和过伸,使血肿立即消失,也未发现重复出现肿块的现象,经一个较短时间固定后,功能恢复较快,效果明显而且肯定,血肿也是如此。再如,踝关节损伤,往往发生于行走不慎,踏于凹陷不平之地,或下楼时突然踏空,或跌仆时足跟着地不稳,突然发生内翻或跖屈内翻成轻度背屈外翻等,使韧带牵拉移位,甚至断裂,软组织撕裂、嵌顿,从而发生局部渗出与血肿形成。中医通过手法顺筋,使血肿消散,撕裂之软组织恢复原来的生理解剖位置,与西医抽吸积液,抬高患肢,或压力绷带包扎、石膏固定等相比较为优越。

总之,手法治疗伤筋,在治疗学术上有相应的地位,而且效果很显著,但要求术者必须有足够的经验,能做到选择合适的案例,并在适当的时期内施行。例如手法撕裂粘连,首先要判断是否可以施行,在肘关节、膝关节粘连时,骨质明显疏松,手法应当慎重,稍有不慎,即可造成骨折,从而增加患者的痛苦。对新形成的粘连不宜采用手法,因新鲜的粘连,常含有较多的血管破裂时的出血,手法后,可致粘连再形成。在施行手法时,必须恰到好处,不足则无效,过分则有害。在决定手法治疗时,必须先采用 X 线摄片,排除结核、肿瘤、未完全愈合的骨折、骨化性肌炎等疾病,再行治疗,否则有害无益。

颈椎病综合治疗的几点认识
——附 146 例临床分析

颈椎病是一种慢性退行性骨病,包括多种症候群,曾把颈椎病叫做颈椎综合征,多见于中年以上年龄的人。祖国医学对此亦早有认识,但大多列入颈痛、肩臂痛、痹症、眩晕等范围加以阐述,并早已采用中药、按摩、颈部锻炼等防治本病。本院近年来以中药、枕颌带牵引、按摩等综合治疗方法治疗本病,亦取得了较为良好的效果,并得到一点肤浅的体会和认识,现仅将症状较重而收住入院的 146 例总结报告如下,供参考。

一、一般资料

1. 性别、年龄、职业

其中男性 78 人，女性 68 人。年龄最大者 77 岁，最小者 21 岁，30 岁以下者 7 人，31～50 岁者 90 人，51～77 岁者 49 人。按工作性质分干部（包括教师）、营业员 43 人，工人 82 人，农民 21 人。

2. 分型

根据颈椎病的一般分型原则，这组患者中，颈型 17 人，神经根型 95 人，椎动脉型 23 人，交感型 11 人。总病例数：146。

3. 主要症状和体征

头痛 33 人，晕眩 38 人，颈痛 61 人，臂痛 95 人，手麻 90 人，肌肉萎缩 15 人，皮肤异常 13 人，颈部摩擦音者 40 人，仰屈试验（＋）48 人，椎动脉扭曲试验（＋）20 人，击顶试验（＋）95 人，颈神经根牵拉试验（＋）95 人，肩背痛 80 人。

X 片摄片显示：生理弧度变直 70 人，椎体骨质增生 112 人，椎间隙狭窄 34 人。钩突增生变尖 85 人，项韧带钙化 30 人。

4. 治疗结果

表 6－2　治疗结果

分型	治愈	好转	有效	无效
神经根型	80	13	2	0
颈型	16	1	0	0
椎动脉	10	2	1	0
交感型	9	2	2	0

二、治疗方法

1. 枕颌带牵引

牵引可于仰卧位和坐立位施行，牵引重量为 3～6 kg，根据病人的体质和忍受解力而异，原则由轻到重，牵引时间根据病情轻重决定，可以每日 1～2 小时开始，根据情况可延长至 6～8 小时。

2. 中药治疗

按祖国医学对本病的认识，根据辨证论治的原则，以祛风活血，解痉镇痛之剂，常用的协定处方为葛根白芍汤，随症加减。葛根白芍汤：羌活 10 克、桂枝 10 克、葛根 10 克、白芍 30 克、威灵仙 10 克、木瓜 10 克、川芎 6 克、丹参

10 克、姜黄 10 克、秦艽 10 克、甘草 5 克。

3. 按摩推拿

一般采用循经按摩,以和缓的手法为主,痛点用点按手法,以缓解肌肉痉挛,并达到止痛目的。对年轻、体实、小关节紊乱或滑膜嵌顿者可施以旋转手法,但对颈椎骨质破坏,椎管内肿瘤不能排除者,或慢性炎症,骨折脱位,严重骨质增生,或有骨桥形成者,或严重高血压动脉硬化,寰枢椎发育不全者,不宜采用旋转手法。

4. 局封

对顽固痛点,可予以适当药物进行局封,能起到消除疼痛,缓解痉挛的作用。常用药物:泼尼松 1 ml,普鲁卡因 10 ml;或维生素 B、维生素 B_{12}、当归注射液等。

5. 药枕

颈椎病患者之颈椎生理弧度减少或消失者较多,采用药枕治疗,纠正失常之颈椎生理弧度,枕中以芳香窜透药物,每能达到定痛活血祛风之目的。药枕的制法,用棉布做长 45 cm,直径 20 cm 的圆枕(使枕高等于拳高,质地不宜太软)。布枕内装药末:石菖蒲 60 克、生山栀 40 克、五加皮 50 克、生川草乌各 5 克、丹皮 30 克、刺蒺藜 50 克、天花粉 50 克、韭菜子 60 克。

三、几点体会

1. 从本组病例分析,男女之间的发病率无明显差别,工人、农民、干部发病率都不少,其中以上肢持久用力,或长期低头工作的人发病率较高,如从事会计、化验、理发工作者为多,年龄大多在中年以上,30～50 岁患者本组占 2/3,因这部分人长期劳累致肌内韧带、关节囊慢性劳损;另颈部意外的损伤,导致颈椎失稳,小关节功能紊乱;再者 30 岁以下后颈椎退行性改变逐渐明显,其中严重的骨质增生,造成压迫和刺激神经、血管及脊髓。

2. 从实践中我们体会到,对于颈椎病的诊断,X 线摄片所见具有重要的诊断意义,但不能将此作为诊断颈椎病的唯一依据,不能因为 X 线摄片上的表现不多就否定本病的存在。有不少青年人经常头痛、颈痛、头昏,上肢放射痛,颈部活动受限,X 线摄片上除颈椎生理弧度直外无肌显骨质增生,椎间隙亦正常,这些人中有一部分由于关节囊和椎间韧带松弛,使关节轻度错位,还有一部分人由于在劳动或活动中颈椎后关节张开过大,松弛的关节囊在关闭时因关节负压的吸引使滑膜被夹在关节中,造成关节滑膜嵌顿,引起颈椎病的一系列症状。相反有人 X 线摄片见骨质增生相当严重,但却没有临床症状。骨质增生是人体的一种代偿功能，能补偿椎间盘的退变作用，只有骨质增生侵入椎间孔横突孔和椎管内，才会造成神经根、椎动脉和脊髓的损伤而发生颈椎病。年老的人，椎间盘萎缩而变短，但其韧带、关节囊并不随之而缩短，因而椎间隙稳定性减弱，这时如遇到诱因诱发，就会发生关节错位，同时由于椎间骨质增生和椎间孔的纵径变短，所以即使无明显外伤，如枕头垫得不舒服等也足以引起较重的症状。

3. 颈椎病致病因素复杂，临床症状较多，且差异颇大，治疗要根据情况区别对待，我们采用分型诊断，中西结合，综合治疗，取得了比较理想的效果。

在治疗方法中首先肯定的是下颌牵引，此法适用于各种类型颈椎病，通过牵引，可限制颈部活动，使颈椎小关节水肿充血消除，缓解颈部肌肉痉挛，增大椎间隙和椎间孔，解除骨刺压迫，并可使扭曲痉挛的椎动脉得以伸展和解除痉挛，嵌夹于后关节的滑膜弹出，解除小关节交锁，颈椎间盘突出者通过牵引，每能使突出物回纳，症状消除。我们曾治疗两例脊髓型的颈椎病患者，以牵引为主要治疗方法，使症状缓解，对颈椎病症状严重者，牵引时间以每日6～8小时为佳，我们收治过不少因牵引时间短而疗效不显的患者，经长时间牵引一般症状可在2～3周内即能得到改善，牵引的角度以屈曲 20°～30°为宜，因为此角度可使后纵韧带紧张，全后关节间隙扩大，解除压迫，其中也有极个别患者，初牵引时不适应此角度，可先垂直牵引，待小关节松动后，再予前屈牵引。

中药的运用对本病的疗效也是相当显著的。葛根白芍汤舒筋活络，活血化瘀，使痉挛之颈肌得到缓解，服药后血脉通畅，通则不痛，能达到止痛之效。方中羌活、桂枝祛风散寒；葛根解肌去项背强；白芍甘酸，和营止痛，缓解肌肉痉挛；秦艽、木瓜舒筋通络；当归、川芎、丹参、姜黄活血化瘀；威灵仙祛风湿，软化骨刺；头痛眩晕者加天麻、杭菊、白蒺藜、钩藤等药味；痛剧者加全蝎、蜈蚣等药搜风止痛；对下肢发僵无力，下肢偏瘫的脊髓型患者，可加入桃仁、红花、制乳没等化瘀药物，缓解脊髓动脉痉挛，改善脊髓血液循环。

按摩推拿是祖国医学遗产的一部分，凭着一双手不需其他医疗设备，只要施以适当的手法，往往能收到意想不到的效果，但手法应稳健有力，特别是旋转手法时，需掌握两个要领：一要颈部轻度屈曲位，二要在向上牵引时完成旋转动作，在此过程中，如遇到阻力应立即停止，以免发生意外。

第五节　杨六中论文选辑

【作者简介】

　　杨六中,男,毕业于南京中医药大学,现任徐州市中医院骨伤科主任、主任医师、教授。1983年随许氏骨伤科第14代传人许勇学习骨伤专业,后分配至徐州市中医院,精通中西两法,发表论文40余篇,获江苏省徐州市科技进步奖4项,被评为徐州市有突出贡献的中青年科技工作者。

【论文选辑】

"血水同治"在伤科急性损伤中的应用

　　伤科损伤,从"气血"论治,已为医者所推崇。明·徐用诚《玉机微义》云:"损伤一证,专从血论。"影响所及,似乎伤科损伤的治疗非活血化瘀莫属。笔者近年来临床发现,部分病例单纯用活血化瘀法治疗并不理想,而在此基础上兼顾治水,运用"血水同治"方法,往往可收事半功倍之效。介绍如下:

　　一、理论依据

　　津液和血同源异名,都是构成人体的物质基础,生理上相互化生。《灵枢·痈疽篇》云:"津液和调,变化而赤为血。"张仲景《金匮·水气病篇》说:"血不利则为水",指出血病可致水病。《素问·调经论篇》亦云:"孙络水溢,则经有留血",从另一方面指出水病可影响到血病。唐容川《血证论》说:"血病不离乎水,水病不离乎血",更进一步阐明两者相互转化,共同为患的关系。伤科损伤,必然有血瘀。血瘀则水停,水停则加重血瘀。故笔者认为:在化瘀基础上,兼顾治水,不失为治疗伤科急性损伤的一个有效方法。

　　二、临床应用

　　1. 损伤肿胀

　　王×,男,37岁,农民。初诊日期:1990年3月5日。从拖拉机上摔伤左小腿1天,致肿胀疼痛,不能站立。查:左小腿肿胀明显,局部青紫,压痛及纵轴叩击痛阳性。X线摄片提示:左胫骨中段裂纹型骨折。拟活血化瘀剂配合小夹板固定。丹参15克,红花、制乳香各10克,苏木6克,玄胡索10克,赤芍、生地各 15 克,制没药 10 克。2 剂。服药后肿胀不消,小腿后侧见张力性水疱。原方加泽兰、泽泻各 10 克,车前子(包)20 克,猪茯苓各 10 克。2 剂。急煎服。药后小便增多,肿胀断消,维予小夹板固定,1 月治愈。

按:《景岳全书》云:"凡治肿者,必先治水。"故损伤初期肿胀不消者,予"血水同治"法可收捷效。

2. 损伤眩晕

李××,男,35 岁,工人。初诊日期:1990 年 4 月 3 日。被汽车撞跌,头部受伤 5 小时。当时有短暂昏迷史,醒后自诉头晕、头痛,伴呕吐数次。查:神清,两瞳孔等大等圆,呼吸平稳,前额部见有 3 厘米×5 厘米擦伤。舌淡边有紫气,苔薄腻,脉弦。予活血利水,升清降浊剂。泽兰泻各 10 克,车前子(包)20 克,清半夏 10 克,石菖蒲 20 克,白术 10 克,丹参 15 克,制乳没、柴胡各 10 克,细辛 4 克。2 剂。服药后头晕、头痛明显减轻。续服 3 剂,诸症全消。

按:头为诸阳之会,脑为髓之海。头脑受损,清阳不升,浊阴下降,痰瘀交阻,发为眩晕等症。现代医学认为:此为脑实质受到震荡,渗出水肿,颅内压增高有关。故药用泽兰、泽泻、车前子利水降浊阴;柴胡、细辛升清阳止痛;配半夏、石菖蒲、乳香、没药、丹参化痰散瘀。

3. 损伤癃闭

孟××,男,31 岁,农民。入院时间:1989 年 4 月 15 日。不慎从 4 米高处蹿跌致腰部受伤 2 天。症见:腰部疼痛剧烈,转侧不能,腹部胀满,小便点滴不畅,大便未解。舌质紫暗、苔腻,脉弦。查:胸 2 腰 1 处后凸畸形,压痛及叩击痛阳性,腹部压痛,无反跳痛。两下肢肌力减弱。X 线摄片:腰 1 呈楔形改变,压迫约 1/2。拟予血水并治之法:泽兰、泽泻、茯苓各 10 克,车前子 30 克(包),赤芍 15 克,桃仁、红花、生大黄(后人)各 10 克,丹参 15 克,木通 6 克,厚朴 15 克。服药后当天晚上,解大便 1 次,量多色暗,小便通畅,腰腹痛减轻。后配合腰背肌功能锻炼,5 周出院。

按:《素问·缪刺论》说:"人有所堕坠,恶血留内,腹中胀满,不得前后,先饮利药。"笔者认为"利"即"通利"之意。故在攻下逐瘀同时配合利水之剂。

石膏条"8"字固定法治疗本内特骨折 23 例报告

本内特骨折属关节内骨折,治疗难点是复位以后保持正确的骨折对位。我们从 1988 年到 1993 年采用石膏条"8"字固定治疗本内特骨折 23 例,取得满意疗效,报告如下:

一、石膏条制作及固定方法

1. 制作

选用规格宽 7 cm，长 3 cm 的石膏绷带卷。做成宽 3.5 cm、长 4 cm、厚 12～14 层的石膏条(具体制作时用石膏绷带做 6～7 层，长度根据患者前臂及手的大小适当调整。后纵向对折)。

2. 复位

本内特骨折复位一般不用麻醉，助手握腕部，术者右手握第一掌骨头及拇指做顺势牵引 1～2 分钟，然后将第一掌骨外展，拇指轻度屈曲，术者左手同时用力按压第一掌骨基底部桡背侧，常可感到"咯嗒"复位声，畸形矫正，表示已复位。在维持牵引下，用石膏条作"8"字交叉固定。

3. 固定

石膏条浸泡后，内衬棉纸，将其中部紧贴虎口及第一掌骨头的尺裁掌侧，在维持张力下，沿掌骨向近端缠绕，在第一掌骨基底部桡背侧相互交叉重叠病形成压力点，然后继续绕向前臂、背侧。"8"字形止于前臂尺侧。最后用绷带环绕包扎固定(如图 6-1～图 6-2)。在石膏硬固前，术者可用拇指抵按于第一掌骨基底部桡背侧之石膏条交叉重叠处，直到硬固为止。固定后即可 X 线摄片复查，一般 4～6 周去除，并做功能锻炼。

二、临床资料

1. 一般资料

本组 23 例男 16 例，女 7 例。年龄 14～56 岁，平均 27.6 岁。右侧 15 例，左侧 18 例。受伤原因：跌伤 14 例，砸伤 5 例，拳击伤 4 例。就诊时间 1～18 天。固定时间 27～52 天，平均 34.5 天，23 例中 4 例曾做外展夹板或管形石膏固定，1 例误诊为拇指挫伤。

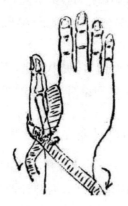 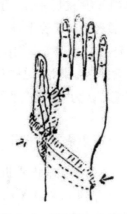

图 6-1　石膏条"8"字固定示意图　　　图 6-2　固定后三点加压

2. 治疗结果

近期疗效解剖复位 9 例，接近解剖复位 4 例。21 例患者经 3 个月到 2 年复查随诊，掌腕关节无畸形，拇指对掌、内收、外展功能恢复正常。

三、讨论

本内特骨折的特点是关节内骨折伴脱位。骨折线自掌骨基底掌侧斜向背上方进入腕掌关节，由于腕掌前斜韧带的作用，将掌骨基底部内侧三角形小骨块固定在原位，而骨折远端受肌肉及肌腱的牵拉，向桡背侧脱位。拇内收肌牵拉掌骨远端，使掌骨内收，因骨折端产生剪力作用而加重移位程度。正因为这种创伤病理特点，所以要维持本内特骨折复位后的正确对位，必须保持第一掌骨外展，并在第一掌骨基底部桡背侧有一个持续压力。

传统外展弓形夹板从理论上讲符合上述要求，但由于缚带容易松弛，力点难掌握及小夹板容易滑动移位等实际运用时很难达到有效固定。管型石膏制作繁杂，固定过程中容易再移位，且因需要固定近节指骨，使外展掌骨较困难，容易出现把指骨背伸错误地当成掌骨外展，实际上指骨背伸时，由于推顶作用，常易使掌骨处于内收尾，反加重骨折移位，造成治疗失败。

作者采用石膏条"8"字固定方法，具有如下优点：① 不固定拇指。便于掌骨外展，也有利于术者整复及维持骨折对位。② 符合骨折三点固定原理：石膏条外缘紧贴第一掌骨头尺侧，形成一个力点，如同"8"字绷带固定治疗锁骨骨折机制一样，在该处产生一个持续的应力，从桡背侧向尺侧加压，充分保持骨折复位后稳定，石膏条重叠增厚可达 24～28 层，起到压垫作用。"8"字环绕到前臂尺侧，形成第三力点，起到牵拉作用。配合固定后用绷带"8"字环绕，使骨折固定十分牢固及稳定。

搭肩整复旋后位固定治疗伸直型肱骨髁上骨折

自 1995—1999 年，我们采用搭肩手法整复，石膏托旋后屈肘位固定治疗伸直型肱骨髁上骨折 63 例，取得满意疗效，报告如下。

1　临床资料

本组 63 例中，男性 41 例，女性 22 例；年龄 3～13 岁、平均 7.4 岁；其中左侧 26 例，右侧 37 例；损伤情况：远骨折端向后完全移位并尺偏 23 例，中立 4 例，桡偏 8 例；远骨折端向后移位 1/2 并尺偏 15 例，中立 3 例，桡偏 4 例；远骨折端向后轻度移位并尺偏 6 例，伤后就诊时间最短 1 小时，最长 5 天，所有患者均为闭合性骨折。

2 治疗方法

2.1 复位方法

拔伸牵引:患儿取仰卧位或坐位,掌心向上助手握其上背;另一助手握其前臂,肘部伸直150°~180°拔伸牵引2~3分钟,以纠正重叠移位。

捺正:术者用两手大鱼际分别置于肱骨髁部内外侧,根据其桡尺偏移位方向的不同,做相对挤压,用捺正手法矫正侧方移位或者用双手拇指置于骨折远端移位侧,四指环抱于骨折近端对侧,相对挤压复位。

屈肘搭肩:术者蹲下,双手2~4指重叠环抱骨折近端前侧,两手拇指平行置于骨折,远端后侧用力推挤,同时令助手在牵引下屈曲肘关节做搭肩动作。若属尺偏型,患儿手掌心对准同侧肩关节搭肩;若属桡偏型,患儿手掌心对准对侧肩关节做搭肩手法,在搭肩过程中常听到"咔嗒"复位声。

2.2 固定方法

令助手维持旋后屈110°位使用宽石膏绷带,做成石膏托固定于后侧,长度从上臂上1/3到掌指关节处肘前"8"字绷带环绕。注意留有间隙,以防压迫肘部血管神经。石膏凝固前用手掌进行局部塑形,使前臂轻度桡偏约5°~10°。石膏凝固后,进行X线摄片复查对位情况。5~7天肿胀消失后,更换石膏托并进行X线摄片复查,若发现尺偏或旋转则重新塑形。3周后去石膏,给予舒筋活血中药熏洗并加强肘关节功能锻炼。

3 治疗结果

本组患儿经治疗全部获愈,其中解剖复位33例,近似解剖复位21例,轻度后移、尺偏或桡偏9例。全部病例均进行随访,随诊时间最短6个月,最长2.5年。肘关节功能屈伸正常54例,占85.7%;肘关节屈伸150°~180°以内9例,占14.3%;伴肘内翻5例,占7.8%。

4 讨论

4.1 对搭肩手法的认识

俞氏等认为,伸直尺偏型骨折,由于远骨折端向后及尺侧移位,桡侧及前侧骨膜多为撕裂,后侧及尺侧骨膜多完整伸直;桡偏型骨折则尺侧、前侧骨膜撕裂,后侧及桡侧骨膜完整。完整的骨膜及软组织可作为"铰链"来利用。搭肩手法充分利用骨折处软组织的"铰链"作用,对尺偏型骨折手掌心向前,在牵引下对准同侧肩关节搭肩,使肘关节极度屈曲,前臂旋后,尺侧及后侧软组织"铰链"被拉紧,桡侧骨折处嵌插,有效地防止骨折远端向尺侧移位,从而达到预防肘内翻发生的目的。桡偏型骨折,掌心对准对侧肩关节搭肩,骨折后侧及桡侧软组织"铰链"被拉紧,尺侧皮质嵌插,防止骨折远端向桡侧移位。

4.2　关于旋后位固定与肘内翻的关系

对肘内翻发生原因,侯氏曾总结有尺侧皮质挤压、塌陷;远折端尺偏移位愈合;骨折远端旋转;骨骺损伤形成骨骺骨桥;骨折后内外侧肌力不平衡所致;前臂重力使骨折远端发生移位;两骨折端向外成角畸形愈合所致等学说。不过临床上多数患儿肘内翻畸形角度并不随年龄增长而增加,同样损伤机制下,肱骨髁上骨折桡偏型发生肘外翻畸形则较少见,这些均说明了骨骺骨桥形成,尺侧骨皮质挤压、缺损等并不构成主要方面病因。目前主要观点倾向于骨折片旋转及倾斜。分析伸直型肱骨髁上骨折受伤机制可以发现患儿跌倒时,肘部伸直手掌着地,即是前臂旋前位着地受伤,暴力使骨折远端旋转(前)移位。加之伤后患肢肿胀,前臂重力作用增加,患儿多将前臂置于旋前及腕自然下垂位,则进一步加重了骨折远端旋前移位另外,复位后患儿为防止躯干碰撞伤肢及活动时产生疼痛,且在夜间睡眠时,均自我保护地将上臂置于轻度外展、前臂旋前内收位。如此,使骨折远端发生旋转及倾斜,增加了肘内翻发生率。因此我们认为整复后应固定在旋后及前臂轻度外展位,早期使用小夹板不能有效地控制前臂的旋转及倾斜,且因患肢肿胀明显,松紧度又不易掌握,轻则达不到有效控制固定作用,紧又易造成血供障碍。使用后侧石膏托,压力均匀,肘前用绷带"8"字环扎则无压迫血管神经之虞,且能很好控制前臂在旋后及轻度外展位,有效防止肘内翻发生。

参考文献

[1] 俞辉国,宋连城,张建华,等.肱骨髁上骨折复位后固定位置的生物力学探讨[J].中华骨科杂志,1989,9(3):209.

[2] 侯德光.肱骨髁上骨折并发肘内翻的探讨[J].中国中医骨伤科杂志,1989,5(2):28.

[3] 汪启筹,吴守义,孙惠方,等.小儿肱骨髁上骨折并发肘内翻畸形的预防与治疗[J].中华小儿外科杂志,1987,8(5):284.

[4] 克伦肖.坎贝尔骨科手术大全[M].过邦辅,编译.上海:上海翻译出版公司,1991.

白芍葛根汤治疗痹证型颈椎病 42 例报告

痹证型颈椎病是骨科常见病,好发于中老年。笔者从 1987 年 10 月至 1989 年 8 月,自拟白芍葛根汤治疗本病 42 例,取得较好效果。现报道如下:

一、临床资料

1. 一般资料

本组 42 例,男 22 例,女 20 例。年龄最大 68 岁,最小 26 岁,平均发病年龄 47.5 岁。发病时间最长 3 年,最短 2 个月。一侧发病 38 例,双侧发病 4 例。疗程最长 40 天,最短 5 天。

2. 临床表现

颈部牵痛,转侧不利 42 例(占 100%);肩、手、背部麻木 36 例(占 85.7%);头晕头痛,失眠多梦 15 例(占 35.7%);椎旁压痛 38 例(占 90.5%);屈颈试验阳性 35 例(占 83.3%);臂丛神经牵拉试验阳性 30 例(占 71.4%)。

3. X 线表现

颈椎生理弧度变浅 15 例(35.7%);椎体后缘骨刺 36 例(85.7%);前缘骨刺 27 例(64.3%);椎间隙缩小 12 例(28.6%);项韧带钙化 9 例(21.4%)。

二、治疗方法

1. 方药组成

白芍 45 克、葛根 20 克、炙麻黄 3 克、桂枝 9 克、甘草 6 克。

2. 辨证加减

肢体麻木较甚,加全蝎、桑枝;病久,上肢活动受限,加桃仁、红花;颈背疼痛较剧,加羌活、制乳香、制没药;头晕头痛,失眠多梦,加天麻、川芎、干地龙。

3. 服用方法

取上药煎汁 300 ml,每天 1 剂,服 2 次,5 剂为 1 个疗程,可连续服药 5～8 个疗程。

三、疗效观察

1. 疗效标准

显效指症状体征完全或基本消失,能恢复正常工作;有效指症状减轻,体征中至少有一项指标好转;无效指症状体征同治疗前比较无变化。

2. 治疗结果

显效 26 例(61.9%),有效 14 例(33.3%),无效 2 例(4.8%)。总有效率为 95.2%。

四、讨论与体会

经云："肝藏血"，"肝生筋"。中老年之人，肝肾不足，精血亏少，肝不养筋。筋虚邪侵，客于颈部，产生颈部疼痛等症状。正如柯韵伯云："头项强痛，下连于背，牵引不宁，是筋伤于风也。"本组 42 例患者皆以颈后牵痛，转侧不利，肢体麻木为主症，故治疗当"养血柔肝，润筋解肌，祛风止疼"。所选方由仲景葛根汤重用芍药变化而成。用葛根解肌止痉，濡润筋脉，主治项背强直；麻黄、桂枝解肌和营，祛邪外出；重用白芍为主药，笔者认为这是用药之关键。一方面养肝柔肝，使筋有所生，肝有所养，从根本上辨治本病。另一方面可通脉络，缓挛急，止疼痛。现代药理认为：白芍配甘草能解除中枢性及末梢性肌肉痉挛，以及因痉挛引起的疼痛。且白芍味酸，麻黄、桂枝辛温，一散一收，散而不伤阴，收而不留邪。在养肝柔肝，润筋养阴的同时，达到去邪治病的功效，使本病得以治愈。

第六节　王吉根论文选辑

【作者简介】

王吉根，男，毕业于南京中医药大学，1994 年师从许勇习学骨伤，利用针灸疗法治疗骨伤科常见病、多发病，每多效应桴鼓。退休前任姜堰中医院党委副书记、主任中医师，南京中医药大学兼职教授，泰州市名中医。

【论文选辑】

针麻下回旋托入手法整复肩关节前脱位 136 例

1995 年 2 月—1999 年 10 月，笔者在针刺麻醉下运用回旋托入手法整复肩关节前脱位 136 例，取得了良好的效果，现报道如下。

1　临床资料

136 例中，男 91 例，女 45 例；年龄 12～84 岁，平均 28 岁；新鲜脱位 129 例，陈旧性脱位 7 例；右肩 107 例，左肩 29 例；喙突下脱位 83 例，盂下脱位 15 例，锁骨下脱位 38 例；合并腋神经损伤 12 例，合并肱骨大结节骨折 19 例，合并肱骨外科颈骨折 4 例。

2 治疗方法

患者取坐位,取患侧天鼎、扶突 2 穴,以 1 寸毫针直刺 0.5～0.6 寸,右手拇、食指雀啄针柄,待出现酸麻胀重感后,连接 G6805 治疗仪,频率为 200～500 次/分,刺激 10 分钟后行手法整复。助手一手握住患肢腕部,屈肘 90°位;另一手握住肱骨下端,沿上臂畸形方向牵引,嘱病人身体略向健侧倾斜,并耸肩做对抗牵引。术者立于伤肩外侧,用双手拇指压住肩峰,其余手指重复伸入腋窝内,托住肱骨头。助手维持牵引 3～4 分钟,并轻柔外旋上臂,逐渐内收上臂,此时术者将肱骨头向外上方端提,多数患者即闻及弹响,肩关节饱满,肱骨头复位。术后搭肩固定 3 周,3 周后做肩关节功能锻炼,6 周后可持重和抗阻力练习。

3 治疗结果

136 例中,134 例 1 次整复完全复位,均无疼痛感,术中无任何不适;1 例肱骨外科颈骨折合并脱位患者转手术治疗;1 例习惯性脱位患者整复后应其要求亦行手术治疗。12 例腋神经损伤患者针麻下脱位整复后 40 天复查肌电图完全恢复正常,19 例肱骨大结节骨折患者整复后复查 X 线摄片显示骨折块距肱骨体小于 0.2 cm。

4 体会

4.1 针麻下采用回托入手法整复肩关节前脱位疗效确切,患者痛苦少,见效快,术中无痛感。天鼎、扶突二穴为手阳明大肠经穴,其穴位深层布有耳大神经、软小神经、副神经和膈神经,具有良好的镇痛效果。

4.2 肩关节前脱位,常用的整复方法是手牵足蹬法(Hippocratic 法),虽操作简便,但患者受力较大,用力不当可导致臂丛神经损伤。牵引内旋法(Kocher 法),利用旋转杠杆原理复位,肱骨及肩周组织受力较大,应用不当亦可导致肱骨干、颈骨骨折或臂丛神经、血管及关节囊等软组织损伤。拔伸托入法对肌肉挛缩明显和肌肉发达的患者又不易复位。回旋托入法吸收了 Kocher 法和拔伸托入法的优点,在针麻下使用复位手法,增大了关节囊下方的破口,促使关节囊壁松弛,有利于肱骨头的弹性回复,符合生物力学原理。在整个复位过程中,患者安静放松,术者顺应自然,不施加任何暴力,从而克服了骨折、血管、神经等合并伤的发生。

胸腰椎骨折后便秘辨治七法

自 1991—1999 年,我院骨伤科应用中医辨证论治的方法治疗胸腰椎骨折后便秘 496 例,取得了较为满意的疗效。现将治疗方法概述如下

1　清热润肠法

本法适用于大便干结,腹部胀满,按之作痛,面赤口臭,渴欲冷饮,小便短赤,舌红苔黄,脉滑实等症。《景岳全书》云:"气实者,阳有余,阳结也。"宗"阳结者散之"之旨,治以清热润肠法,方选脾约麻仁丸加减,药用枳实、大黄散积破滞,泻热通便;杏仁、火麻仁、郁李仁、瓜蒌仁润肠通便、降气通肠,玄参清热生津,润滑大肠。取效甚捷。

2　活血逐瘀法

凡骨折后大便干结,数日不行,腹部胀满,疼痛拒按,不思纳谷,恶心呕吐,舌质暗红成青紫有瘀点,脉涩者可予本法。经所谓:"人有所堕坠,恶血留内,腹中胀满,不得前后,先饮利药。"不仅说明了胸腰椎骨折后便秘的原因,亦指出了治疗的要点,方以桃核承气汤加减药用桃仁活血逐瘀;桂枝宣畅行气,更合调胃承气汤苦寒泻下,导瘀下行,共奏逐瘀通便之功。

3　顺气导滞法

本法适于欲便不能,腹部胀满,胁肋窜痛,胸腹痞闷,噫气频作,舌苔薄白,脉弦诸症,缘由骨折后气机郁滞,腑气不通使然,治当行气导滞,方选六磨汤加减。药用沉香、木香、乌药、厚朴解郁顺气;大黄攻积通便;槟榔消积导滞;川楝子、香附理气止痛,以期气顺便调。

4　流行肺气法

凡骨折后大便艰难,虽有便意,但努挣无力,汗出气短,便后疲乏,面色㿠白,神疲气怯,舌质淡,苔薄白,脉虚者可予本法,此乃平素体虚,伤后失调,表卫不固所致。方用黄汤加减。药以黄芪、党参、杏仁益气润肺健脾;当归、白蜜、火麻仁养血润肠通便;陈皮理气畅中消胀,盖肺与大肠相表里,脾主运化,肺气流行,不通便便自通。

5　增液行舟法

本法适用于大便干燥如栗,排解困难,面色萎黄无华,头晕目眩,心悸怔忡,舌质淡红,脉细弱之症。《医宗金鉴·正骨心法要旨》云:"今之整骨科,专从血论。须先辨有瘀血停积或为亡血过多⋯⋯两者治法不同,亡血者宜补而行之。"胸腰椎骨折患者,腹膜后血肿亦不少见,少则数十毫升,多则数百毫

升,血虚津少,肠失濡润面大便难矣。又脊椎压缩性骨折,老年患者较多,伤后失血,津血不足,便行若无水行舟,治宜滋阴养血,增水行舟。方选《尊生》润肠丸加减,药用当归、熟地养血补阴;黑芝麻、肉苁蓉、制首乌益精血润肠燥;火麻仁、桃仁、白蜜润肠通便;枳实导气下行。血旺气行,便利症缓。

6　开冰解冻法

对于骨折后出现大便艰涩,排出困难,腹中冷痛,面色㿠白,小便清长,四肢不温,喜热恶冷,舌质淡,苔白润,脉沉迟之症可予此法。《谢映庐医案》云:"治疗大便不通,阴气凝结,有开冰解冻之法",胸腰椎骨折患者卧床日久,肝肾亏虚,肾阳衰惫,脾阳亏虚,温煦无权,阴寒内聚,治当温法。方选温脾汤治之。方中附子温阳散寒;大黄荡涤积滞;党参、干姜、甘草温中益气;当归、肉苁蓉养精血、润肠燥;乌药理腑气。诸药合用,补火泄浊,导滞通便。

7　导熨合璧法

本法适于大便秘结,排便困难,经常七八日行 1 次,脘闷嗳气,腹中胀满,食欲减退,怔忡失眠,心烦易怒,舌质淡红,苔白或微黄,脉细弦之症。《谢映庐医案》云:"治便闭,仅用大黄、巴霜之药,奚难之有? 但攻法颇多……且有导法、熨法,无往而非通也。岂仅大黄、巴霜已哉!"导引、药熨二法合用,见效快捷,无毒副作用,不失为治疗便秘的一种可行的方法。方取中脘、关元、大椎、肝俞、肾俞、大肠俞、足三里穴,用较快的一指推摩法,搓抹腹部,再以桂末炒麸皮温熨,使热量深达腹部,加强胃肠蠕动,促进大便排出。

经方辨治腰椎间盘突出症三则

腰椎间盘突出症属中医"痹证"范畴,以腰腿掣痛、酸楚重着、麻木不适为主要症状。笔者以《伤寒论》六经辨证方法,将本病分为太阳腑证、热郁少阳、寒凝厥阴等证,运用经方桃核承气汤、大柴胡汤、当归四逆汤灵活变通,每获良效。今介绍病案三则,供同道参考。

案 1　桃核承气汤案

石某,男,49 岁,干部,1996 年 5 月 17 日诊。5 年前曾扭伤腰部,疼痛一直未除,每遇劳累或天冷下雨,则左腰拘急疼痛,有灼热感,站立时全靠右下肢支撑,左足跟不能落地,睡时身转健侧,左腿不能受压。3 天前因注射青霉素,引起左臀局部肿痛,沿大腿后侧向腘窝放射至小腿。足心灼热,足背外侧及足底发麻,腰腿皆胀,口苦咽干,大便不爽。服西药止痛消炎及中药祛风湿无效。查:左直腿抬高试验 60°,跟腱反射减弱。CT 示:腰 5—骶 1;椎间盘突出。舌暗红，边有瘀点，苔黄而燥，脉弦紧。证属太阳腑证，瘀血内搏，经络滞而不通。治以活血化瘀，桃核承气汤主之。桃仁 15 g，大黄、桂枝、牡丹皮、忍冬藤、芒硝（冲服）各 10 g，甘草 6 g，水煎服，每日 1 剂。服药 3 剂，大便日解 5～6 次，腰痛明显减轻，足麻灼热好转。再以原方去芒硝，大黄减为 6 g，加当归、白芍各 12 g，以和营养血，服 10 剂，左腿能站立步行。继以桃仁四物汤加牛膝、木瓜、丝瓜络等益阴养血、舒筋活络之品，调治数日，症状完全消除。

　　按：《灵枢·经脉》载："膀胱足太阳之脉……是动则病……项如拔，脊痛腰似折，髀不可以曲，腘如结，踹如裂，是为踝厥"；"是主筋所在病者……项背腰尻踹脚皆痛，小指不用"。桃核承气汤适用于伤寒太阳病不解，邪热随经入里，血与热结的腑实证。临床凡是有少腹硬时，腰背拘急或刺痛，下肢麻木，局部灼热，舌紫暗，苔黄少津，脉沉紧或弦涩，审是太阳膀胱腑证，不必拘于"其人如狂"，可大胆使用桃核承气汤。本例借用"泻腑通经"之法，取芒硝、大黄通便散结；桃仁、牡丹皮、忍冬藤凉血清热；桂枝通经脉、行血气、导滞通络。药中病机，故获效迅捷。

　　案 2　大柴胡汤案

　　王某，女，58 岁，工人，1996 年 7 月 10 日诊。右侧腰腿痛 3 年，近 2 周逐渐加剧。曾在某医院行骶管滴注疗法，疼痛不减。右腰及臀部呈刀割样疼痛，沿大腿循至小腿外侧，腰部活动明显受限，发热汗出，前额痛，口渴而苦，心烦欲呕，大便秘结，溺短色黄。查：表情痛苦，被动体位，右腰 4、腰 5 棘旁及环跳、阳陵泉、委中等穴均有压痛，右直腿抬高 45°，加强试验（＋）。CT 示：腰 4—腰 5 椎间盘突出。舌干红，苔黄腻，脉弦数。证属热郁少阳。治宜泻热消滞，拟大柴胡汤加味。柴胡、黄芩、白芍、枳实、半夏、杜仲、大黄（后下）、芒硝（冲服）各 10 g。水煎服，每日 1 剂。服 3 剂，大便日行 4 次，腰腿疼痛减轻，右下肢酸胀麻木、沉重乏力。此热去湿存，余邪未尽。原方去芒硝，大黄减为 6 g，加苍术、黄柏、薏苡仁、泽泻各 10 g。服 5 剂后，腰腿疼痛基本消失，麻木疼胀减轻，惟行走乏力。继用小柴胡汤加独活、桑寄生、伸筋草各 15 g，调治 1 周。随访 2 年未复发。

　　按：《灵枢·经脉》曰："胆足少阳之脉……是主骨所生病者……胸胁肋髀膝外至胫绝骨外踝前及诸节皆痛，小指次指不用。"痹证多风、寒、湿三气合而为病，郁久亦可化热。《素问玄机原病式·热类》曰："至如筋痿骨痹，诸所出不能为用，皆热甚郁结之所致也。""所谓结者，怫郁而气液不能宣通也，所谓大便之结硬耳。"本例乃热郁少阳，阻滞经络，不通则痛，故以大柴胡汤外解少阳、内消结滞。方中加芒硝通大便之秘结。再诊大柴胡汤合四妙散去芒硝，以小柴胡汤加祛风活血之品，均不背离和解少阳、疏散热结之宗旨。

3　当归四逆汤案

李某，男，45 岁，干部。患腰痛 10 余年。1997 年 8 月 4 日因抗洪抢险劳累过度，引起左侧腰骶疼痛如裂，向大腿放射，不能步行。兼之形寒肢冷，头晕心悸，彻夜不寐，少腹冷痛，睾丸内缩，大便干结，小便色清。查：急性重病容，痛苦呻吟。左直腿抬高试验 30°，伏兔、秩边穴及髋前压痛明显。CT 示腰 3—腰 4 椎间盘突出。舌淡红，脉沉细。病由寒凝厥阴。治宜祛寒化湿、温经通络，当归四逆汤主之。桂枝、制川乌、白芍、当归各 15 g，细辛 5 g，甘草 6 g，木通 10 g，生姜 3 片。水煎服，每日 1 剂。服药 2 剂，疼痛未减。询问其妻，患者大便 4 日未解。仍以原方加生大黄 12 g。8 月 6 日患者自行来院，谓服药后大便通而疼痛减，间或心悸，腰背怕冷，舌淡脉细。此邪去阳未复也。原方去生大黄、制川乌，加独活 10 g，小茴香 6 g，巴戟天 15 g。连服 10 剂。并嘱其用当归、生姜各 60 g，羊肉 200 g，加水文火炖，调食服用。治疗 15 日症状全除。

按：《灵枢·经脉》曰："肝足厥阴之脉……是动则病腰痛不可俯仰。"寒性凝滞收引，客于经脉之中，营卫之气郁闭，外引孙络故卒然而痛。患者腰腿剧痛，形寒肢冷，舌淡苔白，脉沉细，一派血虚厥寒之象。《伤寒论》载："手足厥寒，脉细欲绝者，当归四逆汤主之。"本方以当归、细辛、木通入桂枝汤中，内能通血脉，外可解肌散寒。王旭高《退思集类方歌注》评价当归四逆汤曰："治寒入营络，腰股腿足痛甚良。"本例加入制川乌，取其辛热走窜之性除寒开痹，配大黄兼通阳明，伍细辛宣通腠理，桂枝通阳，当归和营，木通去湿，甘草缓急，寒邪去则阳气豁达，经脉通则疼痛消除。当归生姜羊肉汤能补益精血，强筋壮骨，用于血虚感寒之痹证，正合《内经》"缓则治其本"之意。

4　体会

腰椎间盘突出症为临床常见病之一，多由风寒湿邪外侵，阻遏营卫气血而发病。对于此病的治疗，古人有"病随利减"之说。在表者用汗法，在里者用下法，在血者用行气活血法，总以疏散郁滞、通利经脉为要点，临床辨证，审证求因，细辨寒热和经络部位，抓住通腑泻热、解郁散结的法则。笔者每以大黄加入各型方药之中，取其推陈出新、荡涤结滞之效力，达到疏畅经络、通则不痛之目的。

第七节　钱文亮论文选辑

【作者简介】

钱文亮,男,毕业于南京中医药大学。2009 年由江苏省农村中医优秀人才培训工程指定师从许勇学习中医骨伤,整理许氏骨伤的临证资料,学时 2 年,现任姜堰中医院中医经典骨伤科主任,主任中医师、副教授,为许氏骨伤第15 代传人。

【论文选辑】

牵引式夹板治疗桡骨远端粉碎性骨折

自 2002 年 3 月—2006 年 1 月采用牵引式夹板治疗桡骨远端粉碎性骨折 59 例,取得较好疗效现报告如下。

1　临床资料

本组 59 例男 37 例(1 例为双侧),女 22 例(1 例骨折为双侧);年龄 28～79 岁,平均54.3 岁;摔伤 37 例,交通伤 14 例,坠落伤 8 例。骨折按 AO 分类:A 型 5 侧,B 型 13 侧 C 型 43 侧,受伤至手术时间为 0.5 h 至 3 d,平均 6 h。

2　治疗方法

2.1　器材

① 克氏针,直径 1 mm。② 小夹板,为市售桡骨远端塑形夹板,分为中号、大号两种,其中掌侧或背侧夹板用直径 2.5 mm 铁丝,超出夹板 20 cm 呈"M"形(见图 6-3),橡皮筋若干。

2.2　方法

① 麻醉:指根及骨折断端局部浸润麻醉,使用 1.0%利多卡因 5～10 ml。② 骨牵引:指根麻醉生效后,食指近节指骨中远段予直径 1 mm 克氏针牵引,横穿食指远节指骨,弯成"M"形。③ 手法复位:局部血肿内麻醉后,患者取坐位或平卧位,患肢外展,前臂中立位,两助手牵引,以纠正骨折重叠、成角移位,根据骨折类型采用端提、挤按、折顶等手法复位。手法复位在电视 X 线透视下完成。④ 外固定:伸直型骨折在骨折远端背侧和近端掌侧分别放 1 个平

垫,然后放上夹板,绑有铁丝的夹板放在掌侧,夹板上端达前臂中、上 1/3。桡背侧夹板下端应超过腕关节,限制手腕的桡偏和背伸活动。屈曲型骨折则在远端的掌侧和远端的背侧各放一平垫,有钢丝的夹板放在背侧,桡掌侧夹板下端应超过腕关节,限制桡偏和掌屈活动。扎上 3 条布带,将橡皮筋从铁丝的"M"形处,套入指骨两旁克氏针"M"形处,最后将前臂悬挂在胸前。

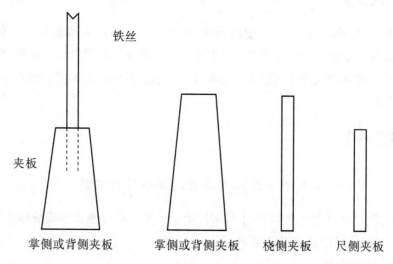

图 6-3　牵引式夹板示意图

定期 X 线片复查,第 1 周 2 次,第 2 周 1 次,第 3 周拔除指骨牵引,5~6 周去除小夹板。

3　治疗效果

表 6-3　Dienst 功能评估标准

评估等级	主观评估		客观评估		
	疼痛	活动	功能	握力	屈或背伸减少
优	无	不受限	无损伤	同对侧	$<15°$
良	偶尔	剧烈活动受限	近正常	接近正常	$15°\sim30°$
可	经常	工作时轻微受限	减弱	减弱	$30°\sim50°$
差	持续	正常活动受限	明显减弱	明显减弱	$>50°$

本组 59 例均获得随访,时间 5~13 个月,平均 9 个月。以复查时 X 线摄片上可见明显骨痂生成,有骨小梁穿过骨折线,无明显骨折线为骨折愈合指标,本组骨折愈合时间平均 5.6 个月。按 Dienst 功能评估标准(表 6-3)进行

疗效评定,结果优 34 例,良 21 例,可 4 例,优良率达 93.2%。

4　讨论

桡骨远端存在特有的解剖结构,正常时桡骨远端关节面掌倾角为 10°～15°,尺偏角 20°～25°,桡骨茎突较尺骨茎突长约 1.5～2.0 cm。这些结构与腕关节密切相关,在骨折复位时应尽可能恢复上述解剖关系。

桡骨远端粉碎性骨折为不稳定骨折,多涉及关节面,治疗中存在许多问题。骨折端粉碎严重.骨折块小,关节面塌陷,压缩明显,骨折区失去正常的解剖结构,在纵向牵引下骨块复位后骨皮质支撑不理想,手法复位后单纯予小夹板或石膏托固定则维持固定难。这种不稳定骨折复位后发生再移位的比例较高,多遗留有畸形,腕关节肿胀时间长,功能恢复差,晚期症状较多,近关节面的骨块往往粉碎严重,骨折块小,无法单纯用钢板、螺丝进行确切牢靠的固定,常引发 Madon 畸形、Sudeck 骨萎缩、肩肘综合征、腕管综合征、伸拇肌腱磨损断裂、关节粘连僵直、创伤性关节炎等。

牵引式夹板治疗桡骨远端粉碎性骨折,其目的在于通过指骨牵引,在小夹板外固定同时,仍有一个力量可维持牵引,克服肌肉的收缩力,使骨折断端处于相对静止状态,防止骨折断端的短缩,使不稳定型骨折变为相对稳定。同时通过指骨牵引与小夹板外固定后,能够维持骨折复位,不需做骨折内固定,不干扰骨折断端,不破坏骨膜及周围软组织血运,减少感染机会、促进骨折愈合,完全符合 BO 理念。且其操作简单方便,减少患者的痛苦,能够缩短病程,降低经济成本,提高社会效益,为临床提供了一个很好的治疗方法。

跟骨钢板内固定治疗跟骨关节内骨折

跟骨骨折是足部的常见损伤,以青壮年伤者较多,损伤后易遗留伤残,严重影响工作和生活。尽管很多学者为改善治疗效果做了大量工作,但跟骨骨折特别是关节内骨折的治疗效果一直不能令人满意。2000 年 3 月—2005 年 9 月,作者采用切开复位,跟骨钢板内固定治疗跟骨关节内骨折 27 例 29 足,取得了满意效果。现总结报告如下。

1　临床资料

本组 27 例(29 足),男 19 例(20 足),女 8 例(9 足);年龄 19～63 岁,平均 32.6 岁。高处坠落伤 23 例,车祸伤 4 例。均为闭合性骨折,按 Sanders 分型,Ⅱ型 9 足,Ⅲ型 16 足,Ⅳ型 2 足。合并胸腰椎骨折 2 例,胫腓骨骨折 1 例。伤后至手术时间 10～14 天。

2 治疗方法

采用连续硬膜外麻醉.上止血带。单侧骨折者侧卧位,双侧骨折者俯卧位。手术入路选择改良延长的跟骨外侧"L"形切口,自外踝上 5 cm 跟腱与骨后缘之间,下行至足背皮肤与足底皮肤相交处,弧形向前至第 5 跖骨基底近侧 1 cm 在外踝尖与第 5 跖骨基底都连线上,切口远侧与之相交处往往是腓肠皮神经的行走点。切开皮肤后,从骨膜下翻起皮瓣,显中距下关节,跟骨外侧壁、跟骰关节,用 3 根直径 2 mm 克氏针从皮瓣下分别钻入胫骨、距骨和骰骨后向上弯曲以扩大显露。腓肠神经位于皮瓣中,注意不要损伤。掀开跟骨外侧壁,显露后关节面,寻找骨折线,认清关节面骨折情况,取出载距突关节面外侧压缩移位的关节面骨折块,使用斯氏针,先内翻跟骨结节,同时向下牵引,再外翻,以纠正跟骨短缩及跟骨结节内翻,使跟骨内侧壁复位,用克氏针维持复位。然后把取出的关节面骨折块复位,回外侧壁并恢复 Gissane 角及跟骰关节。克氏针固定各骨折块。对骨折压缩严重,空腔较大者,用自体骨移植。根据骨折类型选用跟骨钢板和螺钉固定,螺钉固定外侧到对侧载距突下骨皮质上,以保证固定确实可靠。固定后,关闭切口时,在创口两端可酌情置入1~2 条橡皮片引流。创口加压包扎,缝合皮下时要做到严密的健合和避免缝扎腓肠皮神经。

3 治疗结果

本组 27 例,术后 X 线摄片示 Bohler 角、Gissane 角均复位至正常5°以内,跟骨长、宽、高恢复正常。跟骨钢板固定位置满意,固定牢靠,钢板螺钉未见有松动、拔出、断裂现象。切口皮缘局限性坏死 2 例,切口裂开 1 例,经换药后自愈,其他切口均一期愈合。骨折均获愈合,愈合时间 3~7 个月,平均 3.7 个月。所有患者得到随访,随访时间 5~30 个月,平均 13 个月。参照 Maryland 足部评分系统评价,优 15 例,良 10 例,可 2 例,优良率 92.6%。

4 讨论

4.1 手术的必要性

跟骨骨折是一种复杂的骨折,其治疗方法的选择经历了一个曲折的争论过程。跟骨骨折多为暴力所致,骨折的严重粉碎和明显移位所引起的后足短缩、增宽和高度丢失,造成绝大多数跟骨骨折患者残疾,对移位的跟骨关节内骨折非手术方法治疗难以奏效。如果失去了伤后跟骨外形恢复的机会,即使后期距下关节融合也难以取得满意的治疗结果。Melcher 认为,有移位的关节内骨折,宜行开放复位内固定术,距下关节的重建以及恢复跟骨的长度、高度、宽度是取得良好疗效的关键因素。

4.2　手术时机的选择

关于手术时机问题有两种观点：一种是在骨折当时，受伤局部形成明显水肿之前进行，此时有利于骨折的复位。而大多数观点赞同手术在骨折后10～14天也可延长至3周左右进行，此时局部水肿消失，软组织的情况比较稳定，可以为手术提供良好的环境，减少术后感染的发生。跟骨局部情况特殊，皮下组织少，血液供应差，因此作者认为：对于局部肿胀及瘀血严重的病人应暂时行非手术治疗，抬高患肢，冷敷，脱水治疗，待局部皮瓣情况稳定后再手术；当然手术时间拖延过长，受伤局部纤维组织粘连、沉积，结缔组织收缩也增加了手术复位的难度。

4.3　手术要求

手术时除要遵循无创技术外，良好的暴露、精确的复位和内固定是提高疗效的关键。本组27例（29足）的暴露均采用改良延长的跟骨外侧"L"形切口，将直径2 mm的克氏针分别插入腓骨的外踝距骨颈和骰骨，折弯后，牵开含腓骨长短肌腱及腓肠神经的皮瓣，即可充分暴露距下关节的后关节面、跟骨整个外侧壁及跟骰关节面。根据术前评估及术中的进一步核实，进行器械复位，避免反复复位造成骨折块游离。本组治疗的体会是恢复跟骨的纵向轴及跟骨的宽度，纠正跟骨内外翻角是恢复跟骨后关节突完整性和跟骨高度的前提，因为它的改变导致跟骨关节突的复位失去了标准，且极不稳定，利用复位钳或打入斯氏针将跟骨结节向后下方向牵引和内外侧挤压跟骨是十分必要的。骨折复位后，造成跟骨体部大范围的骨质缺损，可进行自体骨植骨。其目的：① 可消除因骨质缺损造成复位后关节突的不稳定，即可获得一定的支撑力，便于复位后固定；② 消灭死腔，减少渗血，降低皮瓣下的压力，有利于切口愈合；③ 填充骨缺损处，有利于骨折的愈合。本组27（29足）均植骨。术中要求钢板的两端及最高点3枚螺钉分别固定于跟骨前部或骰骨，内侧的载距突及后侧的跟骨结节，以维持复位后的跟骨形态，支撑塌陷的关节面。

4.4　术后处理要点

由于跟骨周围软组织覆盖少，手术并发症也是影响跟骨骨折开放复位内固定手术开展的重要原因之一，跟骨骨折手术切口一旦裂开，单纯换药或植皮一般不能成功，常需游离组织移植，因此，术后引流及有效抗生素保护对预防感染的发生意义重大。引流的时间宜稍长一些，放置的部位应远离切口转角处，切口一般在术后1周内可能有少量的渗出只需每天更换敷料，一般可在

7天左右干燥。本组2例局限性皮缘坏死,1例切口裂开,换药后愈合。切口裂开的发生和愈合也与钢板的材料有关,内固定材料的组织相容性好,发生切口裂开的可能则相对较小,即使发生,也可通过换药愈合不必轻易取出内固定,术后早期功能锻炼与预后的好坏有关。

经皮克氏针内固定治疗肱骨外科颈骨折56例

肱骨外科颈骨折治疗方法较多,多存在固定时间长,创伤较大、不能早期功能锻炼等问题,尤其是不稳定型骨折手法复位困难、不易固定,切开复位内固定又创伤较大,并发症较多。2004年7月—2008年12月,笔者运用经皮克氏针内固定治疗肱骨外科颈骨折取得满意效果,现报告如下。

1 临床资料

共56例,男31例,女25例;年龄21~84岁,平均57.3岁;左侧24例,右侧42例;稳定型骨折19例,不稳定型骨折37例(骨折明显移位);外展型22例,内收型14例,粉碎性骨折20例。

2 治疗方法

复位:臂丛麻醉后,患者俯卧,患侧胸前垫一薄垫,头向健侧,患肢自然下垂,与复位床面呈90°,严格消毒。助手向下牵引患肢,术者稍加推挤骨折断端的向内或向外成角。术者蹲在患肢后方,双拇指向前顶住骨折近段,另双手手指抱住骨折远段向后挤。助手持续牵引患肢,方向由向下牵引逐渐过渡为向前牵引。注意牵引力不要中断。当患肢与复位床接近平行时,术者用双拇指向前顶住骨折近段,其余手指骤然向下用力压挤骨折的远段。在这种杠杆力的作用下,可清楚感觉到骨断端复位的嵌插声,表明复位已成功。

固定:保持患肢复位的位置。经皮穿入2~3枚带螺纹克氏针,通常先由骨折近端经三角肌顺行穿入1枚带螺纹克氏针到骨折远端,再在相当于三角肌止点处,与肱骨干轴线呈20°~30°角处,逆行穿入2枚带螺纹克氏针。穿针要求为通过肱骨头中心抵达对侧骨皮质下。经C型臂X线机证实骨折断端位置,克氏针内固定稳妥后,再用三角巾屈肘固定。术后第2天即可练习耸肩及前,后轻度摇摆的肩关节康复活动,以后活动范围可逐步加大。8周后视骨折愈合情况拔除克氏针。

3 疗效标准

术后6个月外展上臂160°以上为优,外展上臂120°以上为良,外展上臂90°~120°为可,外展上臂45°~90°为差。

4　治疗结果

术后随访 6～18 个月，平均约 10 个月。优 43 例，良 9 例，可 4 例，优良率 92.9%。

5　讨论

肱骨外科颈位于解剖颈下 2～3 cm，胸大肌止点以上，此处由松质骨向密质骨过度且稍细，是解剖上的薄弱环节，骨折较为常见，各种年龄均可发生，老年人较多，肱骨外科颈骨折移位多较严重。

肱骨外科颈骨折复位比较困难，手法复位后，单纯予小夹板或石膏托固定，维持固定亦难，发生再移位的比例较高，而手术切开复位并发症较多。

按肱骨外科颈骨折或肱骨远端骨折移位的方向分类：骨折远、近端向外侧成角，称内收型。骨折远、近端向内侧成角，称外展型。无论骨折断端向内或向外成角，只要加以牵拉，基本上可以自动矫正。闭合复位的难点是如何矫正骨折远端向前成角，或骨折远、远端前后重叠移位。

肱骨外科颈骨折闭合复位困难的原因是骨折近段短，多方向移位，肩部肌肉丰满，复位过程中术者不容易控制住骨折近段。有人将闭合复位失败归于肱二头肌腱长头或关节囊嵌插于骨折断端之间，实际上这种情况的发生概率很低。而往往因这种误解，治疗时行切开复位，却并未发现肱二头肌嵌入骨折断端，滥用切开复位内固定会导致肩肱关节粘连、骨折不愈合或迟缓愈合、肱骨头坏死、肩关节撞击综合征等并发症。

克氏针交叉固定可长期保持复位后肱骨头的颈干角、后倾角，术后还可配合外固定，比单纯的夹板，石膏外固定更牢固可靠。对于不稳定骨折，可从骨折近端和远端各用一枚克氏针穿入骨折另一端，交叉角度变大，内固定力较大，适合不稳定型骨折，且克氏针内固定无须特殊器械，不显露骨折断端，不破坏骨折周围的骨膜和血运，亦不加重整个肩部的软组织的损伤，从而可减少感染，促进骨折愈合。术后配合外固定，能够早期进行功能锻炼。可以较大地降低"肩凝"的发生率。

胫骨平台双髁骨折的手术治疗

胫骨平台双髁骨折即 Schatzker Ⅱ型和Ⅵ型骨折，是一种波及关节面的复杂骨折，治疗不当将严重影响关节功能，致残率较高。本院 2003 年 3 月—2008 年 2 月收治胫骨平台双髁骨折患者 48 例，采用切开复位，外侧"T"形"L"形或高尔夫钢板螺钉辅以内侧 1/3 管形小"T"、小斜"T"形钢板螺钉固定的方法治疗,取得较好的效果,现报告如下。

1 资料与方法

本组患者 48 例,男 34 例,女 14 例;年龄 18～74 岁,平均 44 岁。损伤原因:车祸伤 32 例,建筑伤 12 例,其他伤 4 例。根据 Schatzker 分型,Ⅴ型 37 例,Ⅵ型 11 例。合并交叉韧带损伤 7 例,半月板损伤 6 例。开放性损伤,软组织条件允许的情况下在清创的同时一期内固定手术治疗;软组织损伤较重,则行跟骨牵引,待肿胀消退,骨折断端对位改善,软组织条件允许后,换用钢板内固定。闭合性骨折在伤后 7～10 d 软组织肿胀减退后手术。

采用膝前外侧切口联合后内侧切口,保持两切口间皮肤的宽度＞7 cm,切口的长度随暴露范围的增大面延长。骨膜外显露胫骨平台,显露骨折端及关节腔,探查半月板及韧带损伤情况。首先使胫骨平台复位并以复位钳和克氏针临时固定,然后观察关节面塌陷情况。关节面塌陷的患者行胫骨结节下方开窗,通过隧道顶起塌陷的关节面,恢复其平整,并采用自体髂骨填充空腔支撑已显露的关节面,透视观察复位情况,良好则于外侧放置"L"形"T"形或高尔夫钢板,髁部松质骨螺钉,骨干部皮质骨螺钉固定。内后侧予 1/3 管形、小"T"、小斜"T"形钢板固定,术中经常保留半月板,严重损伤的半月板给予切除。对伴有髁间棘撕脱骨块的交叉韧带损伤,术后钢丝固定,对韧带体部损伤,术后不行修补或重建。固定完毕,再次透视观察复位及内固定情况,伤口充分冲洗后关闭。

根据骨折 3 期配合内服中药治疗。早期:患膝部肿胀疼痛,行内固定术后必须以活血化瘀为治疗重点,内服本院协定处方骨折 1 号汤或骨折 1 号合剂,药用当归、生地、赤芍、川芎、桃仁、红花、青皮、陈皮、乳香、没药、丹皮、地鳖虫、泽半、泽泻、猪苓、忍冬藤、车前子等。疼痛较重者加玄胡索、落得打等。中期:患膝部疼痛减轻,肿胀逐渐消退,骨尚未连接,故治宜接骨续筋为主,内服本院协定处方骨折 2 号汤或骨折 2 号合剂,药用当归、赤芍、白芍、生地、川芎、地鳖虫、乳香、没药、猪苓、自然铜、泽泻、续断,复查 X 线摄片仍见骨折线。所以应补肝肾,壮筋骨,养气血。内服六味地黄丸或十全大补丸等。

2 结果

术后早期 X 线摄片骨折解剖复位或近解剖复位 40 例,2 例切口渗出淡黄色液,经换药等处理治愈。1 例开放性骨折术后切口不愈,行肌瓣转移治疗。术后随访 6 个月～3 年,全部骨折愈合。疗效参照 Merchant,按功能、疼痛程度、步态、膝关节稳定度及活动范围综合评价,结果:优 27 例,良 13 例,中 6 例,差 2 例,优良率 83.3%。

3　讨论

3.1　手术指征

双侧钢板内固定主要用于 Schatzker Ⅴ 型、Ⅵ 型骨折,其目的是增加固定强度,早期功能锻炼。避免术后膝关节内、外翻畸形和不稳定,手术指征主要根据胫骨平台骨折的塌陷程度及移位情况,即胫骨双髁骨折或同时伴有干骺端骨折具有下列情况之一者:① 胫骨平台的塌陷或台阶大于 3 mm;② 分离移位>5 mm;③ 平台倾斜>5°;④ 干骺端的不稳定型骨折。

3.2　手术时机的选择

手术时机的选择应该重点考虑患者的全身情况和局部软组织条件,刘一等提出局部软组织条件应作为选择手术时机的标志。作者认为,对于开放性损伤、软组织条件允许的情况下,应尽量在清创的同时一期内固定手术治疗。软组织条件差、污染重的,可以先给予清创外固定处理,待创面闭合再行内部固定治疗。对于闭合性的损伤,早期由于局部损伤正处于创伤反应的高峰期,膝关节周围组织水肿并出现水泡,急诊入院后,局部应予冰敷,早期用 20% 甘露醇 250 ml,每天 2~3 次,以减轻炎性水肿反应。对于关节肿胀严重的,可以在严格无菌条件下行关节腔穿刺抽液减压,待受伤肢体无水泡,肿胀消退,骨性标志明显及皮纹出现时,才考虑手术。本组手术时机在伤后 7~10 d。

3.3　手术切口的选择

作者采用膝外侧弧形切口联合内后方纵形切口的方法,2 个切口之间皮瓣宽度>7 cm,避开了胫前缺血区,用较大的前外侧切口暴露外侧胫骨平台,并通过外侧骨折窗或翻开胫骨外侧骰骨块复位内侧或后侧胫骨平台骨折的关节面,使外侧切口下丰富的肌肉组织可以很好地覆盖较大的内容物,由于内侧柱较表浅容易暴露,所以内外侧采用纵行的小切口,即可在直视下进行复位。偏后的切口保证后内侧切口与外侧切口间足够完度,也有利于后侧肌群对内置物的覆盖。

3.4　胫骨平台双髁骨折的固定

传统的治疗方法是胫骨上端大节段双钢板固定技术,然而,这种内固定方式骨折端骨膜需要大范围剥离,容易造成骨折不愈合,安放内固定物体积大,闭合切口时张力高,容易造成皮肤软组织坏死。对于复杂胫骨平台骨折手术成功的关键之一是恢复膝关节的力线,在高能量损伤中,由于内侧柱常呈粉碎性,所以仅用外侧钢板不但难以固定,而且易发生再移位,对于"V"型骨折,外侧方因有较多的软组织覆盖,一般采用"T"形、"L"形钢板或高尔夫钢板,内外侧予 1/3 管形、小"T"、小斜"T"形钢板固定,可以起到维持骨折复位后的形态和辅助支撑作用,为此类骨折提供了持续稳定的固定,有效防止了骨折再移位及膝关节力线的改变,同时 1/3 管形、小"T"、小斜"T"形钢板体积较小,这种固定方式使内固定物的体积明显减少,降低了软组织缝合时的张力。

3.5　早期 CPM 运用和避免过早下地负重是影响平台骨折预后的重要因素

有学者认为 CPM 可增加关节的营养代谢能力,刺激多能使间质细胞分化成关节软骨,加速关节软骨与其他周围组织的愈合可,同时 CPM 可防止关节粘连和僵硬。本组中使用 CPM 治疗的关节伸屈范围功能均在 100° 以上。作者认为骨折 3～4 个月内应避免下地负重,本组中有 2 例术后解剖复位,因过早负重出现了骨折的再次塌陷和移位,故骨折 3～4 个月内,以非负重性功能锻炼为宜。

3.6　根据骨折三期辨证内服中药

骨折早期,由于筋骨损伤,血离经脉瘀积不散,气血凝滞,经络受阻,气血运行不畅,筋骨不能得到气血的濡养,影响筋骨连接,所以在此期必须以活血化瘀为治疗重点,内服骨折Ⅰ号方。骨折中期,肿胀逐渐消退,疼痛明显好转,但瘀肿虽消而未尽,骨尚未连接,故治宜接骨续筋为主,内服骨折Ⅱ号方。不但调整机体功能紊乱,而且增加局部血液循环,促进肢体新陈代谢,加速骨折愈合过程。骨折后期,瘀肿已消,但筋骨尚未坚实,功能尚未恢复,故内服六味地黄丸补益肝肾,强壮筋骨。若气血耗损较甚,筋骨痿软者,可加服十全大补丸,益气补血,促进机体的早日恢复,有利于骨折的愈合。

牵引式夹板治疗 Barton 骨折 43 例

我院自 2002 年 3 月至 2008 年 1 月采用牵引式夹板治疗 Barton 骨折 43 例,取得较好疗效,现报告如下。

1　临床资料

本组 43 例,男 19 例,女 24 例。年龄 24～75 岁,平均 47.5 岁。摔伤 28 例,交通伤 11 例,坠落伤 4 例。掌侧型 29 例,背侧型 14 例。

2　治疗方法

2.1　器材

① 直径 1.5 mm 的克氏针 1 根。② 小夹板为市售桡骨远端塑形夹板,分

为中号、大号2种,将直径25 mm的铁丝弯成"M"形,固定于掌侧或背侧夹板上,前端超出夹板20 cm夹板外观见图6-4。③橡皮筋若干。

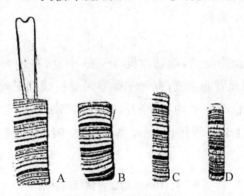

图6-4　牵引式夹板

注:A掌侧或背侧夹板;B掌侧或背侧夹板;C桡侧夹板;D尺侧夹板

2.2　方法

① 麻醉:食指指根及骨折断端局部浸润麻醉。药物;10%利多卡因5~10 ml。② 骨牵引:指根麻醉生效后,将直径15 mm克氏针从食指近节指骨中远段,横穿食指指骨,并将克氏针两端穿出指骨的部分折弯成90°。③ 手法复位:手法复位在C型臂X线机透视下完成。局部血肿内麻醉后,患者取坐位或平卧位,患肢外展,前臂中立位,两助手牵引。对于掌侧Barton骨折,在牵引下术者用拇指由掌侧将骨折远端骨折块向背侧推挤,同时缓缓将腕关节背伸,依靠屈肌的紧张,推动骨折复位,然后缓缓屈曲;对于背侧Barton骨折,在牵引下术者用拇指将远端骨折块向掌侧推挤,同时缓慢将腕关节屈曲,拇指继续压迫骨折块。

2.3　外固定

掌侧型Barton骨折,掌侧骨折处放置衬垫,有铁丝的夹板放在掌侧,桡掌侧夹板下端应超过腕关节;背侧型Barton骨折,背侧骨折处放置衬垫有铁丝的夹板,桡、背侧夹板下端应超过腕关节。夹板上端达前臂中、上1/3扎上3条布带,将橡皮筋从铁丝的"M"形处,套入指骨两旁克氏针折弯处(固定后的外观见图6-5)。最后将前臂悬挂在胸前。

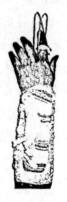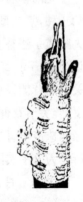

图6-5　牵引式夹板固定后的外观

2.4　术后处理

定期 X 线摄片复查,早期 1 周 2 次,以后 1～2 周复查 1 次,3 周拔除指骨牵引,5～6 周去除小夹板。

3　结果

本组 43 例均获得随访,随访时间 4～13 个月,平均 8 个月。以复查时 X 线摄片上可见明显骨痂生成,有骨小梁穿过骨折线和无明显骨折线为骨折愈合指标,骨折愈合时间平均 24 个月,疗效按 Dienst 功能评估标准进行评定,见表 6-4。按上述标准评价,结果本组优 30 例,良 11 例,可 2 例,优良率达 95.3%。

表 6-4　Dienst 功能评估标准评估

评估等级	主观评估		客观评估		
	疼痛	活动	功能	握力	屈或背伸减少
优	无	不受限	无损伤	同对侧	<15°
良	偶尔	剧烈活动受限	近正常	接近正常	15°～30°
可	经常	工作时轻微受限	减弱	减弱	30°～50°
差	持续	正常活动受限	明显减弱	明显减弱	>50°

4　讨论

Barton 骨折,首先由 J. R. Barton 于 1934 年所叙述,由此命名,由于当时 Barton 同时述及掌侧或背侧的骨折脱位,后人就出现了命名的混淆。多数欧洲学者把桡骨远端关节面掌侧的骨折脱位称为 Barton 骨折,而美国的一些学者恰恰相反。本组病例遵从 J. R. Barton 原意,仍以掌侧或背侧定义。

先前学者有失严谨地认为 Barton 背侧型骨折为 Colles' 骨折损伤机制下的一种,掌侧型骨折为 Smith 骨折损伤机制下的一种,由此出现或者手法整复失败或手法整复后固定未能有效而多出现骨折移位,最终难免手术。而有人认为 Barton 背侧的骨折,掌屈曲传导通过腕关节的纵轴及月骨冲击桡骨远端关节面背侧缘而造成桡骨远端关节面向背侧的倾斜骨折并移位;掌侧则相反,腕关节背伸位,外力通过腕关节的纵轴及月骨冲击桡骨远端关节面掌侧缘而造成桡骨远端关节面向掌侧的倾斜骨折并移位。我们认为吴乃庆的分析较为合乎实际。

Barton 骨折为桡骨下端涉及桡骨关节面的骨折,同时有桡腕关节脱位,属不稳定型骨折。手法复位后,单纯予小夹板或石膏托固定,维持固定难,这种不稳定型骨折复位后再移位的比例较高，多遗留有畸形，腕关节肿胀时间长，功能恢复差。

用牵引式夹板治疗 Barton 骨折，其目的在于通过指骨牵引，在小夹板外固定同时，仍有一种力量维持牵引，克服了肌肉的收缩力，使骨折断端处于相对静止状态，防止骨折断端的短缩，使不稳定型骨折变为相对稳定。同时通过指骨牵引与小夹板外固定后，能够维持骨折复位，不需做骨折内固定，不干扰骨折断端，不破坏骨膜及周围软组织血液循环，减少了感染机会，促进了骨折愈合，完全符合 BO 理念。并且该方法操作简单方便，能减少患者的痛苦，缩短病程，降低经济成本，提高社会效益，为临床提供了一个很好的治疗方法。

经皮克氏针内固定治疗小儿肱骨髁上骨折 35 例

2006 年 7 月—2010 年 12 月，笔者用经皮克氏针内固定治疗小儿肱骨髁上骨折取得满意效果，现报告如下。

1 临床资料

共 35 例，男 23 例，女 12 例；年龄 210 岁，平均 6.3 岁左侧 20 例，右侧 15 例；伸直型骨折 31，屈曲型骨折 4 例。

2 治疗方法

复位、通常行臂丛阻麻醉，对幼儿也可用氧胺酮麻醉。① 矫正骨折远端旋转移位：术者一手握住骨折近，另一手的手指捏着骨折远端。相据对骨折旋转方向的判定，作反方向旋转。如远端外旋则捏住骨折远端使其内旋，如远端内旋则作外旋复位（因骨折周围软组织强力作用，不必担心矫枉过正）。② 根据正、侧位 X 线摄片矫正背折侧方移位：如为伸直偏型，可不必矫正侧方够位。如为伸直侧偏型，则应当矫枉过正，使骨折远端向桡例有轻度移位，以减少时内翻并发症的发生。③ 矫正前后移住：患肢屈肘，在助手牵引下，术者两拇指自后向前顶住骨折远端，双手其余手指交叉在骨折近端向相反方向，即后方压挤，此时可听到清晰的骨擦音，通常表明复位已获得成功。术者握着骨折远端再次向桡侧嵌插，其目的亦是减少时内翻畸形的发生。

固定：经 C 型臂 X 线机观察，如复位位置良好，则由内肱骨内、外髁经皮穿入两枚克氏针交叉固定，针头应抵于对侧骨皮质，针尾可留于皮外，折弯。用三角巾悬吊患肢。术后第 2 天即可练习伸、屈肘活动，范围逐渐加大，术后 3 周可拔除克氏针。

3 疗效标准

优:丢失提携角和丢失肘关节伸屈功能在 0°～5°。良:丢失提携角和丢失肘关节伸屈功能在 5°～10°。可:丢失提携角和丢失肘关节伸屈功能在 10°～15°。差:丢失提携角和关失肘关节伸屈功能大于 15°。

4 治疗结果

术后 X 线摄片显示骨折解剖复位 26 例,近解剖复位 9 例,经 6～24 个月随访,骨折全都愈合,无针孔感染,无 Volkmann 挛缩、肘内翻畸形,无医源性神经伤,无术后骨折再移位。优 27 例,良 6 例,可 2 例,差 0 例,优良率 94.29%。

5 讨论

小儿肱骨髁上骨折占儿童全身骨折的 3%～26%,是肘部最常见的损伤,其发病率占所有儿童肘部骨折的 50%～80%。主要因为小儿肱骨髁上部处于骨密质与骨松质交界处,前有冠状窝,后有鹰嘴窝,两窝之间仅有一层极薄的松质骨片,骨质相对较薄弱。同时,该处是肱骨由圆柱状解剖形态转变为三棱状的部位,为应力上的弱点。再则儿童时期肘部关节囊及侧副韧带相对较坚固,当小儿受伤跌倒时常易造成肱骨髁上骨折而不易造成肘关节脱位。

肱骨髁上骨折若处理不当,早期可发生神经血管损伤及 Volkmann 挛缩,晚期可发生肘部畸形和功能障碍。传统治疗儿童肱骨髁上骨折的方法为闭合复位石膏托或夹板固定对于 Gartland I 型肱骨髁上骨折,整复后采用石膏托或夹板外固定可达到满意的治疗效果。对 II、III 型移位骨折,复位后不稳定,单纯石膏托外固定难以维持良好的复位,肿胀消退后易发生向尺侧再移位,这就是复位后 X 线摄片显示尺偏移位已纠正,但在骨折愈合后仍可出现肘内翻的原因。手术切开复位克氏针内固定创伤大,手术感染风险高,术后容易出现肘关节粘连,关节功能差。只适用于开放骨折,需血管、神经探查者及不可复性骨折。

手术应争取一次复位成功,尽量避免反复多次复位或用强暴力复位,以减少肘部肿胀及避免骨化性肌炎的发生。骨折复位要求,伸直型髁上骨折建议采用屈肘 30°～50°位的逐渐牵引,可使骨折近端向后移动,退出软组织束缚,利于复位。术前尺偏型骨折,特别是合并有内侧嵌插或粉碎骨块的肱骨髁上骨折,对复位固定的要求较高,要求尽可能地达到轻度的矫枉过正,最好能使尺侧分离,桡侧嵌插,以更加有效地避免肘内翻的发生。术前桡偏者应解剖对位,内侧进针时先触及内上髁,将内侧皮肤向下向远侧推,并用左手拇指按住肱骨内上髁,以固定后部的软组织,可避免克氏针进入尺神经沟或造成周围软组织的绞伤,导致尺神经的损伤。若局部肿胀明显触及不清时,先外旋上臂,在 C 型臂 X 线透视下清晰地显示内上髁后再进针,进针点要靠前,避免医源性损伤。内外侧克氏针交叉不可在骨折线上,而且针尖端必须穿透对侧骨皮质,保证内固定牢固。对儿童肱骨髁上骨折,即使复位不成功也不宜急于采用切开复位,可待其自然愈合,后期再根据情况进行矫形手术。切开复位内固定对儿童而言并发症较多,如肘关节粘连、骨化型肌炎等,故绝不能滥用。经皮克氏针内固定无须特殊器械,不显露骨折断端,不破坏骨折周围的骨膜和血运,亦不加重整个肘部的软组织损伤,减少感染的机会,促进骨折愈合,完全符合 BO 理念。

经皮克氏针内固定治疗小儿肱骨髁上骨折,能够维持骨折复位,不需切开内固定,不干扰骨折断端,不破坏骨折周围的骨膜和血运,可减少感染的机会,并能早期进行功能锻炼,促进骨折愈合,缩短病程。

第八节　谢希惠论文选辑

【作者简介】

谢希惠,男,毕业于南京中医药大学。2009 年由江苏省农村中医优秀人才培训工程指定师从许勇学习中医骨伤,整理许氏骨伤临证资料,学时 2 年。现任姜堰中医院骨伤科八病区主任、主任中医师、副教授,为许氏骨伤科 15 代传人。

【论文选辑】

微创经皮内固定治疗 Pilon 骨折的疗效观察

笔者自 2009 年 1 月—2015 年 12 月采用微创经皮内固定治疗 43 例 Pilon 骨折,取得较好疗效,报道如下。

1　资料与方法

1.1　一般资料

排除有严重皮肤挫伤,不宜行内固定者。共 43 例,男 26 例,女 17 例;年龄 21～67 岁,平均 36.3 岁。高处坠落伤 21 例,交通事故伤 15 例,重物压伤 7 例。开放性骨折 11 例,闭合性骨折 32 例;骨折按 Ruedi-Allgower 分型:Ⅰ型 14 例,Ⅱ型 17 例,Ⅲ型 12 例;伴有腓骨骨折 37 例。

1.2 手术方法

入院后行跟骨牵引 7～15 d,结合冰敷脱水消肿。完善常规检查,所有患者均行 X 线摄片及 CT 薄层扫描及三维重建检查,排除手术禁忌证后手术。2 例采用全身麻醉,41 例采用硬膜外麻醉,取平卧位,常规大腿根部上止血带,如伴有腓骨骨折均先复位固定腓骨,固定要求直视下尽量达到解剖复位。Pilon 骨折选择胫骨远端前侧微弧形小切口,长度 4～5 cm,术中尽量避免使用电刀,显露关节面,塌陷移位关节面予克氏针撬拨复位并固定。如骨缺损大,可予自体骨或异体骨填充骨缺损区,如关节面碎骨折块翻转塌陷明显无法复位,选择距骨关节面为"模板"复位胫骨干骺端关节面,术中力求关节面平整,术中 C 型臂 X 线机引导下反复透视,重建胫骨干骺端形态及小腿负重力线,复位满意后自切口内置入"L"形解剖钢板,尽量使用锁定钢板,固定更牢靠。如碎骨折块钢板无法内固定,可辅助克氏针固定,2～3 个月拔出克氏针。

1.3 术后处理

预防性使用抗生素 48 h,术后抗凝及足泵治疗每日 2 次预防下肢深静脉栓塞,所有患者均未行辅助外固定,目的是遵循"早锻炼,晚负重"原则,早期指导患者踝关节屈伸功能锻炼,术后 2 个月拄拐部分负重行走,3 个月后可以根据骨折愈合情况部分患者可以完全负重行走。

1.4 观察指标

术后复位指标参照放射学 Burwell-Chamley 标准评定。临床疗效标准判断参照 Tometta 等评判标准评定,该标准主要从有无疼痛、踝关节活动范围和有无成角移位 3 方面评价。

2 结果

本组获得随访 12～18 个月,平均 16 个月(图 6 - 6、图 6 - 7)。术后复位效果按放射学 Burwell-Chamley 标准评定:解剖复位 31 例,复位可 12 例。末次随访临床疗效按 Tometta 等评判标准评定:优 16 例,良 24 例,可 3 例,优良率 93.0%。

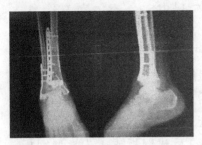

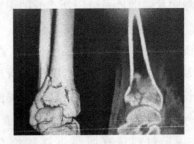

图 6-6　Pilon 骨折术前 CT 片　　　　图 6-7　微创经皮内固定治疗 Pilon 骨折术后 X 线片

3　讨论

Pilon 骨折是高能量暴力损伤所致复杂的胫骨下端累及关节面干骺端骨折,多合并软组织损伤及腓骨骨折,临床处理棘手,手术治疗挑战性大。微创治疗尤其注重保护骨与软组织活性,对骨折端血运尽可能少破坏,要求关节面解剖复位及可靠坚强内固定,可早期康复,并发症发生率低。

3.1　围手术期处理

Pilon 骨折软组织大多为高能量暴力损伤,尤其是 Ruedi-Allgower 型骨折,围手术期综合治疗对软组织损伤修复显得尤为重要,笔者采用跟骨牵引,简单有效,能一定程度缓解下肢肿胀,对干骺移位骨折动态复位起一定作用,同时维持下肢长度。牵引,同时辅助持续冰敷及甘露醇脱水消肿,能有效促进下肢肿胀消退,冰敷时间约 1 周,综合处理后能使软组织损伤在术前最大程度恢复,有效预防术后感染及皮肤坏死,术前 CT 检查对手术治疗具有导向作用,CT 三维成像能正确判断骨折类型及骨折移位特点,便于术中对移位骨折进行靶点精确定位,避免术中对移位骨折进行不必要探查,减少创伤。

3.2　手术时机的选择

高能量暴力损伤 Pilon 骨折局部软组织条件差,即使早期局部肿胀不明显,但 Pilon 骨折软组织损伤的临床表现往往具有滞后性,骨折 1～3 d 后严重者会出现张力性水疱,甚至会出现肌间隔综合征,严重影响踝关节功能。过早手术会使局部软组织受骨折时暴力创伤和手术创伤的双重影响有时即使软组织肿胀不明显,但内置物置入及手术创伤会带来切口周围软组织损伤快速加重,缝合时局部张力大,缝合困难,勉强缝合会出现术后切口延迟愈合,甚至出现切口皮肤坏死、内固定物外露以及慢性骨髓炎可能,增加后期治疗难度。笔者主张术前跟骨牵引＋局部冰敷,静脉药脱水消肿,待局部皮肤起皱松软后考虑手术治疗,一般在受伤后 10～15 d。研究证实原始损伤软组织内微静脉及微循环系统损伤水肿消退时间在 7～14 d。

3.3 腓骨骨折的处理

Pilon 骨折多伴腓骨骨折。腓骨骨折的处理对胫骨远端 Pilon 骨折术中复位及术后功能影响较大,腓骨骨折治疗尽量解剖复位与有效固定,恢复骨折端长度重建胫骨外侧柱,且腓骨解剖复位后有类夹板作用,可以支撑保护胫骨外侧柱,有效防止骨折端外侧成角,并能部分复位胫骨远端后侧骨折块,内固定材料选择腓骨远端解剖型接骨板,重建钢板或 1/3 管型钢板均可。

3.4 Pilon 骨折的复位固定

Pilon 骨折选择胫骨远端前侧微弧形小切口,远端稍偏内,该切口可以很好显露胫骨远端关节面,术中尽量不使用电刀,因电刀高温烧灼对软组织损伤有一定影响,对切口周围软组织剥离要尽可能轻柔,骨折块不要作过多剥离,保证皮肤获得足够多血供。如骨折移位不大,可直视下复位,如骨折移位严重,碎骨块翻转,翻转移位骨块大体分为 4 类:内踝骨块、Chaput 骨折块(前外侧)、Die-punch 骨折块(中央塌陷)、Volkmann 骨折块(后侧),如骨折块无法直接复位,可以距骨顶关节面为模板复位胫骨远端关节面,或将相对完整内踝及后踝骨折块作为参照点,由后向前逐步复位 Volkmann 骨折块、Diepunch 骨折块、Chaput 骨折块及内踝骨折块。复位同时予克氏针经皮临时固定,如关节面复位平整,但有时存在骨缺损者可行自体髂骨或异体骨填充植骨。术中植骨除对塌陷骨折支撑作用外,同时能有效预防骨不连,最后用钢板连接骨与干骺端。至于钢板的选择,采用胫骨远端"L"形解剖钢板固定较为合适,该钢板优点在于钢板解剖型设计,对切口软组织损伤小,钢板放置于胫骨远端前外侧,"L"形钢板远端横行结构可有效贴附于干骺端前方,锁定螺钉多方向牢固固定 Volkman 骨折块、Die-punchg 骨折块及 Chaput 骨折块,锁定钢板螺钉一体化支撑干骺端关节面及碎骨块,提高固定强度,有效防止骨折块移位。同时"L"形钢板窄薄,减少了皮肤切口缝合的张力,术中对通过钢板螺钉无法固定的游离骨折块,予以交叉克氏针经皮固定,术后 2～3 个月拔出克氏针。

后路椎弓根钉内固定复位联合 cage 椎间植骨融合治疗腰椎不稳

随着脊柱外科内固定技术的不断发展,后路减压固定、cage 椎间植骨融合治疗腰椎不稳已广泛应用于临床。笔者回顾性分析自 2011 年 3 月～2015 年

6月采用后路减压椎弓根钉内固定复位联合 cage 椎间植骨融合治疗的 26 例腰椎不稳,疗效满意,报道如下。

1 资料与方法

1.1 一般资料

纳入标准:腰痛反复发作为主诉,负重活动症状加重,伴或不伴有下肢神经压迫症状;行非手术治疗症状无缓解,甚至症状会逐步加重,已影响正常生活;临床检查确诊为腰椎不稳。排除年龄>70 岁或合并其他器质性及功能性疾病不能耐受手术者。本组 26 例,男 15 例,女 11 例;年龄 42~69 岁,平均 51 岁。所有患者均有不同程度椎体滑脱,其中 L_4 滑脱 12 例,L_5 滑脱 14 例;Ⅰ度滑脱 12 例,Ⅱ度滑脱 14 例。16 例出现峡部崩裂。所有患者除术前除常规检查外,均行腰椎正侧位、过伸过屈动力位、双斜位 X 线摄片及腰椎 MRI、CT 检查。

1.2 手术方法

全身麻醉,俯卧位,腹部垫"八"字垫,术前透视定位并作标识,以棘突为中心作纵形切口,从棘突两侧剥离,充分显露椎板两侧关节突及横突、选择"人"字嵴及横突定位椎弓根钉置入点,开口后插入定位针,如定位针方向满意,攻丝后测深,置入长短合适的椎弓根钉,椎弓根钉为提拉钉。行全椎板减压,切除部分关节突,扩大神经根管和侧隐窝,充分显露硬膜及神经根,行椎管探查,摘除髓核。神经根管周围充分减压,扩大神经根管,一般从产生下肢神经症状较重一侧去除部分上关节突,扩大椎间孔。后外侧切开后纵韧带及纤维环,髓核钳取出椎间隙残余髓核组织,撑开器撑开椎间隙,刮匙刮除上下终板软骨,注意不能损伤终板,防止置入融合器后内陷支撑力不够影响椎间隙高度恢复。反复冲洗椎间隙,显露上下椎体终板,通过弯棒连接同侧椎弓根,提拉复位与撑开椎间隙同时进行,透视椎体滑脱复位满意后,将切除的椎板制成小骨粒,剩余部分全部填入椎间隙前侧并用试模夯实。术中要求碎骨粒填充于椎间隙前 1/4~1/3,植骨时注意碎骨粒不能掉入椎管,再将填充自体骨的 cage 斜行置入椎间隙,术中透视椎弓根钉及 cage 位置满意,适当锁紧加压,固定螺栓。冲洗后在硬膜后侧覆盖明胶海绵保护硬膜同时止血,逐层缝合,留置 1 根负压引流管。

1.3 术后处理

术后麻醉清醒后即观察下肢活动情况,判断有无神经根损伤症状出现,要求家属协助患者翻身(1 次/2 h)。术后第 2 天主动活动双下肢或配合足泵治疗预防深静脉栓塞。术后留置负压引流管48 h。术后当天预防性使用抗生素,同时予以激素抗炎脱水治疗3 d。腰部切口疼痛缓解后即可行腰背肌功能锻炼,术后1周在腰围保护下适当下床活动,定期摄X线摄片复查。

2 结果

本组手术时间平均100 min,术中失血量平均300 ml。本组获得平均18(12~36)个月随访(图6-8)术后2例早期出现神经损伤症状,下肢疼痛麻木加重,考虑术中减压时神经根过度牵拉所致,口服弥可保营养神经、脱水治疗1周后缓解。其余24例症状、体征均得到明显改善。随访时摄X线摄片检查确认25例骨性融合。未出现内固定松动断裂及椎体再滑脱。

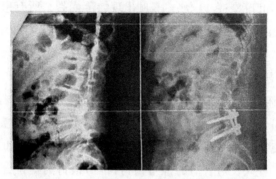

图6-8 腰椎不稳后路椎弓根内固定复位联合cage椎间椎骨融合手术前后X线摄片

3 讨论

腰椎不稳患者早期以腰部疼痛为主要症状,如果不进行干预,病情逐步发展会出现腰椎滑脱,腰椎滑脱加重腰痛,甚至会引起下肢疼痛麻木。临床上"L"椎体滑脱较为多见,有研究证实,躯干重力线在"L"椎体中心的腹侧,由于有腰骶角的存在,和"L"椎弓峡部成为脊柱应力集中区,该处最容易产生应力疲劳,椎弓根峡部疲劳骨折后出现峡部崩裂。因身体上半部分负荷全部由腰椎承受并传递,其中腰椎椎体承受84%,后柱结构承受16%,故峡部崩裂后椎体向前剪切应力大,出现椎体向前逐步滑移。腰椎滑移后,脊柱前柱椎间隙载荷发生变化,会加重椎间盘退行性改变,而椎间盘退变又可使椎体滑脱进一步加重,二者相互影响。腰椎滑脱一旦形成,靠自身修复困难,滑脱断裂节段的局部失稳和椎间盘退变所引起的神经压迫和化学性炎症刺激可能是产生腰部症状的2个重要病理基础。神经根的压迫及化学炎症刺激会出现腰部疼痛、下肢放射痛及麻木,而非手术治疗只能缓解症状,不能矫正滑脱。

腰椎不稳手术治疗的目的是使滑脱椎体复位,恢复脊柱正常序列,重建脊柱前后柱稳定性,同时又要解除由于椎间盘退变所造成的疼痛刺激。早期手术方法强调后路原位植骨融合,不强调滑脱复位,而单纯后路植骨融合率低,效果不满意。仅行后路减压椎弓根钉提拉复位固定,即使固定足够坚强,当负重行走后由于压力传递,局部承受的应力经椎弓根钉和连接杆传递到被固定的下位椎体,长时间后出现应力疲劳,继而内固定物断裂或松动,导致内固定失效。因此,进行植骨融合才能达到永久性固定。目前认为,成功的腰椎后路椎间融合术应在不损伤神经根及硬膜的前提下尽量恢复椎间隙的高度,重建脊柱前柱的载荷分配,恢复纤维环的张力。而后路椎弓根钉复位坚强固定在骨性融合早期能稳定滑脱椎体。本组采用后路减压椎弓根钉内固定复位联合 cage 椎间植骨融合治疗 26 例腰椎不稳,疗效满意;随访时摄 X 线摄片检查确认 25 例骨性融合,未出现内固定松动断裂及椎体再滑脱。

手术注意事项:① 术中减压要彻底,一般均行全椎板减压,切除部分关节突,充分切除变性椎间盘,扩大侧隐窝,必须充分松解神经根周围、滑脱椎体椎间孔周围增生瘢痕组织,此时椎弓根钉提拉复位固定才可能为滑脱椎体达到解剖复位创造条件同时又不增加神经根及硬膜损伤。② 对于椎弓根钉的置钉方法一般手术消毒前简单定位,对椎弓根进钉点及进钉方向有大体了解,目的是缩短手术时间以及便于切口设计,避免不必要的创伤;术中采用"人"字嵴结合横突定位法,如果滑脱椎弓根前移较多而置钉困难,也可先进行减压,椎板切除减压后椎弓根置钉点很容易显露。③ 单纯 cage 融合早期对椎间隙支撑作用强,对脊柱的轴向载荷起到了有效的承担和分散作用,但单纯椎间 cage 融合植骨量少,很难达到骨性融合,后期会出现内固定断裂或松动。笔者体会到,术中后路全椎板减压后,将椎板骨制成小骨粒后植入椎间隙 cage 前方,既增大了植骨床面积及植骨量,椎间植骨融合率高,同时又不增加新的创伤,避免自体椎板骨浪费。如果碎骨颗粒足够,也可在横突间植骨。

中药熏洗法治疗交感反射性萎缩 25 例

交感反射性萎缩原称反射性交感神经营养不良综合征(Reflex sympathetic dystrophy syndrome,RSDS),是自主神经对损伤(包括手术)产生的异常反应,以超过原先指伤或手术后疼痛等为特征。近年来我们运用中药熏洗法治疗本病 25 例,取得较好疗效,现报道如下:

1　一般资料

本组 25 例中,男 12 例,女 13 例;年龄:8~86 岁,平均年龄 45.5 岁;其中上肢 9 例下肢 16 例,发病原因均为外伤,其中扭伤 2 例,挤压伤 7 例,摔伤 5 例,车祸伤 10 例,切割伤 1 例。临床以伤后过度的延期疼痛、病变关节僵硬、肢体肿胀、血管舒缩紊乱及皮肤营养不良改变为主症。X 线摄片上可见斑点状骨质疏松。伤后至确诊时间最短 11 天,最长 50 天。

2　治疗方法

2.1　药物组成

红花 30 g、刘寄奴 50 g、透骨草 100 g、花椒 30 g、海桐皮 50 g、桑枝 30 g、细辛 10 g、制川草乌(各)50 g、伸筋草 50 g、艾叶 30 g、桂枝 15 g、大黄 15 g。

2.2　使用方法

上药加水适量放入砂(铁)锅内,浸泡 60 分钟左右,文火煎 30 min,兑入白酒 250 ml,然后将药倒入盆内,外挂浴罩,将患肢置于距盆面高 20 cm 左右处,待水温降至 40 ℃左右时,将患肢放入药液内 30 min,同时轻轻按摩推捏肌肤。每日 2 次,7 天为 1 个疗程。治疗 4 个疗程后观察疗效。

2.3　注意事项

① 洗时注意温度,切勿烫伤皮肤。② 治疗期间停止一切中、西内服药。③ 皮肤破溃者禁用。④ 孕妇及高血压病,传染病患者慎用。

3　治疗效果

优 16 例(疼痛消失,患肢皮肤色泽及温度正常,关节活动恢复),良 6 例(疼痛大部分消失,患肢皮肤色泽及温度基本接近正常,关节活动基本恢复),可 2 例(疼痛部分消失,患肢皮肤色泽轻度改善,关节功能部分恢复),差 1 例(疼痛无减轻,患肢皮肤色泽及温度无变化,关节功能无改善)。优良率 88%,总有效率 96%。

4　讨论

本病似属祖国医学"痹证"范畴,多为暴力作用或局部久劳,经脉受损,风寒湿邪乘虚入侵,气血运行不畅、筋骨经脉失养所致。好发腿、腕、踝、跖跗关节等部位。表现为病变关节僵硬、灼痛、钻痛,疼痛与损伤程度不成正比;由于关节周围保护性肌肉痉挛可逐步造成关节僵硬;血管舒缩紊乱则表现为开始时局部温度增高,有水肿及汗毛、指甲生长增快,不久局部皮肤反而变冷,多汗潮湿,出现更多水肿,进一步发展皮肤有营养改变,汗毛脱落,指甲变脆,手或足僵硬、寒冷,略带青紫。

以红花、大黄、细辛、花椒、刘寄奴、伸筋草、透骨草等活血化瘀、温筋通络之中药组方，熏洗患肢，热气使腠理疏松，药物通过皮肤直接进入人体发挥药效。现代医学研究表明，中药熏洗能促进血液循环与淋巴回流，利于血肿、水肿的消散，促进病变组织的恢复。

　　本病病程较长，疼痛严重，病人多消极悲观。精神因素可加重病情，应积极疏导病人，保持乐观自信，则有利于治疗。同时禁止吸烟以免增加疼痛，影响疗效。

改良小夹板外固定结合持续牵引治疗桡骨远端不稳定骨折

　　桡骨远端骨折是临床最为常见的骨折，约占全身骨折的$\frac{1}{10} \sim \frac{1}{6}$，对大多数桡骨远端骨折复位后小夹板或石膏板外固定均可获得较满意的疗效，但对于不稳定骨折治疗较为困难，易发生再移位，治疗不当常出现腕关节疼痛、畸形，活动受限等后遗症。自 2001—2005 年，我们采用手法整复改良小夹板外固定结合持续牵引治疗桡远端不稳定型骨折 21 例，取得满意疗效。

1　资料与方法

1.1　临床资料

　　本组 21 例，男 13 例，女 8 例。年龄 21～80 周岁，平均 37.5 岁，均为间接暴力所致。AO 分类：B2 型 7 例，B3 型 1 例，C1 型 5 例，C2 型 6 例，C3 型 2 例，均在伤后 2 h 内就诊。

1.2　治疗方法

1.2.1　改良小夹板的制作　用一根硬且有弹性的粗钢丝弯曲成长"M"形，宽度不超过夹板的宽度，钢丝（Φ2.5 mm）近端两端固定在临床常用杉木制成的桡骨远端骨折小夹板掌侧板，"M"形钢丝远端过食指远端 2 cm 为宜，备用橡皮圈若干。

　　1.2.2　复位固定方法患者平卧在手术台上，指麻醉获效后用电钻在食指近节指骨远端约 1/3 处，用电钻打入一根克氏针（中 1 mm），克氏针两端出皮肤保持 0.5 cm 以内。桡骨远端骨折手法整复方法：先用 2％利多卡因行骨折处血肿内局麻，并尽量将血肿抽除，麻醉生效后将患肩外展 90°，屈肘 90°助手紧推患者前臂上段，术者环握其腕部，充分顺势拔伸牵行约 2 min，纠正断端重复移位，再将两拇指于骨折远端背侧，余指环握腕部掌侧，持续用力牵引，同时两拇指向掌尺侧推按骨折远端，加大骨折处的掌侧成角至接近 90°，两拇指感觉骨折断平齐时,再将远端迅速掌屈,使之复位,固定小夹板,术中透视X线透视骨折复位满意后,用一根橡皮圈(如骨折压缩较多,估计一根橡皮圈牵引力量不够对抗骨折端轴向压力,可用两根橡皮圈),绕过"M"形钢丝远端,两端固定在克氏针两侧,作持续牵引,术后前臂屈肘90°旋后位悬吊于胸前。3 d后复查,调整夹板松紧度,以后每周复查1次,4周后去除牵引,改用普通小夹板外固定,6周后解除外固定小夹板,固定后即可行指间关节、掌指关节伸屈锻炼,3周后肘、肩做伸屈上举旋转等功能锻炼,解除外固定后作腕关节屈伸旋转及前臂旋转锻炼。

2 结果

本组21例,术后X线摄片显示,近似解剖复位14例,功能复位7例,小夹板外固定4周后复查X线摄片未见有明显短缩再移位。本组21例经3~6个月随访,均骨性愈合,未出现针道感染及皮肤压疮,外观无明显畸形,主观感觉和疼痛参照Sälgeback法评估,9例术后曾有短暂的轻微疼痛,3个月复查时疼痛消失,3例长时间工作或用力后出现的轻微疼痛,但对工作没有影响。腕关节活动情况参照Cannon法评估,外观无畸形,活动基本正常。按Lidstrom标准评定,优良19例,一般2例,差0例。

3 讨论

桡骨远端不稳定骨折多为粉碎性骨折或关节内骨折,骨折对位后稳定性差,容易发生再移位,大量临床研究表明,桡骨远端良好的解剖关系,是维持手、腕关节和前臂正常功能的基础,徐生根指出:桡骨关节面不平整,畸形愈合后将不可避免地发生创伤性关节炎,桡骨远端短缩5 mm,将引起桡尺关节分离,导致下尺桡关节不稳,畸形愈合,不仅外观难看,而且常引起腕关节疼痛,甚至前臂功能不良。

一般情况下,桡骨远端骨折,经过手法整复后,均能获得满意的复位,但复位后的固定位置,许多学者做出了探讨,Sarmentio分析了肱桡肌的作用主张旋后位固定或轻度桡偏背伸位固定,优良率达到98.2%,季莹瑶和马从采用腕背伸位固定均获满意效果,但对于不稳定型骨折复位满意后,维持复位较为困难,主要原因有:斜形骨折或骨折碎裂严重,骨折本身缺乏稳定性;桡骨远端短缩暴力所致,存在一定的压缩骨折。骨折整复后仍有回缩趋向;骨折早期,局部疼痛明显,前臂肌肉收缩加强,腕关节纵向挤压也随之增大,此时采用普通小夹板或石膏托外固定,虽然在一定的程度上遏制了侧方移位,但无法对抗纵向剪切力,致使有相当一部分骨折出现再度移位,最终导致治疗失败,采用切开复位内固定,虽能解剖复位,但手术加重创伤,且须二次手术加重患者的痛苦及经济负担。

采用手法整复改良小夹板外固定结合持续牵引治疗桡骨远端骨折有如下优势:① 桡骨远端不稳定骨折整复较为简单,整复后常常获得满意对位。② 杉树皮夹板固定的特性:现代医学研究表明,杉树皮夹板的弹性在预防骨折再移位和纠正残余畸形上起重要作用,骨折复位后固定杉树皮夹板,利用夹板的弹性对骨折产生一个持续的固定力,保持骨折的对位对线,当功能锻炼时肢体的周经随肌肉的收缩与松弛而产生有规律的改变,当肌肉收缩时肢体周经变粗,约束力增大,夹板发生了弹性变形,将肌肉收缩产生的部分功能转为势能,当肌肉松弛时夹板依靠其自身的弹性恢复肌肉收缩前的状态,将肌肉收缩储存的能量释放出来形成纠正残余侧方移位和维持骨折对位线的弹性回复力,充分体现了传统医学"动静结合"的治疗原则。杉树皮的小夹板特性使骨折固定后可进行早期功能锻炼,可以促进消肿,恢复肌肉功能,防止肌腱粘连,防止关节僵硬,促进骨折愈合,也可防治骨质疏松。③ 操作简单,复位前只需在食指指骨上打入一根克氏针,骨折复位满意后固定改良杉木小夹板,用一根或两根橡皮圈绕过预先制作的小夹板背侧,"M"形钢丝固定在克氏针两端作持续牵引,维持复位同时可有效防止关节囊的挛缩;减轻关节面压力,利于骨折的复位和愈合,保证关节面恢复平整,固定后即可行早期功能锻炼,有利于关节的早期磨合和关节面的早期磨造,同时有利于关节功能的恢复,预防创伤性关节炎的发生。④ 创伤小,不干扰骨折断端,不破坏骨膜及周围软组织血运,对牵引的食指创伤小,牵引期间指关节可以正常活动,不影响关节功能,符合微创原则。

注意点:克氏针一定要固定在指骨中轴线上,防止持续牵引滑脱,橡皮圈牵引力线应尽量在第二掌骨轴线上,克氏针两端出皮肤不超过 5 mm,尤其尺侧不宜过长,以免损伤中指桡侧皮肤;固定掌侧杉木小夹板上的钢丝尽量不要紧贴皮肤,可弯曲成弧形防止形成压迫性溃疡。

总之,小夹板外固定配合持续牵引治疗远端不稳定型骨折具有方法简单,创伤小,复位固定可靠,费用低等优点。

参考文献

[1] 姜保国,张殿英,傅中国,等.老年桡骨远端骨折的治疗方法[J].中华骨科杂志,2004
(11):645.

［2］Salgeback S,Eiken O,Carstam N,et al. A Study of Bennett's fracture:Special reference to fixation by percutaneous pinning ［J］. Scand J Plast Reconstr Surg, 1971,5: 142－148.

［3］Cannon S R, Dowd G S, Williams D H,et al. A long-term study following Bennett's facture［J］. J Hand Surg (Br) ,1986, 11:426－431.

［4］Xu S G. Typing and proastecdtive efficacy analysis of 117 barton fracture［J］. The Journal of Bone and Joint Injury,1999,14(2):116.

［5］Sarmiento A, Pratt G W ,Berry N C,et al. Colles' fractures:Functional bracing in supination［J］. J Bone Joint Surg Am,1975,57A:311.

［6］林木南,林松庆,符臣学,等. 不同位置石膏固定治疗 Colles 骨折合并症的临床评价［J］. 中国骨伤,2000,13(6):341.

［7］Lin M N,Lin S Q, Fu C X. Clinical evaluation on complication of colles bone fracture fixed by different position［J］. China J Orthop Trauma, 2000,13(6):341.

［8］季滢瑶,吴纪奎,黄忠胜,等. 腕背伸位石膏固定治疗 Colles 骨折［J］.中国矫形外科杂志,2003,11(9):43.

［9］Ma L. Treatment of colles bone fracture through external fixation on wrist back compounding with earlier functional exercise in midst-old age patients［J］. J Traditional Chinese Orthopedics Traumatology,2006,16 (6):43.

［10］孟和,顾志华. 骨伤科生物力学［M］.北京:人民卫生出版社,1994.

［11］Meng H,Gu Z H. Vitodynamics of Orthopaedics and trumatology［M］. Beijing: People's Medical Publishing House, 1994.

［12］Lu J W, Liu H. Report on 93 of Colles bone fracture treated with pine bark plywood ［J］. J Traditional Chinese Orthoped Trauma,2006,18(1):26.